U0729623

实用妇产科护理技术

李玲 主编

汕头大学出版社

图书在版编目（CIP）数据

实用妇产科护理技术 / 李玲主编. －汕头：汕头
大学出版社，2019.1
ISBN 978-7-5658-3834-7

Ⅰ．①实… Ⅱ．①李… Ⅲ．①妇产科病－护理 Ⅳ.
①R473.71

中国版本图书馆CIP数据核字（2019）第029497号

实用妇产科护理技术
SHIYONG FUCHANKE HULI JISHU

主　　编：李　玲
责任编辑：宋倩倩
责任技编：黄东生
封面设计：蒲文琪
出版发行：汕头大学出版社
　　　　　广东省汕头市大学路243号汕头大学校园内　　邮政编码：515063
电　　话：0754-82904613
印　　刷：北京市天河印刷厂
开　　本：880 mm×1230 mm　1/32
印　　张：10
字　　数：256千字
版　　次：2019年1月第1版
印　　次：2019年4月第1次印刷
定　　价：50.00元
ISBN 978-7-5658-3834-7

版权所有，翻版必究
如发现印装质量问题，请与承印厂联系退换

李 玲

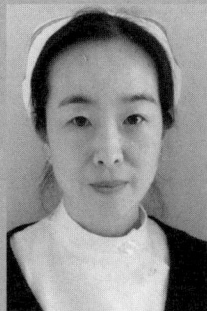

女，副主任护师。生于1976年2月，毕业于山东省潍坊医学院高等护理专业，就职于青岛市中心医院，任科护士长，兼任青岛市护理学会妇产科专业委员会副主任委员，同时也是青岛市输液港护理第一人。从事临床工作二十余年，擅长妇产科疾病的护理及高危孕产妇的护理，尤其擅长输液港、PICC穿刺维护等，获得青岛市"先进个人"及"先进集体"各一项，发表国家级、省级论文多篇，参编著作两部，拥有专利两项。

前言

　　妇产科护理学是研究妇女一生中不同时期生殖系统生理和病理变化，并提供相应身体护理和心理护理的学科。妇产科护理作为护理学的一个重要组成部分，既有护理学的共性特征，又具有其特殊性：妇女一生中生殖系统解剖与生理是一个动态变化的过程，在不同时期表现出不同的生理变化；妇女的社会角色与功能也会发生不断变化，妇女同时承担女儿、妻子、母亲等多重角色功能；妇产科疾病与年龄密切相关，对妊娠期妇女的护理关系到母婴两条生命的安危，责任非凡重大。因此，时刻把握妇产科护理的特点和发展趋势，才能更好地为妇女健康提供优质的护理服务。

　　本书从妇产科临床护理的实际出发，结合妇产科知识的更新、专科护理技术的发展。首先介绍了妇产科护理技术，并列为独立章节进行编写，目的是为了避免各章节内容的重复，也为了突出妇产科专科护理操作技术的重要性，有助于在临床实践中更好地发挥整体化护理的作用；然后以妇产科临床常见病、多发病为中心，以疾病概述、护理评估、护理措施和健康教育为主线，将妇产科护理理论与临床护理实践紧密结合，内容精简、语言流畅、重点突出，更加贴近现代妇产科临床护理职业岗位的需求。本书可供妇产科护士、护师、助产士、住院医师、妇幼保健人员及护校师生工作和学习中参考。

由于临床经验和学识水平有限，书中疏误之处在所难免，恳请广大读者批评指正。

李　玲

青岛市中心医院

2018 年 10 月

目录

第一章 妇产科诊疗技术的护理配合

第一节 阴道镜检查的护理配合

一、概述

阴道镜检查是妇科的一种辅助检查方法，其原理是利用阴道镜将观察部位上皮放大 10～40 倍，观察肉眼难以发现的上皮和血管微小病变（异型上皮、异型血管和早期癌前病变），为定位活检提供可靠病变部位，可提高诊断的准确率，对宫颈癌和癌前病变的早期发现、早期诊断有一定的临床意义。由于阴道镜检查具有操作比较简便、可提供较为可靠的活检部位及通过摄片以留存资料等优点，目前已成为妇科防癌检查的常用手段之一。

（一）适应证与相对禁忌证

1. 适应证

（1）宫颈细胞学检查巴氏Ⅱ级以上者或 TBS 提示上皮细胞异常或持续阴道分泌物异常。

（2）可疑恶性病变或宫颈炎长期治疗无效，指导性活检以明确诊断。

（3）有接触性出血，肉眼观察宫颈无明显病变，观察肉眼难以确定病变组织的细微外形结构。

（4）宫颈锥切前确定病变范围。

（5）阴道腺病、阴道恶性肿瘤的诊断。

2. 相对禁忌证

（1）生殖道急性炎症。

（2）大量阴道流血。

（3）已确诊宫颈恶性肿瘤。

（二）阴道镜的主要构造及检查常用制剂的配置

阴道镜的基本结构包括放大镜、支架和电源 3 个部分。其中，放大镜可调节的放大倍数为 10～40 倍，配有红和绿双色滤光片，使用绿色滤光片观察时光线柔和，红色滤光片背景呈红色，适于观察血管形态；双目目镜可在 50～80 mm 间调节距离，镜头可通过操纵手柄完成俯仰。支架的底座安装有 4 个轮，可向前后、左右方向移动，同时可使阴道镜镜头上下升降。光源为冷光源，因此，即使阴道镜镜头距离检查部位很近，也不至于使局部组织发热。

阴道镜检查时为便于观察局部组织的细微结构及区分正常与可疑病变组织，常采用 3％醋酸溶液和复方碘溶液涂抹宫颈表面。对于尖锐湿疣等赘生物，也可采用 40％三氯醋酸涂抹局部治疗。3％醋酸溶液是由 30 mL 醋酸及 100 mL 蒸馏水配制而成的；复方碘溶液是由 1 g 碘、2 g 碘化钾及 100 mL 蒸馏水配制而成的；为了保证检查及治疗效果，检查所需制剂配制后应放在棕色瓶子里密闭好保存，一般不超过 7 d。

二、实施方案

（一）护理评估

（1）受检者月经史、生育史、生殖道炎症病史、临床诊断及治疗经过，有无接触性阴道流血及宫颈阴道细胞学检查等。

（2）受检者外阴、阴道及宫颈有无赘生物、充血、可疑癌性病变等，阴道分泌物的量、颜色及性状等。

（3）受检者的心理状况。

（二）护理计划

1. 护士准备

洗手，戴口罩，熟悉阴道镜检查的过程，向受检者讲解阴道镜检查的目的、方法及可能出现的不适症状。检查阴道镜及配套器械及消毒日期。配制碘溶液，并将其保存于棕色瓶中。

2. 受检者准备

检查前 2 d 内有无性交、阴道或宫颈上药及阴道检查等。受检者排空膀胱。

3. 用物准备

阴道镜、一次性阴道窥器、弯盘、长镊子或卵圆钳 2 把、棉球及棉签若干、3％醋酸溶液、复方碘溶液、一次性会阴垫巾、无菌手套 2 副。

4. 环境准备

室温适宜，空气清洁，屏风遮挡，保护受检者隐私。

（三）护理配合

（1）核对受检者姓名，协助其取膀胱截石位，在其臀下垫一次性会阴垫巾。

（2）戴手套，递未涂任何润滑剂的阴道窥器暴露宫颈，递夹持干棉球的卵圆钳或长镊子拭去宫颈分泌物。开启光源开关，医生进行直接观察。

（3）递蘸取 3％醋酸溶液的棉签涂抹宫颈表面，详细观察阴道镜图像，柱状上皮迅速水肿并变白，呈"葡萄串"状，鳞状上皮无此改变，若超过 5 min 尚需继续观察，可再次涂抹醋酸溶液。

（4）递蘸取碘溶液棉签涂抹宫颈表面，详细观察可疑病变部位，正常宫颈或阴道的鳞状上皮可被染色呈棕褐色或黑褐色（碘试验阴性），宫颈管柱状上皮或覆盖糜烂面的柱状上皮不着色（碘试验阳性）。

（5）检查结束后，协助受检者穿好衣服，告知其术后适当休息，禁止盆浴、游泳及性生活 1 周；若进行宫颈活组织检查，禁止盆浴、游泳及性生活 1 个月，及时领取病理检查报告并反馈给医生。

（6）整理用物，洗手并记录。

（四）护理评价

（1）物品准备齐全，碘溶液及醋酸溶液浓度符合要求，作用效果好。

（2）检查操作过程中与受检者及时沟通，消除其紧张焦虑心理。

（3）受检者能复述检查术后注意事项。

第二节　宫腔镜检查的护理配合

一、概述

宫腔镜的发展已有百余年历史，但直到 1982 年第一次国际宫腔镜会议的召开，才使宫腔镜在世界范围内的应用得到了快速发展。宫腔镜是光学内镜的一种，主要用于宫腔及宫颈管疾病的诊断和治疗，其原理是采用膨宫剂扩张子宫腔，利用光学系统扩大观察视野并放大局部组织结构，便于医生通过窥镜观察宫颈管、宫颈内口、子宫内膜及输卵管开口，确定病灶的部位、大小、外观和范围，对病灶表面的组织结构进行比较细致的观察，并针对病变组织直接取材。

（一）适应证与禁忌证

1. 适应证

（1）异常子宫出血及宫腔粘连。

（2）可疑宫腔内占位性病变。

（3）查找不孕症及习惯性流产的宫内及宫颈因素。

（4）可疑子宫畸形：如单角子宫、子宫纵隔等。

（5）宫内节育器的定位及取出。

（6）评估药物对子宫内膜的影响。

（7）经宫腔镜放置输卵管镜检查输卵管。

2. 禁忌证

（1）严重心、肝、肺、肾功能不全患者。

（2）近期有子宫穿孔或子宫手术史者。

（3）血液系统疾病患者。

（4）急性生殖道炎症未愈或体温≥37.5 ℃，暂缓检查或治疗。

（二）宫腔镜的主要构造及类型

宫腔镜的构造比较复杂，主要由镜体、光导纤维和光源三部分组成。镜体的主要组成部分包括鞘套、窥镜、闭孔器和附件，其中鞘套分前端、镜杆和后端三个部分，其作用是使窥镜顺利进入宫腔，放置检查或手术器械，同时膨宫剂可经鞘套与窥镜间的腔隙进入宫腔；窥镜也称光学视管，由接物镜、中间镜和接目镜等多组放大镜组成，其作用是扩大视野范围并放大组织结构，便于直接观察；闭孔器是一前端钝圆的实心不锈钢杆，宫腔镜检查时，先将闭孔器插入鞘套内置入宫腔，其作用是避免边缘锐利的鞘套损伤子宫内膜，也可防止窥镜镜片在放置过程中的损坏；宫腔镜的附件包括活检钳、异物钳、微型剪、吸管、导管、标尺、电凝电极、套圈切割器等，医生利用相关附件在宫腔内进行诊治操作。

宫腔镜可分为两大类，即软管型宫腔镜和硬管型宫腔镜，后者又根据镜体前端形态而分为直管型宫腔镜和弯管型宫腔镜，临床上以直管型宫腔镜应用较多。此外，根据宫腔镜观察的视野范围而分为全景式宫腔镜、接触式宫腔镜及纤维宫腔阴道镜；根据宫腔镜的应用性能而分为检查性宫腔镜和手术性宫腔镜。

（三）膨宫方法及膨宫介质

膨宫技术是宫腔镜诊治中的关键环节，如果膨宫效果不好，难以达到理想的诊治效果。膨宫方法可分为气体膨宫、液体膨宫和机械膨宫 3 大类，目前临床上应用较多的是气体和液体膨宫法。不同的膨宫法所采用的膨宫介质不同。气体膨宫介质主要是二氧化碳（CO_2），其优点是不易燃爆且溶解度高，目前是临床最常用的膨宫气体；液体膨宫介质可分为低渗、等渗及高渗液体 3 种，临床常用的低渗及等渗液体有蒸馏水、生理盐水或 5％葡萄糖，主要作为检查性宫腔镜的膨宫剂；高渗液体具有黏稠度高、不易与血和黏液混合的优点，膨宫效果好，其缺点是价格昂贵。此外，其黏稠度高而推注困难，临床常用的高渗液体有 Hyskon 液、25％～50％葡萄糖及复方羧甲基纤维素溶液等，主要用于治疗性宫腔镜。

（四）宫腔镜检查的适宜时间及并发症

1. 适宜时间

宫腔镜检查一般以月经干净后 5 d 为宜，此时子宫内膜处于增生早期，宫腔内病变易暴露，观察效果比较理想。对于阴道不规则出血的患者，若必须进行检查，应给予抗生素预防感染。

2. 并发症

宫腔镜检查技术熟练，较少发生并发症。临床上宫腔镜检查的并发症有

（1）过度牵拉和扩张宫颈导致的宫颈损伤或出血。

（2）膨宫液过度吸收而进入血液。

（3）无菌观念不强、器械与敷料消毒不严或患者自身生殖道炎症未愈而引起的感染。

（4）CO_2 所引起的气栓、肩痛或腹胀等。

（5）由于扩张宫颈和膨胀宫腔所致的迷走神经综合征。

（6）变态反应。

二、实施方案

（一）护理评估

（1）患者具有宫腔镜检查的适应证，如子宫异常出血、不孕不

育、闭经、习惯性流产、可疑宫内占位性病变及宫内节育器移位等。

（2）既往病史、孕产史、子宫手术史及末次月经日期等，妇科检查无生殖道急性炎症，测量血压、呼吸、脉搏、体温等生命体征正常。

（3）盆腔超声检查、血常规、凝血功能、肝功能、尿常规、心电图及生殖道细胞学检查等结果。

（4）患者的心理状况、家庭及社会支持系统。

（二）护理计划

1. 护士准备

洗手，戴口罩，检查宫腔镜设备、用物及消毒日期，向患者讲解宫腔镜检查的目的及主要过程，测患者当日体温＜37.5 ℃。

2. 患者准备

体温检测，排空膀胱，签知情同意书，积极配合检查。

3. 用物准备

5％葡萄糖溶液 2000～3000 mL、50 mL 注射器、输液器、输液胶贴、橡胶单、消毒宫腔镜、宫腔镜手术包（卵圆钳 2 把、弯盘 2 个、纱球 4 个、纱布 4 块、棉球 6 个、4～8 号宫颈扩张器各 1 根、阴道窥器 2 个、子宫刮匙、活检钳、子宫探针、宫颈钳、敷料钳 4 把、会阴垫巾、无菌单）、0.5％及 0.05％碘伏、地塞米松 5 mg、污物桶、装有固定液的标本瓶 4 个、坐凳、立灯等。

4. 环境准备

空气消毒，室温 26～28 ℃，屏风遮挡，保护患者隐私。

（三）护理配合

（1）核对患者姓名，协助其取膀胱截石位。摆放好坐凳、立灯及污物桶。

（2）配合麻醉师给予静脉麻醉，保持静脉输液通畅。递夹持 0.5％碘伏纱球的卵圆钳消毒会阴，递夹持 0.05％碘伏纱球的卵圆钳及阴道窥器，消毒阴道及宫颈，协助铺无菌单。

（3）连接好宫腔镜电源及膨宫液体泵，排空膨宫液体输入管内空气，协助检查并调节宫腔镜摄像系统。

（4）更换阴道窥器暴露宫颈，递夹持 0.05％碘伏棉球的卵圆钳再次消毒宫颈及阴道。递宫颈钳夹持宫颈前唇，递子宫探针探查宫腔深度，自小号开始依次递宫颈扩张器扩张宫颈，至宫腔镜鞘套能进入宫腔。

（5）递宫腔镜鞘套进入宫腔，取回闭合器，递宫腔镜体进入宫腔，打开膨宫液管道开关，向宫腔内注入 5％葡萄糖液体，根据医嘱，调整液体流量和宫腔内压力，医生转动镜体按顺序检查至满意。

（6）递活检钳钳夹可疑病变组织，将取出的病变组织遵医嘱放入标本瓶中，做好标记。

（7）检查结束后，取回活检钳及宫腔镜，递夹持 0.05％碘伏棉球的卵圆钳消毒宫颈及阴道，清点器械及敷料数量，取出宫颈钳及阴道窥器。

（8）询问患者有无腹痛或特殊不适，送其到观察室卧床休息 1 h，测量并记录血压、心率、呼吸及脉搏等，记录液体出入量。告知其术后 2 h 后可饮水进食，术后 1 周内可有少量阴道流血，无需处理。术后保持外阴清洁，禁止性生活及盆浴 2 周。

（9）及时送检标本，并告知患者取结果的时间。

（四）护理评价

（1）医生对操作配合满意，检查过程顺利。

（2）患者检查术后无腹痛及明显不适。

（3）患者能复述术后注意事项，明确领取检查结果时间，及时将结果反馈给医生。

第三节　腹腔镜检查的护理配合

一、概述

腹腔镜是内镜的一种，医生利用腹腔镜观察盆、腹腔内脏器的形态及其病变，必要时取活组织行病理学检查并开展相应手术治疗。20世纪60年代腹腔镜开始在我国妇科领域应用，20世纪80年代中期，随着微型摄像头和高分辨率监视器的出现，电视腹腔镜得到了广泛认可，20世纪90年代后腹腔镜技术得到了快速发展，腹腔镜手术器械和方法不断更新，许多医院妇产科不仅开展腹腔镜的诊断性检查，而且开展了腹腔镜镜下手术。目前腹腔镜已成为临床妇产科应用较为广泛的一种诊治技术。

（一）适应证和禁忌证

1. 适应证

（1）子宫内膜异位症、异位妊娠及内生殖器畸形的诊断。

（2）多囊卵巢综合征及卵巢早衰的诊断。

（3）病因不明的盆腔疼痛的鉴别诊断。

（4）病因不明的少量腹腔内出血或腹水的检查。

（5）原发性或继发性不孕及不育的检查。

（6）开腹手术指征不确切的盆腔肿块性质、部位的鉴别诊断。

（7）盆腔恶性肿瘤二次探查的疗效评估及绝育后复孕手术术前评估。

（8）子宫穿孔、宫内节育器腹腔内移位的检查。

2. 禁忌证

（1）严重心血管疾病及呼吸系统疾病不能耐受麻醉者。

（2）盆腹腔肿块过大，超过脐水平者。

（3）膈疝、腹壁疝及腹股沟疝者。

（4）腹腔内广泛粘连者。

（5）弥漫性腹膜炎或腹腔内大出血者。

（6）凝血系统功能障碍者。

（二）腹腔镜检查的并发症及预防

1. 腹膜外气腹

气腹是由于气腹针未进入腹腔，仅达腹膜前间隙，充气时气体进入并积聚于此，将腹膜与腹肌分离所致。选择脐轮下缘穿刺，穿刺后确认气腹针进入腹腔，可预防腹膜外气腹的发生。

2. 大网膜气肿

气肿是由于气腹针穿刺入大网膜，充气后所致。避免大网膜气肿，应注意观察充气压力是否增高，若压力增高，可将气腹针向外拔出少许，轻轻摇动腹壁，使大网膜自针头脱落。

3. 皮下气肿

气肿是由于气腹针未进入腹腔或气腹压力过高或二氧化碳气体渗漏至皮下所致。为避免皮下气肿发生，应确认气腹针进入腹腔，同时尽量缩短检查时间。

4. 气体栓塞

栓塞是由于二氧化碳误注入血管或肝内所致。操作者应在连接充气装置前先用注射器抽吸无血液，以免误将二氧化碳注入血管。

5. 血管损伤

主要是由于套管针造成腹壁、腹膜后及检查部位血管损伤。可采取的预防措施包括：①插入气腹针及第一个套管针时，手术台保持水平位，进针方向与腹壁成 45°；②气腹充气适当；③避免动作粗暴，切忌过度用力；④助手可用布巾钳提拉腹壁，增大腹腔内空间。

6. 脏器损伤

主要是由于操作不当或技术不熟练所致。可造成膀胱、肠管及子宫损伤。科学规范操作、动作轻柔、技术熟练常可避免其发生。

二、实施方案

（一）护理评估

（1）患者具有应用腹腔镜检查的适应证，排除严重的心肺功能不全、血液系统疾病等禁忌证。

（2）患者既往史、孕产史、手术史等，测量其主要生命体征，如血压、呼吸、脉搏及体温等，核对末次月经日期。

（3）妇科检查、盆腔超声检查、血常规、凝血功能、肝功能、尿常规、心电图等检查结果符合腹腔镜检查要求。

（4）患者的心理状况、家庭与社会支持系统等。

（二）护理计划

1. 护士准备

由器械护士及巡回护士组成。洗手，戴口罩，穿手术衣。向患者讲解腹腔镜检查的目的、主要过程及术前准备内容。术前 1 d 用 0.02％碘伏冲洗患者阴道，清洁腹部及会阴皮肤，尤其注意清洁脐孔，按腹部手术备皮。检查腹腔镜检查所需设备及器械，查看消毒日期。

2. 患者准备

了解自身病情腹腔镜检查的目的、局限性及风险性，做好心理准备，签知情同意书。术前 1 日改为无渣半流食，上午饮用番泻叶水以清洁肠道，至排出 3 次大便为止。术前日晚 8 时后禁食水，排空膀胱。

3. 用物准备

腹腔镜、自动 CO_2 气腹机、CO_2 钢瓶、CO_2 气体输出管道、气腹针、套管鞘及针芯、举宫器、摄像头、导光光缆、夹持钳、阴道拉钩、宫颈钳、子宫探针、无菌三角套 1 副、妇科盆腔手术包、14 F 气囊导尿管 1 根、10 mL 注射器 2 个、输液器 2 个、0.05％碘伏、0.5％碘伏、75％乙醇、输液胶贴、麻醉药品、抢救药品等。

4. 环境准备

在手术室进行。

（三）护理配合

（1）核对患者的姓名及床号，协助其取平卧位。

（2）配合麻醉师实施全身麻醉。维持静脉输液通畅。

（3）递夹持 0.05％碘伏纱球的海绵钳，消毒外阴及阴道。更换海绵钳，分别传递 0.5％碘伏与 75％乙醇棉球消毒腹部皮肤。将患者双下肢套上三角套，协助铺无菌巾及腹单，递 14 F 气囊导尿管，留置导尿。

（4）配合医生连接好气腹机，检查并调节腹腔镜摄像系统和 CO_2 气腹系统。

（5）递阴道拉钩暴露宫颈，递宫颈钳夹持宫颈前唇，递夹持 0.05％碘伏纱球的海绵钳消毒宫颈，递宫腔探针探查子宫腔深度，递举宫器置入宫腔。

（6）递 0.5％碘伏与 75％乙醇棉球再次消毒脐及脐周皮肤，递布巾钳 2 把钳夹并提拉皮肤，递手术刀、小弯钳及纱垫各 1 个，切开并止血。

（7）递气腹针刺入腹腔，连接 CO_2 气体管道，向腹腔内注入气体。当充气达 1 L 时，调整手术床为头低臀高 20°仰卧体位，检查患者肩托确实起到支撑与固定作用。

（8）取回气腹针，递穿刺套管针插入腹腔，取回布巾钳及针芯，递腹腔镜镜头，连接光源、光缆和微型摄像头套上消毒的透明塑料薄膜套。

（9）配合医生移动举宫器检查盆腔和腹腔。注意观察患者生命体征的变化，发现异常报告医生处理。

（10）检查结束后，清点手术器械，取回穿刺套管及腹腔镜。递夹持乙醇棉球的海绵钳消毒皮肤，递有齿镊、持针器、角针及 1 号丝线缝合皮肤。递纱布覆盖切口，胶布固定。

（11）唤醒患者，送其回病房卧床休息，测量并记录体温、血压、心率、呼吸及脉搏等，记录液体出入量。告知其术后 4 h 后可饮水、进流质饮食，并离床轻微活动，排气后可进半流质食物，第 2 日可进半流质食物或普通饮食，并向其说明由于腹腔内有气体残留，可能出现肩痛及上肢不适等症状，无需特殊处理，可自行缓解。

（12）遵医嘱给予抗生素预防感染，如有发热、出血、腹痛等应及时处理。

（四）护理评价

（1）医生对护士操作配合满意，操作过程顺利。

（2）在操作过程中充分体现人文关怀。

（3）患者检查后无明显不适，无感染发生。

第四节　生殖道细胞学检查的护理配合

一、概述

女性生殖道细胞一般是指阴道、宫颈管、子宫与输卵管的上皮细胞。临床上通过生殖道细胞学检查，观察女性生殖道脱落的上皮细胞（以阴道上段和宫颈阴道部的上皮细胞为主）形态，了解其生理和病理变化，早期诊断肉眼不易发现的生殖器官恶性肿瘤及测定女性激素水平。由于阴道脱落细胞受卵巢激素的影响而周期性变化，所以阴道上皮细胞检查既可以反映体内激素水平，又可以作为宫颈疾病初步筛选，但确诊需进行组织学病理检查。

（一）适应证及禁忌证

1. 适应证

（1）30 岁以上女性每年 1 次的健康检查，其中妇科检查包括早期宫颈癌的筛查。

（2）闭经、功能失调性子宫出血、性早熟等患者进行卵巢功能检查。

（3）可疑宫颈管恶性病变或宫颈炎症需除外组织恶变者。

2. 禁忌证

生殖器官急性炎症及月经期。

（二）宫颈/阴道细胞学检查及染色方法

生殖道细胞学检查的方法有阴道涂片、宫颈刮片、宫颈管涂片和宫腔吸片，其中前三种方法比较常用。阴道涂片的主要目的是了解卵巢及胎盘功能；宫颈刮片与宫颈管涂片是筛查早宫颈癌的重要方法；若怀疑宫腔内有恶性病变时，可采用宫腔吸片。临床上常采用的细胞学染色方法为巴氏染色法，它既可用于检查雌激素水平，也可用于癌细胞的筛查。

（三）宫颈/阴道细胞学诊断的报告形式及诊断内容

宫颈/阴道细胞学诊断主要有分级诊断与描述性诊断，目前我国多数医院仍采用巴氏5级分类法。

（1）巴氏分级法阴道细胞学诊断标准的主要内容：①巴氏Ⅰ级，正常。②巴氏Ⅱ级，炎症，临床上又分为ⅡA及ⅡB。③巴氏Ⅲ级，可疑癌。④巴氏Ⅳ级，高度可疑癌。⑤巴氏Ⅴ级，癌。具有典型的多量癌细胞。

巴氏分级法存在一定的不足：①Ⅰ～Ⅳ级间的区别并无严格的客观标准，主观因素较多。②癌前病变无明确规定，可疑癌是指可疑浸润癌还是 CIN 不明确。③将不典型细胞全部作为良性细胞学改变欠妥。④未能与组织病理学诊断名词相对应。

（2）TBS 分类法及其描述性诊断的主要内容：1988 年美国制定了阴道 TBS（The Bethesds System）命名系统，1991 年被国际癌症协会正式采用。主要内容包括：①感染。②反应性细胞的改变。③鳞状上皮细胞异常。④腺上皮细胞异常。⑤其他恶性肿瘤。

二、实施方案

（一）护理评估

（1）受检者月经史、婚育史、既往疾病史及末次月经日期。

（2）生殖道细胞学检查的目的。受检者无生殖道急性炎症，检查前 2 d 内无性生活、阴道检查、阴道冲洗及阴道或宫颈上药。

（3）受检者的心理状况。

（二）护理计划

1. 护士准备

洗手，熟悉生殖细胞学的检查方法，向受检者讲明阴道/宫颈涂片的目的，告知其生殖道细胞学检查方法，减轻其心理负担。

2. 受检者准备

检查前 2 d 内无性交、阴道检查、阴道冲洗或放置药物，排空膀胱。

3. 用物准备

一次性阴道窥器、宫颈刮片（木质小刮板）2 个或宫颈取样刷、无菌干棉签及干棉球若干个、消毒大镊子 2 把、0.9％氯化钠溶液、干燥载玻片 2 张、装有固定液（95％乙醇）和细胞保存液标本瓶各 1 个。

4. 环境准备

调节室温，空气清洁，屏风或窗帘遮挡，注意保护受检者的隐私。

（三）护理配合

（1）核对受检者姓名，协助其取膀胱截石位。

（2）取材：①阴道涂片：受检者为已婚妇女，递未涂润滑油的阴道窥器扩张阴道，递无菌干棉签刮取阴道浅层细胞，递载玻片涂抹标本，将其放置于 95％乙醇溶液中固定。受检者未婚妇女，递湿润的生理盐水棉签卷取阴道上皮细胞，递载玻片涂抹标本，将其放置于 95％乙醇溶液中固定。②宫颈刮片：递未涂润滑油的阴道窥器扩张阴道，暴露宫颈，递夹持无菌干棉球的大镊子拭去宫颈表面分泌物，递木质小刮板，以宫颈外口为圆心刮取细胞，递载玻片涂抹标本，将其放置于 95％乙醇溶液中固定。③宫颈管涂片：递未涂润滑油的阴道窥器扩张阴道，暴露宫颈，递夹持无菌干棉球的大镊子拭去宫颈表面分泌物，递宫颈取样刷在宫颈管内旋转取样，将取样刷放置在细胞保存液标本瓶内，做好标记。

（3）取材过程中，安慰和鼓励受检者，分散其注意力，减轻其不适感觉。

（4）取材完毕，及时送检标本。嘱受检者及时取检查报告并将其反馈给医生。

（5）整理用物，洗手并记录。

（四）护理评价

（1）熟悉操作过程，传递用物准确及时。

（2）生殖道细胞取材顺利，满足制片及诊断要求。

（3）受检者无特殊不适感觉。

第五节　宫颈活组织检查的护理配合

一、概述

宫颈活组织检查简称宫颈活检，是自宫颈病变处或可疑病变处取小块组织作病理学检查。绝大多数宫颈活检可作为临床诊断的最可靠依据。常用的取材方法有局部活组织检查和诊断性宫颈锥形切除术（简称宫颈锥切术）。

（一）适应证与禁忌证

1.适应证

（1）宫颈局部活组织检查的适应证：宫颈细胞学检查巴氏Ⅲ级及以上者或巴氏Ⅱ级经消炎治疗后查，仍为巴氏Ⅱ级者。宫颈细胞学检查 TBS 分类法诊断为鳞状上皮异常者。肿瘤固有荧光诊断仪检查或阴道镜检查多次可疑阳性或阳性者。疑有宫颈癌或患有宫颈尖锐湿疣等特异性感染，需明确诊断者。

（2）诊断性宫颈锥形切除术的适应证：宫颈细胞学检查多次发现恶性细胞，而宫颈多处活检及分段诊刮病理检查均未发现癌灶者。临床可疑为浸润癌、宫颈活检病理检查为原位癌或镜下早期浸润癌者，以明确病变程度及手术范围。宫颈活检病理检查有重度不典型增生者。

2.禁忌证

（1）宫颈局部活组织检查的禁忌证：急性生殖道炎症。妊娠期或月经期及月经前期。血液系统疾病。

（2）诊断性宫颈锥形切除术的禁忌证：同宫颈局部活检。

（二）宫颈的解剖生理特点

宫颈是子宫的重要组成部分，幼年时的宫颈与宫体比例为 2∶1，成年女性为 1∶2，老年妇女为 1∶1。宫颈内腔呈梭形，称 为宫颈管，成年妇女宫颈管长 2.5～3.0 cm，宫颈以阴道为界，分 为上下两部，上部为宫颈阴道上部，占 2/3，下部为宫颈阴道部， 占 1/3。宫颈外口呈圆形者，多为未产妇，宫颈外口呈"一"字形 而将宫颈分为前唇和后唇者，为已产妇。

宫颈由结缔组织、平滑肌纤维、血管及弹力纤维构成，其中 以结缔组织为主。宫颈管黏膜为单层高柱状上皮，受性激素影响， 黏膜分泌碱性黏液，形成黏液栓阻塞宫颈管。宫颈阴道部覆盖复 层鳞状上皮，宫颈外口柱状上皮与鳞状上皮交接处是宫颈癌的好 发部位。

二、实施方案

（一）护理评估

（1）患者既往史、月经史、末次月经日期、孕产史、现病史、 临床诊断、治疗经过及宫颈细胞学检查结果。

（2）体温、血压、脉搏、呼吸和心率等生命体征。有无接触 性出血，阴道分泌物的颜色、性状和量。

（3）检查前 2 d 内无性交及宫颈上药。

（4）患者的家庭、社会支持系统及心理状况。

（二）护理计划

1. 护士准备

洗手，戴口罩，熟悉宫颈活组织检查的具体方法，向患者解 释检查的目的，预约检查时间（患者月经干净后 3～7 d）。术前 3 d 行宫颈锥切术术前准备，用 0.05％碘伏消毒宫颈及阴道，每日 1 次。

2. 患者准备

检查前 2 d 避免性交及宫颈上药，月经干净 3～7 d。排空膀胱。拟行宫颈锥切术的患者术前应做血常规、凝血功能和心电图检查，将检查结果交给医生，知情同意签字。

3. 用物准备

阴道窥器、无菌宫颈钳、子宫探针、宫颈活检钳、无齿长镊 2 把、卵圆钳 2 把、鼠齿钳 2 把、Hegar 宫颈扩张器4～7.5 号各 1 个、小刮匙、尖手术刀、洞巾、布巾钳 4 把、带尾棉球或带尾纱布卷、棉球及棉签若干、纱布 4 块、14 F 号导尿管、3-0 肠线、圆针 2 个、持针器、立灯、装有固定液（10％甲醛溶液）标本瓶 4～6 个、复方碘溶液、0.02％及 0.5％碘伏溶液。

4. 环境准备

调节室温，空气清洁、屏风或窗帘遮挡，注意保护患者隐私。

（三）护理配合

（1）核对患者姓名，协助其取膀胱截石位，摆好立灯照明。

（2）宫颈活组织检查：①宫颈局部活组织检查：递阴道窥器打开阴道，暴露宫颈。递无齿长镊及干棉球拭去宫颈黏液，递夹持0.02％碘伏棉球的卵圆钳消毒宫颈及阴道。递宫颈活检钳在宫颈病变处或宫颈外口鳞状上皮与柱状上皮交接处取材，将标本放入标本瓶中并注明取材部位，多点取材时应分别以 3、6、9、12 点注明部位。递无齿长镊及带尾棉球压迫止血。②诊断性宫颈锥切术：配合麻醉师实施硬膜外麻醉，递夹持 0.5％碘伏棉球的卵圆钳消毒外阴，递无菌巾铺巾。递 14 F 导尿管导尿。递阴道窥器暴露宫颈，递夹持 0.02％碘伏棉球的卵圆钳消毒宫颈及阴道。递宫颈钳夹持宫颈前唇，自 4 号至 7 号依次递宫颈扩张器扩张宫颈，取回宫颈扩张器，递小刮匙搔刮宫颈管，将搔刮物装入标本瓶中并注明，取回小刮匙。递复方碘溶液棉签涂抹宫颈，取回宫颈钳，递 2 把鼠齿钳钳夹宫颈并向外牵拉，递尖手术刀在碘不着色区外 0.5 cm处行宫颈锥切术。取回手术刀，将切除的宫颈组织放入标本瓶内，递 3-0 肠线持针器缝合创面，递无齿长镊及带尾纱布卷局部压迫。

（3）检查结束后，送患者在观察室内观察 1 h，观察有无阴道流血、头晕、血压下降等出血反应。告知患者检查后 12～24 h 自行取出阴道内带尾棉球或带尾纱布卷；卧床休息 3 d，发现异常阴道流血应随诊；注意保持外阴部清洁，宫颈局部活组织检查后 1 个月内、宫颈锥切术后 2 个月内禁止性生活、盆浴及游泳；宫颈锥切术后的患者于第 2 次月经来潮干净后 3～7 d 遵医嘱按时、足量服用抗生素预防感染。

（4）整理用物，洗手并记录，标本瓶上做好标记，宫颈锥切术切下的组织于 12 点处做一标记，及时送检标本。

（四）护理评价

（1）传递器械与物品及时准确，取材顺利，医生满意。

（2）患者检查过程中得到护士安慰与鼓励，积极配合医生。

（3）患者明确检查术后注意事项，按时取出阴道内纱布卷，无感染及出血发生。

第六节　阴道后穹隆穿刺术的护理配合

一、概述

阴道后穹隆穿刺术是指用穿刺针经阴道后穹隆刺入盆腔，抽取积存在直肠子宫陷凹处的液体进行辅助诊断的一种检查方法。

（一）适应证与禁忌证

1. 适应证

（1）疑有腹腔内出血，异位妊娠、卵巢黄体破裂等疾病的诊断。抽取腹腔积液协助诊断某些疾病。

（2）对位于盆腔子宫直肠陷凹内的肿块行细胞学检查。

（3）子宫直肠陷凹内积液积脓时穿刺抽液检查、引流及注药。

（4）超声引导下穿刺取卵，用于辅助生育技术。

2. 禁忌证

（1）盆腔严重粘连，较大肿块占据直肠子宫陷凹部位，并凸向直肠者。

（2）疑有肠管和子宫后壁粘连者。

（3）临床已高度怀疑盆腔肿块为恶性肿瘤。

（4）异位妊娠采用非手术治疗者。

（二）阴道后穹隆的解剖学特点

宫颈与阴道间的圆周状隐窝，称为阴道穹隆，根据其所处位置而分为阴道前、后、左、右穹隆，阴道后壁最长，10～12 cm，因此阴道后穹隆最深，与盆腹腔最低部位的直肠子宫陷凹紧密相邻。直肠子宫陷凹是腹膜在直肠与子宫之间移行形成的陷凹，女性立位和半卧位时此陷凹为盆腹腔的最低部位，故腹腔内积血、积液或积脓易积存于此处。临床上经此穿刺或引流，以明确腹腔内出血的诊断或判断积液的性质。

二、实施方案

（一）护理评估

（1）患者既往病史、月经史（包括初潮年龄、月经周期、经期、经量及末次月经日期）、生育史及现病史。是否采取避孕措施，有停经史者是否出现早孕反应、阴道流血、腹痛等；有无咳嗽、咳痰、发热等症状。

（2）意识状态、体温、血压、心率、呼吸及脉搏等，乳房是否增大并有蒙氏结节，是否有下腹或全腹压痛、反跳痛及腹肌紧张。妇科检查阴道及宫颈有无着色，阴道后穹隆是否饱满，双合诊检查子宫大小、质地及活动度，附件区有无包块及触痛，有无宫颈举痛，阴道分泌物量、性状及颜色。

（3）患者及家属对疾病及阴道后穹隆穿刺术的认知与合作程度。

（二）护理计划

1. 护士准备

洗手，戴口罩，熟悉后穹隆穿刺技术的操作方法。做好患者心理工作，缓解患者紧张情绪。对于血压较低的患者，遵医嘱给予静脉输液。怀疑异位妊娠致腹腔内出血者，遵医嘱做好术前准备。

2. 患者准备

检查血常规、血型、尿常规、尿妊娠试验、心电图及盆腔B超检查等。知情同意，排空膀胱。

3. 用物准备

治疗车、无菌阴道后穹隆穿刺包（阴道窥器、长镊子2把、卵圆钳2把、宫颈钳、7号腰椎穿刺针、10 mL注射器、洞巾、布巾钳4把、纱布4块、棉球若干、试管2个）、无菌手套、0.05%及0.5%碘伏棉球、立灯及坐凳等。

4. 环境准备

室温适宜，屏风或帘遮挡，注意保护患者隐私。

（三）护理配合

（1）核对患者姓名及床号，帮助其取膀胱截石位，摆好立灯及坐凳，打开立灯开关照明。

（2）戴手套，递长镊子及0.5%碘伏棉球消毒外阴，递无菌洞巾及布巾钳，外阴铺巾。递阴道窥器暴露宫颈，医生观察。递夹持0.05%碘伏棉球的卵圆钳消毒宫颈及阴道，递宫颈钳夹持宫颈后唇，暴露阴道后穹隆。

（3）告知患者牵拉宫颈及穿刺针进入盆腔时稍有不适，禁止身体移动，防止穿刺针误伤盆腔脏器；指导患者深呼吸，全身放松，避免臀部、会阴部及下肢肌肉紧张。

（4）将腰椎穿刺针与注射器连接，检查穿刺针头无堵塞，递夹持0.05%碘伏棉球的卵圆钳消毒阴道后穹隆，递穿刺针穿刺，抽出液体后，取回穿刺针及装有液体的注射器，递长镊子及纱布压迫局部止血。

（5）询问患者自觉症状，观察其面色变化。将注射器中的液体注入无菌试管，做好标记。穿刺部位无活动性出血，取回长镊子及注入无菌试管，做好标记。穿刺部位无活动性出血，取回长镊子及纱布，取出阴道窥器。

（6）检查结束后，整理用物，洗手并记录。协助患者穿好衣裤，将其送回病房，嘱半卧位休息，测量血压、心率及脉搏。告知其未确诊之前，禁用止痛药，以免影响诊断，耽误病情。保持外阴部清洁，2周内禁止性生活、游泳或盆浴；遵医嘱应用抗生素预防感染。

（7）及时送检标本。

（四）护理评价

（1）患者在护士指导下身体放松、未移动体位，穿刺操作过程顺利。

（2）患者能遵从护士指导，未服用止痛药，保持外阴清洁。

（3）医护配合默契，顺利抽取盆腔内积液（脓）并及时送检。

第七节　腹腔穿刺的护理配合

在无菌条件下穿刺针进入腹腔抽取标本或注入药物后，达到诊断和治疗目的的方法，称为腹腔穿刺。穿刺所得标本，应进行生化测定、细菌培养及脱落细胞学检查，以明确性质或查找肿瘤细胞。适用于鉴别贴近腹壁的肿物性质，穿刺放出部分腹水，注入抗癌药物进行腹腔化疗，气腹造影时穿刺注入二氧化碳，X线摄片，盆腔器官能够清晰显影。

一、物品准备

无菌腹腔穿刺包1个，内有无菌孔巾1块、7～9号腰穿针

2根、止血钳1把、巾钳2把、不锈钢小药杯1个、换药碗1个、纱布数块、导管和橡皮管各1根、无菌手套1~2副、一次性垫巾1块、利多卡因注射液。需抽腹水者，应备一次性引流袋和腹带。腹腔穿刺行化疗者，备好化疗药物。

二、操作方法

（1）用屏风遮挡，嘱患者排空膀胱后取坐位或侧卧位或半坐卧位，注意保暖。

（2）用一次性垫巾垫于穿刺点下方，避免污染床单、衣裤。

（3）常规消毒穿刺点位置，铺好孔巾。穿刺点一般选择在左下腹脐与左髂前上棘连线的中、外1/3交界处，或脐与耻骨联合连线中点偏左或右1.5 cm处。

（4）一般用利多卡因行局麻，然后用穿刺针从选定的穿刺点垂直进针，通过腹壁后，有突破感，拔出针芯，即有液体流出，随即连接注射器或引流袋，按需要量抽取液体，或注入药物。

（5）术毕，拔出针头再次消毒局部，并盖上无菌纱布，压迫片刻后，用胶布固定。

三、护理要点

（1）术前向患者讲解腹腔穿刺的目的和操作过程，以减轻其心理压力。

（2）术中应密切观察患者的脉搏、心率、呼吸及血压变化，注意引流管是否通畅，记录腹水性质及出现的不良反应，防止并发症的发生。

（3）放大量腹水时针头应固定好，放腹水速度宜缓慢，以每小时不超过1000 mL为宜，每次放液不超过4000 mL，以防腹压骤减，造成腹腔充血，全身有效循环血量减少，导致患者虚脱。术毕应腹部置沙袋，用腹带束紧，增加腹腔压力。

（4）术后注意穿刺点漏液情况，若敷料潮湿应及时调换。

（5）穿刺液应按医嘱送检，脓性液体应做细菌培养和药物敏感试验。

（6）因气腹造影而作穿刺者，摄片完毕，须作穿刺将气体放出。

（7）术后患者需卧床休息 8～12 小时，遵医嘱给予抗生素预防感染。

第八节　诊断性刮宫的护理配合

一、概述

诊断性刮宫是刮取子宫内膜和内膜病灶组织进行病理学检查的一种诊断方法，简称诊刮。若同时怀疑有宫颈管和宫腔病变，应对宫颈管和宫腔分别进行诊刮，简称分段诊刮。此外，诊断性刮宫还可用于因宫腔内组织残留或功能失调性子宫出血长期多量出血时，达到止血效果。

（一）适应证与禁忌证

1. 适应证

（1）子宫异常出血或阴道排液，诊断或排除子宫内膜癌、宫颈癌或流产等。

（2）功能失调性子宫出血或闭经，了解子宫内膜变化及其对性激素的反应。

（3）女性不孕症患者，了解卵巢有无排卵或子宫内膜有无结核。

（4）功能失调性子宫出血的止血及宫腔内残留组织的清除。

2. 禁忌证

（1）急性或亚急性生殖道炎症。

（2）术前体温高于37.5 ℃者。

（二）诊刮的时间选择

（1）判断不孕症患者有无排卵，应选择月经前或月经来潮12 h

内刮宫。

（2）判断功能失调性子宫出血患者是否有子宫内膜增生，应选择月经前 1～2 d 或月经来潮 24 h 内刮宫；若判断是否为子宫内膜剥脱不全，应选择月经第 5～7 天刮宫；不规则出血者，可随时刮宫。

（3）疑有子宫内膜结核者，应选择月经前 1 周或月经来潮 12 h 内刮宫。

（4）疑有子宫内膜癌者，可随时刮宫。

二、实施方案

（一）护理评估

（1）患者年龄、月经史（包括初潮年龄、月经周期、经期、经量及末次月经日期）、孕产史、子宫或阴道手术史、既往史及家族史等。

（2）患者有无阴道出血或排液、出血或排液的持续时间和量、是否伴有腹痛及诊疗经过等。

（3）患者心理状况及对诊断性刮宫的合作程度。

（二）护理计划

1. 护士准备

洗手，戴口罩，熟悉诊断性刮宫的操作及配合方法，协助医生预约患者检查时间，告知患者行卵巢功能检查时，应至少停用性激素 1 个月以上。检查前测量患者体温正常，遵医嘱备同型血。

2. 患者准备

刮宫前 5 d 内禁止性生活。疑为子宫内膜结核患者于诊刮前 3 d 应用抗结核药物，防止结核灶扩散。检查前排空膀胱，知情同意并签字。

3. 用物准备

无菌诊断性刮宫包（阴道窥器、弯盘、宫颈钳、子宫探针、卵圆钳、长镊子、4～8 号宫颈扩张器、刮匙、小刮匙 2 把、洞巾、

纱布 4 块、棉球及棉签若干）、装有 10％甲醛溶液的标本瓶
2～3 个、污物桶、0.05％及 0.5％碘伏、0.9％氯化钠溶液、坐
凳、立灯、10 mL 注射器、输液器、供养装置（氧气瓶或管道氧
气）、缩宫素等抢救物品。

4. 环境准备

温度适宜，屏风遮挡，注意保护患者隐私。

（三）护理配合

（1）检查用物在使用期限范围且无菌诊刮包无潮湿。核对患
者，协助其取膀胱截石位。

（2）医生行双合诊检查子宫位置、大小及附件，护士摆放好
坐凳及立灯，戴手套，递夹持0.5％碘伏棉球的卵圆钳，常规消毒
外阴，递洞巾铺巾。

（3）递阴道窥器暴露宫颈及阴道，递夹持 0.05％碘伏棉球的
长镊子消毒宫颈及阴道，递宫颈钳夹宫颈前唇，递小刮匙自宫颈
内口向宫颈外口搔刮一周，将刮取物置于 0.9％氯化钠溶液纱
布上。

（4）取回小刮匙，递子宫探针探查宫腔。取回子宫探针，自
小号起逐号递宫颈扩张器扩张宫颈管，指导患者做深呼吸，缓解
恶心、呕吐反应。递 0.9％氯化钠溶液纱布 1 块垫于阴道后穹隆，
递刮匙刮取宫腔四壁及两侧宫角。在刮宫过程中，注意询问患者
有无腹痛突然加重，观察其是否出现面色苍白、出冷汗等症状，
发现异常及时告知医生。

（5）将纱布上收集到的由宫颈及宫腔内刮出的组织分别放入
标本瓶中固定。递夹持 0.05％碘伏棉球的长镊子消毒宫颈及阴道，
取出阴道窥器。

（6）填写病理检查单并注明患者末次月经日期，将不同部位
刮取的组织标记清楚。

（7）协助患者穿好衣服，在观察室休息，告知患者 2 周内禁
止性生活及盆浴；保持外阴部的清洁；按医嘱服用抗生素或抗结
核药物3～5 d；及时将病理检查结果反馈给医生，1 周后到门诊

复查。

（8）整理用物，洗手并记录，及时送检标本。

（四）护理评价

（1）严格执行无菌操作原则及查对制度。

（2）诊断性刮宫顺利，标本收集满意。

（3）护患沟通交流顺畅，操作中及时发现患者异常反应，并采取措施。

（4）患者及时将病理检查结果反馈给医生，按时复查。

第九节　输卵管通畅检查的护理配合

一、概述

输卵管通畅检查是通过向子宫腔及输卵管内注入生理盐水（可含有抗生素、激素或蛋白酶等其他药物）或造影剂，了解子宫腔、输卵管管腔形态及输卵管是否通畅的一种检查方法；对于输卵管成形术后的患者，输卵管通畅术也是一种治疗手段，通过向输卵管腔内注入药物，松解和预防输卵管内及其周围的粘连形成。临床上常用的方法有输卵管通液术和子宫输卵管造影术。

（一）适应证与禁忌证

1. 适应证

（1）不孕症，怀疑输卵管阻塞，了解其是否通畅。子宫输卵管造影还可了解子宫与输卵管形态、确定输卵管阻塞部位。

（2）输卵管结扎术、输卵管再通术或成形术后的效果检验及评价。

（3）疏通输卵管管腔内轻度粘连。

（4）习惯性流产病因筛查，如子宫输卵管造影可确定有无子宫畸形及宫颈内口松弛。

2. 禁忌证

（1）生殖器官急性或亚急性炎症者。

（2）月经期或不规则阴道流血者。

（3）严重的全身性疾病，不能耐受检查者。

（4）可疑妊娠者。

（5）体温高于 37.5 ℃者。

（6）碘过敏者禁做子宫输卵管造影检查。

（二）不孕症及其病因

凡婚后未避孕、有正常性生活且同居 1 年而未受孕者，称不孕症。若从未妊娠者，称原发性不孕；曾经妊娠而后不孕者，称继发不孕。不孕症病因中女方因素占 40％～55％，男方因素占 25％～40％，夫妇双方因素占 20％，免疫和不明原因占 10％。

1. 女方不孕因素

见于卵巢功能障碍（包括排卵障碍与黄体功能不全）、输卵管因素、子宫与宫颈因素、外阴与阴道因素和子宫内膜异位症等，其中排卵障碍和输卵管因素最常见。

2. 男方不孕因素

见于精子发生功能障碍、精子运送障碍和精子异常等，其中前两者为主要因素。

3. 免疫因素

主要有精子免疫、女方体液免疫异常及子宫内膜局部细胞免疫异常。

4. 男女双方因素

夫妇双方缺乏性知识或精神高度紧张，也可导致不孕。

5. 不明原因

不孕症患者经过不孕症的详细检查，无法发现不孕原因。

（三）检查结果评定

1. 输卵管通液术

（1）输卵管通畅：推注 0.9％氯化钠溶液20 mL无阻力，压力维持在 8.0～10.7 kPa（60～80 mmHg）以下，停止推注时无液体回流至注射器，患者无不适。

（2）输卵管阻塞：推注5 mL即有阻力，压力持续上升且不下降，停止推注可见液体回流，患者感到下腹胀痛。

（3）输卵管通而不畅：推注时有阻力，经加压后推注能推进，患者感到轻微下腹痛。

2. 子宫输卵管造影术

（1）正常子宫及输卵管：宫腔显示呈倒三角形，双侧输卵管显影形态柔软，40%碘化油造影 24 h 后盆腔内见散在造影剂。

（2）宫腔异常：宫腔显示失去倒三角形，内膜呈锯齿状，提示患宫腔结核；若见宫腔充盈缺损，提示有子宫黏膜下肌瘤。

（3）输卵管异常：输卵管形态不规则、僵硬或呈串珠状，也可见钙化点；若见输卵管远端呈气囊状扩张，提示患输卵管积水；若40%碘化油造影 24 h 后盆腔内未见散在造影剂，提示输卵管不通。

二、实施方案

（一）护理评估

（1）患者年龄、职业、性生活、月经史、孕产史、既往病史、现病史、过敏史及末次月经日期等。

（2）患者生殖器及第二性征发育。排除结核、卵巢功能异常、男方不孕因素及免疫因素。

（3）患者心理及精神状况，如是否因不孕而感到苦恼、情绪低落或精神紧张等。

（4）患者及家属对输卵管通畅检查认知及合作程度。

（二）护理计划

1. 护士准备

洗手，戴口罩。熟悉输卵管通畅术的操作及配合方法，告知患者检查的目的及检查前注意事项，缓解其紧张情绪。子宫输卵管造影术需在检查前 1 d 做碘过敏试验，术前日晚行清洁灌肠。

2. 患者准备

月经干净 3～7 d，检查前 3 d 无性生活，体温正常，知情同意并签同意书，检查术日晨禁食，排空膀胱。

3. 用物准备

无菌输卵管通畅检查包（阴道窥器、宫颈导管、Y 型管、弯盘、卵圆钳、长镊子 2 把、宫颈钳、子宫探针、3～5 号宫颈扩张器、纱布 6 块、治疗巾、洞巾、布巾钳 4 把、棉签、棉球若干）、压力表、无菌手套、20 mL 注射器、0.05％及 0.5％碘伏等。在此基础上，输卵管通液术需备 0.9％氯化钠溶液（37 ℃左右）、庆大霉素 8 万 U、地塞米松 5 mg。子宫输卵管造影术需备阿托品0.5 mg、40％碘化油或 76％泛影葡胺液。

4. 环境准备

室内温度适宜，注意保护患者隐私。

（三）护理配合

1. 输卵管通液术

（1）核对患者，协助患者取膀胱截石位，检查无菌输卵管通畅检查包在使用期限内且无潮湿。

（2）递夹持 0.5％碘伏棉球的卵圆钳，消毒外阴，递治疗巾、洞巾及布巾钳铺巾与固定。医生双合诊检查子宫位置和大小。

（3）递阴道窥器暴露阴道及宫颈，递夹持 0.05％碘伏的长镊子消毒阴道及宫颈，递宫颈钳夹持宫颈。递子宫探针探查宫腔，递子宫导管沿宫腔方向置入。

（4）用 20 mL 注射器抽取 0.9％氯化钠溶液、庆大霉素 8 万 U及地塞米松 5 mg，将 Y 型管与宫颈导管与压力表、注射器相连，压力表高于 Y 型管水平。向宫颈导管内缓慢推注，询问患者有无下腹疼痛。

（5）取回宫颈导管及宫颈钳，递夹持0.05％碘伏棉球的长镊子消毒阴道及宫颈，取回阴道窥器。

（6）整理用物，洗手。告知患者 2 周内禁止性生活及盆浴，遵医嘱应用抗生素预防感染。

2. 子宫输卵管造影术

术前 30 min，遵医嘱肌内注射阿托品0.5 mg。

（1）～（3）同输卵管通液术。

（4）用 20 mL 注射器抽取 40%碘化油，将 Y 型管与宫颈导管与压力表、注射器相连，压力表高于 Y 型管水平。向宫颈导管内缓慢推注，医生 X 线透视下观察造影剂流动并摄片。护士应询问患者有无下腹疼痛，观察其有无痛苦表情和变态反应症状。告知患者 24 h 后拍摄盆腔平片。若采用 76%泛影葡胺液造影剂，10～20 min 后再摄片。

（5）取回宫颈导管及宫颈钳，递夹持 0.05%碘伏的长镊子消毒阴道及宫颈，取回阴道窥器。

（6）整理用物，洗手。告知患者 2 周内禁止性生活及盆浴，遵医嘱应用抗生素预防感染。

（四）护理评价

（1）严格执行无菌操作，未发生感染。

（2）护理配合熟练，顺利完成输卵管通畅检查。

（3）患者能复述术后注意事项。

第十节　经腹壁羊膜腔穿刺术的护理配合

一、概述

经腹壁羊膜腔穿刺术是指在妊娠中晚期用穿刺针经腹壁进入羊膜腔抽取羊水进行成分检测分析，也可向羊膜腔内注入生理盐水或药物进行治疗的一种诊疗技术，主要用于产前诊断、胎儿治疗及中期引产。

（一）适应证与禁忌证

1. 适应证

（1）产前诊断：①羊水细胞染色体核型分析与染色质检查；

明确胎儿性别，对某些遗传缺陷或先天性疾病评估与诊断。②羊水生化测定：检测胎儿成熟度、甲胎蛋白、羊水中血型物质、胆红素及雌三醇等。③羊膜腔内造影可显示胎儿体表畸形及肠管阻塞。

（2）胎儿宫内治疗：注入皮质激素以促进胎儿肺成熟；注入清蛋白及氨基酸以促进胎儿发育；母儿血型不合者给予输血；羊水过多者抽取羊水以改善临床症状；羊水过少者注入生理盐水以预防胎盘和脐带受压。

（3）胎儿异常或死胎等做羊膜腔内注药行中期妊娠药物引产者。

2. 禁忌证

（1）检查前 24 h 内两次体温高于 37.5 ℃者。

（2）有流产先兆者不宜做产前诊断性羊膜腔穿刺检查。

（3）严重心、肝、肺及肾疾病，急性生殖道炎症患者不宜做羊膜腔内注药引产。

（二）适宜穿刺的孕周及部位

1. 孕周选择

产前诊断宜在孕 16～22 周进行穿刺，此时子宫轮廓清楚，羊水量相对较多，不易伤及胎儿；中期引产者宜在孕 16～26 周进行穿刺。

2. 穿刺部位选择

一般选择在宫底下 2～3 横指中线或两侧囊性感明显处进行穿刺。穿刺前行 B 超检查，对胎盘位置和羊水暗区定位，穿刺时避开胎盘；亦可在 B 超引导下穿刺。

二、实施方案

（一）护理评估

（1）孕妇年龄、职业、月经史、孕产史、遗传病家族史及有无接触过大量放射线或服用药物史，有无遗传病患儿、畸形胎儿、习惯性流产、母儿血型不合、死胎或死产等生育史。

（2）孕妇的一般健康状况、体重、体温、血压、心率、孕周、胎心、胎动、胎儿大小、宫高、腹围等情况。

（3）孕妇产前检查记录，有无先兆流产征象、生殖道畸形及炎症等。血常规、凝血功能、肝功能、尿常规及 B 超检查结果有无异常。

（4）孕妇及家属对羊膜腔穿刺术认知及配合程度。

（二）护理计划

1. 护士准备

协助医生排除经腹羊膜腔穿刺术的禁忌证，告知孕妇穿刺时间。协助孕妇行 B 超检查，做好胎盘位置及羊水暗区定位标记。告知羊膜腔穿刺术的主要过程、可能出现的情况及相应措施，减轻孕妇的思想负担。中期妊娠引产前 1 d 行会阴备皮，遵医嘱做药物敏感性试验，检查物品的使用期限；术日晨测量孕妇体温。洗手，戴圆帽和口罩。

2. 孕妇准备

知情同意并签字。身心放松，排空膀胱。

3. 用物准备

治疗车、无菌腰椎穿刺包（7 号腰椎穿刺针、长镊子 2 把、10 mL 注射器、20 mL 注射器、试管 4 支、洞巾、布巾钳 4 把、纱布 4 块、棉球若干、手术衣 2 件、手套 2 副）、治疗药物（0.9% 氯化钠注射液或氨基酸或依沙吖啶等）、0.5% 碘伏、胶布、利多卡因注射液及急救药品。

4. 环境准备

温度适宜，室内安静，空气洁净。

（三）护理配合

（1）核对孕妇床号和姓名，协助其仰卧于检查床上。腹部触诊检查核实 B 超标记的穿刺部位。

（2）携用物于检查床旁。消毒洗手，穿手术衣，戴无菌手套。

（3）递夹持 0.5％碘伏棉球的长镊子消毒腹部皮肤，递无菌洞巾和布巾钳，暴露穿刺标记部位。

（4）用 10 mL 注射器抽取利多卡因注射液递给医生实施局部浸润麻醉。

（5）递腰椎穿刺针穿刺，见拔出穿刺针芯后有羊水溢出，取回穿刺针芯。递 20 mL 注射器抽取羊水，注入试管内待检。若需药物治疗，遵医嘱传递药物注入羊膜腔内。询问孕妇的自身感觉，注意观察其有无呼吸困难、发绀、胸闷、咳嗽等异常情况，警惕发生羊水栓塞。

（6）递穿刺针芯插入穿刺针内，取回拔出的穿刺针，递干纱布 4 块压迫穿刺点 5 min，观察穿刺部位无渗出后，胶布固定。

（7）将孕妇送回观察室观察。整理用物，洗手。记录羊膜腔穿刺时间、抽出羊水量及性状、注入药物名称及剂量、孕妇反应等。观察胎心率及胎动并记录。

（8）做好标本标记并及时送检。观察孕妇 2 h 无异常，送其回病房休息。嘱孕妇卧床休息 12 h。若发现腹部穿刺点及阴道有液体或血液渗出、出现腹痛、胎心率和胎动变化等，及时通知医护人员。

（9）对行中期妊娠引产者，应经常巡视病房，观察并记录宫缩出现时间和强度、胎心及胎动消失时间及阴道流血情况等。

（10）鼓励孕妇家属尽可能提供更多的情感支持。

（四）护理评价

（1）严格遵循无菌原则及查对制度，未发生羊膜腔内感染。

（2）羊膜腔穿刺术操作顺利，医生对护士的配合满意。

（3）积极与孕妇及家属沟通，为孕妇提供情感支持。

第二章　女性生殖系统炎症患者的护理

第一节　概　述

女性生殖器官炎症是妇科常见病、多发病，可发生于生殖器官任何部位，有外阴炎、阴道炎、子宫颈炎、盆腔炎及性传播疾病。轻者出现局部症状或不同程度的全身反应，重者可引起脓毒血症等危重症候，严重困扰着妇女的身心健康。

一、女性生殖器官的自然防御功能

健康妇女的阴道内有病原体存在，但不一定引起感染，主要在于女性生殖器官在解剖上和生理上有较完善的防御机能。

（一）解剖特点

（1）两侧大小阴唇自然合拢，遮掩阴道口、尿道口。

（2）盆底肌作用使阴道前后壁紧贴，可以防止外界的污染。

（3）子宫颈内口紧闭，防止病原体入侵。

（4）宫颈阴道部表面覆盖以复层鳞状上皮，具有较强的抗感染能力，有利于防止病原体入侵。

（二）生理特点

（1）阴道具有自净作用。阴道上皮在卵巢分泌的雌激素作用下，增生变厚，阴道上皮含有丰富的糖原，在阴道杆菌作用下分解为乳酸，以维持阴道正常的酸性环境（pH 值为 4～5），使在弱碱性环境中适宜繁殖的病原体受到抑制，称为阴道自净作用。

（2）子宫颈分泌的黏液形成"黏液栓"，堵塞子宫颈管；宫颈黏液呈碱性，抑制了适宜在弱酸性环境中繁殖的病原体。

（3）子宫内膜的周期性脱落，可消除宫腔内侵入的部分病原菌及少许炎性病变。

（4）输卵管黏膜上皮细胞的纤毛向子宫腔方向摆动及输卵管的蠕动，均可阻止病原体的侵入。

（5）生殖道黏膜，如宫颈和子宫聚集有淋巴细胞等淋巴组织，如 T 细胞、B 细胞，还有中性粒细胞、巨噬细胞、补体等细胞因子均在局部发挥抗感染作用。

尽管女性生殖系统在解剖、生理等方面具有较强的自然防御功能，但是妇女生殖器官通过阴道与外界相通，当全身抵抗力下降或局部防御功能受破坏时，尤其在特殊生理时期如月经期、妊娠期、分娩期和产褥期时，病原体容易侵入并生长繁殖，引起生殖道炎症。

二、病原体

（1）细菌：大多为化脓菌，如葡萄球菌、链球菌、大肠杆菌、厌氧菌等。

（2）原虫：以阴道毛滴虫多见。

（3）真菌：以假丝酵母菌（念珠菌）多见。

（4）病毒：以疱疹病毒、人乳头瘤病毒多见。

（5）螺旋体：以苍白螺旋体多见。

（6）衣原体：以沙眼衣原体多见，可导致输卵管黏膜结构及功能损害，并引起盆腔粘连。

（7）支原体：它是正常阴道菌群的一种。当机体抵抗力低下时，自体繁殖引起生殖道炎症。

三、病原体来源

（一）内源性病原体

寄生在阴道内的常见菌群。

（二）外源性病原体

外界入侵的病原体，通过外界如飞沫、手术操作、性生活等进入。

四、传染途径

（一）沿生殖器黏膜上行蔓延

病原体由外阴侵入阴道后，沿黏膜上行，通过子宫颈、子宫内膜、输卵管黏膜到达卵巢及腹腔。葡萄球菌、淋病奈瑟菌、衣原体多沿此途径蔓延。

（二）经血液循环蔓延

病原体先侵入人体的其他组织器官，再通过血液循环侵入生殖器官。此为结核杆菌的主要传播途径。

（三）经淋巴系统蔓延

病原体由外阴、阴道、宫颈及宫体等创伤处的淋巴管侵入，经丰富的淋巴系统扩散至盆腔结缔组织、子宫附件及腹膜。链球菌、葡萄球菌多沿此途径感染。

（四）直接蔓延

腹腔其他脏器感染后，直接蔓延到内生殖器。如阑尾炎可引起输卵管炎。

五、临床表现

（一）白带增多

生理性白带呈蛋清样，黏稠度高，无腥臭味，量少。当生殖道出现炎症时，白带明显增多，有臭味，性状亦有改变，称为病理性白带。

（二）外阴不适

外阴受阴道分泌物刺激，可引起皮肤瘙痒、疼痛、烧灼感等。

（三）不孕

黏稠的阴道分泌物不利于精子穿过，或慢性炎症导致盆腔淤血，可影响受孕。

六、炎症的发展与转归

（一）痊愈

当机体抵抗力强，或病原体致病力弱，或治疗及时，消炎使用恰当时，病原体被完全消灭，炎症很快控制住，炎性渗出物完全被吸收，此为痊愈。痊愈后，组织结构及功能恢复正常，不留痕迹；但如果坏死组织、炎性渗出物机化形成瘢痕或粘连，则组织结构和功能不能完全恢复正常，此为不完全痊愈。

（二）转为慢性

炎症治疗不彻底、不及时或病原体对抗生素不敏感，身体防御功能与病原体处于僵持状态，这时就转为慢性，使得炎症长期存在。若抵抗力强，炎症被控制；当抵抗力弱时，慢性炎症可急性发作。

（三）扩散与蔓延

当机体抵抗力低下，病原体致病力强，病原体的致病力超过机体抵抗力时，炎症可经淋巴或血行扩散或蔓延至邻近器官，严重时可形成败血症危及生命。

七、治疗要点

（一）预防为主

注意个人卫生，棉质内裤常更换，保持外阴清洁。增强体质，提高抵抗力。定期进行妇科检查，做到早发现早治疗。避免治疗不彻底和重复感染的生殖道炎症。

（二）局部治疗

局部热敷、坐浴、冲洗或熏洗，抗生素软膏局部涂抹。局部物理治疗有微波、超短波、激光、冷冻、离子透入等。

（三）控制炎症

针对不同病原体选用有效抗生素局部或全身用药，及时、足量。

（四）手术治疗

经阴道、腹部手术或腹腔镜手术，彻底治愈。

（五）病因治疗

针对病因治疗或手术修补。

（六）中药治疗

选用清热解毒、清热利湿或活血化瘀的中药。

八、预防为主的宣教

（1）加强卫生宣教，介绍自然防御功能的知识，讲解生殖系统发生炎症的原因、病原体及传播途径。

（2）指导月经期、妊娠期、产前、产后及流产后的个人卫生及保健，预防交叉感染及重复感染。

（3）合理应用抗菌素，防止菌群失调；合理应用激素；积极治疗糖尿病。

（4）定期做妇科检查，发现感染及时治疗，特别是无症状者。

（5）做好围手术期的护理。

（6）提倡安全性行为，减少性传播疾病的发生。

第二节　外阴炎

外阴炎是妇科常见病，是外阴部的皮肤与黏膜的炎症，可发生于任何年龄，以生育期及绝经后妇女多见。

一、护理评估

（一）健康史

1. 病因评估

外阴炎主要指外阴部的皮肤与黏膜的炎症，以大、小阴唇为多见。由于外阴与尿道、肛门、阴道邻近且暴露，同时，阴道分泌物、月经血、产后的恶露、尿液、粪便的刺激、糖尿病患者的糖尿的长期浸渍，均可引起外阴不同程度的炎症，此外，穿化纤内裤、紧身内裤、使用卫生巾使局部透气性差等，均可诱发外阴部的炎症。

2. 病史评估

评估有无外阴炎的因素存在，有无糖尿病、阴道炎病史。

（二）身心状况

1. 症状

外阴瘙痒、疼痛、红、肿、灼热，性交及排尿时加重。

2. 体征

局部充血、肿胀、糜烂，常有抓痕，严重者形成溃疡或湿疹。慢性炎症者，外阴局部皮肤或黏膜增厚、粗糙、皲裂等。

3. 心理－社会状况

了解病程，了解患者对症状的反应，有无烦躁、不安等心理。

二、护理诊断及合作性问题

（一）皮肤或黏膜完整性受损

皮肤或黏膜完整性受损与皮肤黏膜炎症有关。

（二）舒适改变

舒适改变与外阴瘙痒、疼痛、分泌物增多有关。

（三）焦虑

焦虑与性交障碍、行动不便有关。

三、护理目标

（1）患者皮肤与黏膜完整。

（2）患者病情缓解或好转，舒适感增加。

（3）患者情绪稳定，积极配合治疗与护理。

四、护理措施

（一）一般护理

炎症期间宜进食清淡且富含营养的食物，禁食辛辣、刺激性食物。

（二）心理护理

患者常出现烦躁不安、焦虑紧张，应帮助患者树立信心，减轻心理负担，坚持治疗，讲究患者常出现烦躁不安、焦虑紧张，应帮助患者树立信心，减轻心理负担，坚持治疗，讲究卫生。

（三）病情监护

积极寻找病因，消除刺激原。

（四）治疗护理

1. 治疗原则

去除病因，积极治疗原发病，如阴道炎、尿瘘、粪瘘、糖尿病等。

2. 治疗配合

保持外阴清洁干燥，局部使用约 40 ℃ 的 1∶5000 高锰酸钾溶液坐浴，每日 2 次，每次 15～30 分钟，5～10 次为一疗程。如有破溃，可涂抗生素软膏或紫草油，急性期可用物理治疗。

五、健康指导

（1）卫生宣教，指导妇女穿棉质内裤，减少分泌物刺激，对公共场所，如游泳池、公共浴室等谨慎出入，注意经期、孕期、产期及流产后的生殖道清洁，防止感染。

（2）定期妇科检查，积极参与普查与普治。

（3）指导用药方法及注意事项。

（4）加强性道德教育，纠正不良性行为。

六、护理评价

（1）患者诉说外阴瘙痒症状减轻，舒适感增加。

（2）患者焦虑缓解或消失，掌握了卫生保健常识，能养成良好卫生习惯。

第三节　前庭大腺炎

细菌侵入前庭大腺腺管内致腺管充血、水肿称为前庭大腺炎。

一、护理评估

（一）健康史

1. 病因评估

前庭大腺腺管开口位于小阴唇与处女膜之间，在性交、流产、分娩或其他情况污染外阴部时，病原体易侵入引起炎症，因此，以育龄妇女多见，主要病原体为葡萄球菌、链球菌、大肠杆菌、淋病奈瑟菌及沙眼衣原体等。急性炎症发作时，细菌先侵犯腺管，腺管口因炎症肿胀阻塞，渗出物不能排出，积存而形成脓肿，称为前庭大腺脓肿（又称巴氏腺脓肿），多发于一侧。如急性炎症消退，腺管口粘连阻塞，分泌物不能外流，脓液转清，则形成前庭大腺囊肿，多为单侧，大小不等，可持续数年不增大。患者往往无自觉症状。

2. 病史评估

了解患者有无反复的外阴感染史及卫生习惯。

（二）身心状况

1. 症状

初起时局部肿胀、疼痛、烧灼感，行走不便，可伴有大小便困难等。有时可出现发热等全身症状（表 2-1）。

表 2-1　前庭大腺炎临床类型及身体状况

临床类型	身体状况
急性期	（1）大阴唇下 1/3 处疼痛、肿胀，严重时行走受限。检查局部可见皮肤红、肿、热、压痛。 （2）脓肿形成时，可触及波动感，脓肿直径可达 5～6 cm，可自行破溃。如破口大，引流通畅，脓液流出后炎症消退；如破口小，引流欠佳，炎症持续不退或反复发作。 （3）可出现全身不适、发热等全身症状
慢性期	慢性期囊肿形成．患者感到外阴部有坠胀感或性交不适。检查时局部可触及囊性肿物，大小不一，有时可反复急性发作

2. 体征

外阴部皮肤红肿、压痛明显。当脓肿形成时，疼痛加剧，并可触及波动感，脓肿直径可达 5～6 cm。

3. 心理－社会状况

了解病程，了解患者对症状的反应，有无烦躁、不安等心理，患者常有因害羞或怕痛而未及时诊治的心理障碍。

（三）辅助检查

取前庭大腺开口处分泌物作细菌培养，确定病原体。

二、护理诊断及合作性问题

（一）皮肤完整性受损

皮肤完整性受损与脓肿自行破溃或手术切开引流有关。

（二）疼痛

疼痛与局部炎症刺激有关。

三、护理目标

（1）患者皮肤保持完整。

（2）疼痛缓解或好转。

四、护理措施

（一）一般护理

急性期患者应卧床休息，饮食易消化，富含营养。

（二）心理护理

患者常常烦躁不安、焦虑紧张，应尊重患者，为患者保密，以解除其忧虑，使其积极治疗，帮助其建立治愈疾病的信心和生活的勇气。

（三）病情监护

观察患者的生命体征，重点观察体温变化，观察伤口愈合情况。

（四）治病护理

1. 治疗原则

急性期局部热敷或坐浴，抗生素消炎治疗；脓肿形成或囊肿较大时，切开引流或行囊肿造口术，保持腺体功能，防止复发。

2. 治疗配合

急性炎症发作时，取前庭大腺开口处分泌物作细菌培养，确定病原体。根据细菌培养结果和药物敏感试验选用抗生素口服或肌内注射。脓肿形成或囊肿较大时，切开引流或行囊肿造口术，并放置引流条。术后保持局部清洁，引流条每日更换一次，外阴用1∶5000氯己定棉球擦拭，每日擦洗外阴2次，也可用清热解毒中药热敷或坐浴，每日2次。

五、健康指导

（1）向患者及家属讲解此病的病因及预防措施，指导患者注意外阴清洁卫生。

（2）告知患者及家属月经期、产褥期禁止性交；月经期应使用消毒卫生巾预防感染；术后注意事项及正确用药。告知患者相关卫生保健常识，养成良好卫生习惯。

六、护理评价

（1）患者诉说外阴不适症状减轻，舒适感增加。

（2）患者接受医护人员指导，焦虑缓解或消失。

第四节　滴虫性阴道炎

滴虫性阴道炎是由阴道毛滴虫引起的最常见的阴道炎。阴道毛滴虫主要寄生于女性阴道，也可存在于尿道、尿道旁腺及膀胱。男性可存在于包皮皱襞、尿道及前列腺内。滴虫适宜生长在温度为 $25\sim40\ ℃$，pH 值为 $5.2\sim6.6$ 的潮湿环境。月经前后，阴道内酸性减弱，接近中性，隐藏在腺体及阴道皱襞中的滴虫常得以繁殖，而发生滴虫性阴道炎。此病的传播途径有经性交的直接传播及经游泳池、浴盆、厕所、衣物、器械等途径的间接传播。

一、护理评估

（一）健康史

1. 病因评估

阴道毛滴虫呈梨形，体积为多核白细胞的 $2\sim3$ 倍。滴虫顶端有 4 根鞭毛，体部有波动膜，后端尖并有轴柱凸出。活的滴虫透明无色，如水滴，鞭毛随波动膜的波动而活动。阴道毛滴虫极易传播，pH 值在 4.5 以下时便受到抑制甚至致死。pH 值上升至7.5 时，其繁殖可完全被抑制。在妊娠期和月经来潮前后，阴道pH 值升高，可使阴道毛滴虫的感染率和发病率升高。

2.病史评估

评估发作与月经周期的关系，既往阴道炎病史，个人卫生情况；分析感染经过；了解治疗经过。

（二）身心状况

1.症状

主要症状为白带呈稀薄泡沫状，量多及伴有外阴、阴道口瘙痒。如有其他细菌混合感染，白带可呈黄绿色、血性、脓性且有臭味。局部可有灼热、疼痛、性交痛。合并尿路感染，可有尿频、尿痛、血尿。阴道毛滴虫能吞噬精子，阻碍乳酸生成，影响精子在阴道内存活，可致不孕。

2.体征

妇科检查时可见阴道黏膜充血，严重时有散在的出血点。有时可见阴道后穹隆处有液性或脓性泡沫状分泌物。

3.心理－社会状况

患者常因炎症反复发作而烦恼，出现无助感。

（三）辅助检查

1.悬滴法

在玻片上加1滴温生理盐水，自阴道后穹隆处取少许分泌物混于生理盐水中，用低倍镜检查，如有滴虫，可见其活动。阳性率可达80%～90%。取分泌物检查前24～48小时，避免性交、阴道灌洗及阴道上药。

2.培养法

适于症状典型而悬滴法未见滴虫者，可用培养基培养，其准确率可达98%。

二、护理诊断及合作性问题

（一）知识缺乏

缺乏对疾病传染途径的认识及缺乏阴道炎治疗的知识。

（二）舒适改变

舒适改变与外阴瘙痒、分泌物增多有关。

（三）组织完整性受损

组织完整性受损与分泌物增多、外阴瘙痒、搔抓有关。

三、护理目标

（1）患者能说出疾病传染的途径、阴道炎的治疗与日常防护知识。

（2）患者分泌物减少，舒适度提高。保持组织完整性，无破损。

四、护理措施

（一）一般护理

注意个人卫生，保持外阴部清洁、干燥，避免搔抓外阴导致皮肤破损。

（二）心理护理

解除患者因疾病带来的烦恼，减轻其对确诊后的心理压力，增强治疗疾病的信心。告知患者夫妇滴虫性阴道炎的传播途径、临床表现、治疗方法和注意事项，减轻他们的焦虑心理，同时鼓励他们积极配合治疗。

（三）病情观察

观察患者的外阴瘙痒症状、阴道分泌物的量及颜色等。

（四）治疗护理

1. 治疗原则

杀灭阴道毛滴虫，保持阴道的自净作用，防止复发，夫妻双方要同时治疗，切断直接传染途径。

2. 治疗配合

（1）局部治疗：增强阴道酸性环境，用1%乳酸溶液、0.5%

醋酸溶液或 1:5000 高锰酸钾溶液冲洗阴道后，每晚睡前用甲硝唑200 mg，置于阴道后穹隆，每日一次，10 天为一疗程。

（2）全身治疗：甲硝唑（灭滴灵）每次 200～400 mg，每日 3 次口服，10 天为 1 疗程。

（3）指导患者正确用药，按疗程坚持用药，注意冲洗液的浓度、温度。

（4）观察用药后反应：甲硝唑口服后偶见胃肠道反应，如食欲不振、恶心、呕吐及白细胞减少、皮疹等，一旦发现，应报告医师并停药。妊娠期、哺乳期妇女应慎用，因为药能通过胎盘进入胎儿体内，并可由乳汁排泄。

五、健康指导

（1）做好卫生宣教，积极开展普查普治，消灭传染源，严格禁止滴虫阴道炎或带虫者进入游泳池。医疗单位做好消毒隔离，防止交叉感染。治疗期间勤换内裤，内裤、坐浴及洗涤用物应煮沸消毒 5～10 分钟以消灭病原体，禁止性生活，避免交叉或重复感染的机会。哺乳期妇女在用药期间或用药后 24 小时内不宜哺乳。经期暂停坐浴、阴道冲洗及阴道用药。

（2）夫妻应双双检查，男方若查出毛滴虫，夫妻应同治，有助于提高疗效，治疗期间应禁止性生活。

（3）治愈标准：治疗后应在每次月经干净后复查 1 次，连续 3 次均为阴性，方为治愈。

六、护理评价

（1）患者自诉外阴不适症状减轻，舒适感增加，悬滴法试验连续 3 个周期复查为阴性。

（2）患者正确复述预防及治疗此疾病的相关知识。

第五节　外阴阴道假丝酵母菌病

外阴阴道假丝酵母菌病（vulvovaginal candidiasis，VVC）也称外阴阴道念珠菌病，是一种常见的外阴、阴道炎，80%～90%的病原体为白假丝酵母菌，其发病率仅次于滴虫阴道炎。白假丝酵母菌是真菌，不耐热，加热至 60 ℃，持续 1 小时，即可死亡；但对干燥、日光、紫外线及化学制剂的抵抗力较强。

一、护理评估

（一）健康史

1. 病因评估

念珠菌为条件致病菌，可存在口腔、肠道和阴道而不引起症状。当阴道内糖原增多、酸度增加、局部细胞免疫力下降时，念珠菌可繁殖并引起炎症，故外阴阴道假丝酵母菌病多见于孕妇、糖尿病患者及接受大量雌激素治疗者。此外，长期应用抗生素、服用皮质类固醇激或免疫缺陷综合征等，可以改变阴道内微生物之间的相互制约关系，易发此症；紧身化纤内裤、肥胖可使会阴局部的温度及湿度增加，也易使念珠菌得以繁殖而引起感染。

2. 传播途径评估

（1）内源性感染为主要感染，假丝酵母菌除寄生阴道外，还可寄生于人的口腔、肠道，这些部位的假丝酵母菌可互相传染。

（2）通过性交直接传染。

（3）通过接触感染的衣物等间接传染。

3. 病史评估

了解有无糖尿病及长期使用抗生素、雌激素、皮质类固醇激素病史，了解个人卫生习惯及有无不洁性生活史。

（二）身心状况

1. 症状

外阴、阴道奇痒，坐卧不安，痛苦异常，可伴有尿痛、尿频、性交痛。阴道分泌物为干酪样或豆渣样。

2. 体征

妇科检查见小阴唇内侧、阴道黏膜红肿并附着白色块状薄膜，容易剥离，下面为糜烂及溃疡。

3. 心理－社会状况

患者常因外阴瘙痒痛苦不堪，由于影响休息与睡眠，产生忧虑与烦躁，评估患者心理障碍及影响疾病治疗的原因。

（三）辅助检查

1. 悬滴法

在玻片上加 1 滴温生理盐水，自阴道后穹隆处取少许分泌物混于生理盐水中，用低倍镜检查，若找到白假丝酵母菌的芽孢和假菌丝即可确诊。

2. 培养法

适于症状典型而悬滴法未见白假丝酵母菌者，可用培养基培养。

二、护理诊断及合作性问题

（一）焦虑

焦虑与易复发，影响休息与睡眠有关。

（二）组织完整性受损

组织完整性受损与分泌物增多、外阴瘙痒、搔抓有关。

三、护理目标

（1）患者情绪稳定，积极配合治疗与护理。

（2）患者病情改善，舒适度提高。

（3）保持组织完整性，组织无破损。

四、护理措施

（一）一般护理

注意个人卫生，保持外阴部清洁、干燥，避免搔抓外阴以免皮肤破损。

（二）心理护理

向患者讲解外阴阴道假丝酵母菌病的病因、治疗方法和注意事项等，消除患者的顾虑和焦虑心理，使其积极配合治疗。

（三）病情观察

观察患者的外阴瘙痒症状、阴道分泌物的量及颜色等。

（四）治疗护理

1. 治疗原则

消除诱因，改变阴道酸碱度，根据患者情况选择局部或全身应用抗真菌药杀灭致病菌。

2. 用药护理

（1）局部治疗：用 2%～4% 碳酸氢钠溶液冲洗阴道或坐浴，再选用制霉菌素栓剂、克霉唑栓剂、咪康唑栓剂等置于阴道内，一般 7～10 天为一疗程。

（2）全身用药：若局部用药效果较差或病情顽固者，可选用伊曲康唑、氟康唑、酮康唑等口服。

（3）用药注意：孕妇要积极治疗，否则阴道分娩时新生儿易感染发生鹅口疮。妊娠期坚持局部治疗，禁用口服唑类药物。勤换内裤，内裤、坐浴及洗涤用物应煮沸消毒 5～10 分钟以消灭病原体，避免交叉和重复感染的机会。

（4）用药护理：嘱阴道灌洗或坐浴应注意药液浓度和治疗时间，灌洗药物要充分溶化，温度一般为 40 ℃，切忌过烫，以免烫伤皮肤。

五、健康指导

（1）做好卫生宣教，养成良好的卫生习惯，每天洗外阴、换内裤。切忌搔抓。

（2）约 15％男性与女性患者接触后患有龟头炎，对有症状男性也应进行检查与治疗。

（3）鼓励患者坚持用药，不随意中断疗程。

（4）嘱积极治疗糖尿病等疾病，正确使用抗生素、雌激素，以免诱发外阴阴道假丝酵母菌病。

六、护理评价

（1）患者分泌物减少，性状转为正常，舒适感增加。

（2）患者正确复述预防及治疗此疾病的相关知识，做到积极配合并坚持治疗。

第六节 萎缩性阴道炎

萎缩性阴道炎属非特异性阴道炎，常见于绝经后及卵巢切除后或盆腔放射治疗者。绝经后的萎缩性阴道炎又称老年性阴道炎。

一、护理评估

（一）健康史

1.病因评估

妇女绝经后；手术切除卵巢；产后闭经；药物假绝经治疗；盆腔放射治疗后等。由于雌激素水平降低，阴道上皮萎缩变薄，上皮细胞内糖原减少，阴道内 pH 值增高，阴道自净作用减弱，局部抵抗力降低，致病菌入侵后易繁殖引起炎症。

2.病史评估

了解有无糖尿病及长期使用抗生素、雌激素、皮质类固醇激素病史；了解个人卫生习惯及有无不洁性生活史；了解有无进行盆腔放疗等。

（二）身心状况

1. 症状

白带增多，多为黄水状，严重感染时可呈脓性，有臭味。黏膜有浅表溃疡时，分泌物可为血性，有的患者可有点滴出血，可伴有外阴瘙痒、灼热、尿频、尿痛、尿失禁等症状。

2. 体征

妇科检查可见阴道皱襞消失，上皮菲薄，黏膜出血，表面可有小出血点或片状出血点；严重时可形成浅表溃疡，阴道弹性消失、狭窄，慢性炎症、溃疡还可引起阴道粘连，导致阴道闭锁。

3. 心理－社会状况

老年人常因思想比较保守，不愿就医而出现无助感。其他患者常因知识缺乏而病急乱投医，因此，应注意评估影响患者不愿就医的因素及家庭支持系统。

（三）辅助检查

取分泌物检查，悬滴法排除滴虫性阴道炎和外阴阴道假丝酵母菌病；有血性分泌物时，常需做宫颈刮片或分段诊刮排除宫颈癌和子宫内膜癌。

二、护理诊断及合作性问题

（一）舒适改变

舒适改变与外阴瘙痒、疼痛、分泌物增多有关。

（二）知识缺乏

知识缺乏与缺乏绝经后妇女预防保健知识有关。

（三）有感染的危险

有感染的危险与局部分泌物增多、破溃有关。

三、护理目标

（1）患者分泌物减少，性状转为正常，舒适感增加。

（2）患者正确复述预防及治疗此疾病的相关知识，做到积极配合并坚持治疗。

（3）患者无感染发牛或感染被及时发现和控制，体温、血象正常。

（3）患者无感染发生或感染被及时发现和控制，体温、血象正常。

四、护理措施

（一）一般护理

嘱患者保持外阴清洁，勤换内裤。穿棉织内裤，减少刺激等。

（二）心理护理

使患者了解老年性阴道炎的病因和治疗方法，减轻其焦虑；对卵巢切除、放疗者给予心理安慰与相关医学知识解释，增强其治疗疾病的信心；解释雌激素替代疗法可缓解症状，帮助其建立治愈疾病的信心。

（三）病情观察

观察白带性状、量、气味，有无外阴瘙痒、灼热及膀胱刺激症状等。

（四）治疗护理

1. 治疗原则

增强阴道黏膜的抵抗力，抑制细菌生长繁殖。

2. 治疗配合

（1）增加阴道酸度：用 0.5％醋酸或 1％乳酸溶液冲洗阴道，每日 1 次。阴道冲洗后，将甲硝唑 200 mg 或氧氟沙星 200 mg，放入阴道深部，每日 1 次，7～10 日为 1 疗程。

（2）增加阴道抵抗力：针对病因给予雌激素制剂，可局部用药，也可全身用药。将己烯雌酚 0.125～0.25 mg，每晚放入阴道深部，7 日为 1 疗程。

（3）全身用药：可口服尼尔雌醇，首次 4 mg，以后每 2～4 周 1 次，每晚 2 mg，维持 2～3 个月。

五、健康指导

（1）对围绝经期、老年妇女进行健康教育，使其掌握预防老年性阴道炎的措施及技巧。

（2）指导患者及其家属阴道灌洗、上药的方法和注意事项。用药前洗净双手及会阴，减少感染的机会。自己用药有困难者，指导其家属协助用药或由医务人员帮助使用。

（3）告知使用雌激素治疗可出现的症状，嘱乳癌或子宫内膜癌患者慎用雌激素制剂。

六、护理评价

（1）患者分泌物减少，性状转为正常，舒适感增加。

（2）患者正确复述预防及治疗此疾病的相关知识，做到积极配合并坚持治疗。

第七节　子宫颈炎

子宫颈炎是指子宫颈发生的急性/慢性炎症。子宫颈炎是妇科常见疾病之一，包括宫颈阴道部炎症及宫颈管黏膜炎症。临床上分为急性子宫颈炎和慢性子宫颈炎。临床多见的子宫颈炎是急性子宫颈管黏膜炎，若急性子宫颈炎未经及时诊治或病原体持续存在，可导致慢性子宫颈炎症。

由于宫颈管黏膜上皮为单层柱状上皮，抗感染能力较差，当遇到多种病原体侵袭、物理化学因素刺激、机械性子宫颈损伤、子宫颈异物等，引起子宫颈局部充血、水肿，上皮变性、坏死，黏膜、黏膜下组织、腺体周围大量中性粒细胞浸润，或子宫颈间质内有大量淋巴细胞、浆细胞等慢性炎细胞浸润，可伴有子宫颈腺上皮及间质增生和鳞状上皮化生。因子宫颈阴道部鳞状上皮与阴道鳞状上皮相延续，亦可由阴道炎症引起宫颈阴道部炎症。

病原体种类：①性传播疾病的病原体：主要是淋病奈瑟菌及沙眼衣原体。②内源性病原体：与细菌性阴道病病原体、生殖道支原体感染有关。

一、护理评估

（一）健康史

1. 一般资料

年龄、月经史、婚育史，是否处在妊娠期。

2. 既往疾病史

详细了解有无阴道炎、性传播疾病及子宫颈炎症的病史，包括发病时间、病程经过、治疗方法及效果。

3. 既往手术史

详细询问分娩手术史，了解阴道分娩时有无宫颈裂伤；是否做过妇科阴道手术操作及有无宫颈损伤、感染史。

4. 个人生活史

了解个人卫生习惯，分析可能的感染途径。

（二）生理状况

1. 症状

（1）急性子宫颈炎：阴道分泌物增多，呈黏液脓性，阴道分泌物的刺激可引起外阴瘙痒及灼热感；可出现月经间期出血、性交后出血等症状；常伴有尿道症状，如尿急、尿频、尿痛。

（2）慢性子宫颈炎：患者多无症状，少数患者可有阴道分泌物增多，呈淡黄色或脓性，偶有接触性出血、月经间期出血，偶有分泌物刺激引起外阴瘙痒或不适。

2. 体征

（1）急性子宫颈炎：检查见脓性或黏液性分泌物从子宫颈管流出；用棉拭子擦拭子宫颈管时，容易诱发子宫颈管内出血。

（2）慢性子宫颈炎：检查可见宫颈呈糜烂样改变，或有黄色分泌物覆盖子宫颈口或从宫颈管流出，也可见子宫颈息肉或子宫颈肥大。

（3）辅助检查。①实验室检查：分泌物涂片做革兰染色，中性粒细胞＞30/高倍视野；阴道分泌物湿片检查白细胞＞10/高倍视野；做淋菌奈瑟菌及沙眼衣原体检测，以明确病原体。②宫腔镜检查：镜下可见血管充血，宫颈黏膜及黏膜下组织、腺体周围大量中性粒细胞浸润，腺腔内可见脓性分泌物。③宫颈细胞学检查：宫颈刮片、宫颈管吸片，与宫颈上皮瘤样病变或早期宫颈癌相鉴别。④阴道镜及活组织检查：必要时进行，以明确诊断。

（三）高危因素

（1）性传播疾病，年龄小于 25 岁，多位性伴侣或新性伴侣且为无保护性交。

（2）细菌性阴道病。

（3）分娩、流产或手术致子宫颈损伤。

（4）卫生不良或雌激素缺乏，局部抗感染能力差。

（四）心理—社会因素

1. 对健康问题的感受

是否存在因无明显症状，而不重视或延误治疗。

2. 对疾病的反应

是否因病变在宫颈，又涉及生殖器官与性，而不愿及时就诊；或因阴道分泌物增多引起不适；或治疗效果不明显而烦躁不安；或遇有白带带血或接触性出血时，担心疾病的严重程度，疑有癌变而恐惧、焦虑。

3. 家庭、社会及经济状况

家人对患者是否关心；家庭经济状况及是否有医疗保险。

二、护理诊断

(一) 皮肤完整性受损

其与宫颈上皮糜烂及炎性刺激有关。

(二) 舒适的改变

其与白带增多有关。

(三) 焦虑

其与害怕宫颈癌有关。

三、护理措施

(一) 症状护理

1. 阴道分泌物增多

观察阴道分泌物颜色、性状、气味及量,选择合适的药液进行阴道冲洗。在不清楚种类时,不可滥用冲洗液,指导患者勤换会阴垫及内裤,保持外阴清洁干燥。

2. 外阴瘙痒与灼痛

嘱患者尽量避免搔抓,防止外阴部皮肤破损,减少活动,避免摩擦外阴。

(二) 用药护理

药物治疗主要用于急性子宫颈炎。

1. 遵医嘱用药

(1) 经验性抗生素治疗:在未获得病原体检测结果前,采用针对衣原体的经验性抗生素治疗,阿奇霉素 1 g,单次顿服,或多西环素 100 mg,每天 2 次,连服 7 天。

(2) 针对病原体的抗生素治疗:临床上除选用抗淋病奈瑟菌的药物外,同时应用抗衣原体感染的药物。对于单纯急性淋病奈瑟菌性子宫颈炎,常用药物有头孢菌素,如头孢曲松钠 250 mg,单次肌内注射,或头孢克肟 400 mg,单次口服等;对沙眼衣原体所致子宫颈炎，治疗药物有四环素类，如多西环素 100 mg，每天 2 次，连服 7 天。

2. 用药观察

注意观察药物的不良反应，若出现不良反应，立即停药并通知医师。

3. 用药注意事项

注意药物的半衰期及有效作用时间；注意药物的配伍禁忌；抗生素应现配现用。

4. 用药指导

若病原体为沙眼衣原体及淋病奈瑟菌，应对性伴侣进行相应的检查和治疗。

（三）物理治疗及手术治疗的护理

1. 宫颈糜烂样改变

若为无症状的生理性柱状上皮异位，无需处理；对伴有分泌物增多、乳头状增生或接触性出血，可给予局部物理治疗，包括激光、冷冻、微波等，也可以给予中药作为物理治疗前后的辅助治疗。

2. 慢性子宫颈黏膜炎

针对病因给予治疗，若病原体不清可试用物理治疗，方法同上。

3. 子宫颈息肉

配合医师行息肉摘除术。

4. 子宫颈肥大

一般无需治疗。

（四）心理护理

（1）加强疾病知识宣传，引导患者正确认识疾病，及时就诊，接受规范治疗。

（2）向患者解释疾病与健康的问题，鼓励患者表达自己的想法。对病程长、迁延不愈的患者，给予关心和耐心解说，告知疾病的过程及防治措施；对病理检查发现宫颈上皮有异常增生的病例，告知通过密切监测，坚持治疗，可阻断癌变途径，以缓解焦虑心理，增加治疗的信心。

（3）与家属沟通，让其多关心患者，支持患者，坚持治疗，促进康复。

四、健康指导

（一）讲解疾病知识

向患者讲解子宫颈炎的疾病知识，告知及时就诊和规范治疗的重要性。

（二）个人卫生指导

嘱患者保持外阴清洁，每天清洗外阴 2 次，养成良好的卫生习惯，尤其是经期、孕产期及产褥期卫生，避免感染发生。

（三）随访指导

告知患者，物理治疗后有分泌物增多，甚至有多量水样排液，在术后 1～2 周脱痂时可有少量出血，是创面愈合的过程，不必应诊；如出血量多于月经量则需到医院就诊处理；在物理治疗后 2 个月内禁止性生活、盆浴和阴道冲洗；治疗后经过 2 个月经周期，于月经干净后 3～7 天来院复查，评价治疗效果，效果欠佳者可进行第二次治疗。

（四）体检指导

坚持每 1～2 年做 1 次体检，及早发现异常，及早治疗。

五、注意事项

（1）治疗前，应常规做宫颈刮片行细胞学检查。

（2）在急性生殖器炎症期不做物理治疗。

（3）治疗时间应选在月经干净后 3～7 天内进行。

（4）物理治疗后可出现阴道分泌物增多，甚至有大量水样排液，在术后 1～2 周脱痂时可有少许出血。

（5）应告知患者，创面完全愈合时间为 4～8 周，期间禁盆浴、性交和阴道冲洗。

（6）物理治疗有引起术后出血、宫颈管狭窄、感染的可能，应定期复查，观察创面愈合情况直到痊愈，同时检查有无宫颈管狭窄。

第八节　盆腔炎性疾病

盆腔炎性疾病（PID）是指女性上生殖道的一组炎性疾病，主要包括子宫内膜炎、输卵管炎、输卵管卵巢脓肿、盆腔腹膜炎。最常见的是输卵管炎及输卵管卵巢脓肿。

女性生殖系统具有比较完善的自然防御功能，当自然防御功能遭到破坏，或机体免疫力降低、内分泌发生变化或外源性病原体入侵而导致子宫内膜、输卵管、卵巢、盆腔腹膜、盆腔结缔组织发生炎症。感染严重时，可累及周围器官和组织，当病原体毒性强、数量多、患者抵抗力低时，常发生败血症及脓毒血症，若未得到及时治疗可能发生盆腔炎性疾病后遗症。

一、护理评估

（一）健康史

（1）了解既往疾病史、用药史、月经史及药物过敏史。

（2）了解流产、分娩的时间、经过及处理。

（3）了解本次患病的起病时间、症状、疼痛性质、部位、有无全身症状。

（二）生理状况

1. 症状

（1）轻者无症状或症状轻微不易被发现，常表现为持续性下腹痛，活动或性交后加重；发热、阴道分泌物增多等。

（2）重者可表现为寒战、高热、头痛、食欲减退；月经期发病者可表现为经量增多、经期延长；腹膜炎者出现消化道症状，如恶心、呕吐、腹胀等；若脓肿形成，可有下腹包块及局部刺激症状。

2. 体征

（1）急性面容、体温升高、心率加快。

（2）下腹部压痛、反跳痛及肌紧张。

（3）检查见阴道充血；大量脓性臭味分泌物从宫颈口外流；穹隆有明显触痛；宫颈充血、水肿、举痛明显；子宫体增大有压痛且活动受限；一侧或双侧附件增厚，有包块，压痛。

3. 辅助检查

（1）实验室检查：宫颈黏液脓性分泌物，或阴道分泌物 0.9% 氯化钠溶液湿片中见到大量白细胞；红细胞沉降率升高；血 C-反应蛋白升高；宫颈分泌物培养或革兰染色涂片淋病奈瑟菌阳性或沙眼衣原体阳性。

（2）阴道超声检查：显示输卵管增粗，输卵管积液，伴或不伴有盆腔积液、输卵管卵巢肿块。

（3）腹腔镜检查：输卵管表面明显充血；输卵管壁水肿；输卵管伞端或浆膜面有脓性渗透物。

（4）子宫内膜活组织检查证实子宫内膜炎。

（三）高危因素

1. 年龄

盆腔炎性疾病高发年龄为 15～25 岁。

2. 性活动及性卫生

初次性交年龄小、有多个性伴侣、性交过频以及性伴侣有性传播疾病；有使用不洁的月经垫、经期性交等。

3. 下生殖道感染

性传播疾病，如淋病奈瑟菌性宫颈炎、衣原体性宫颈炎以及细菌性阴道病。

4. 子宫腔内手术操作后感染

刮宫术、输卵管通液术、子宫输卵管造影术、宫腔镜检查、人工流产、放置宫内节育器等手术时，消毒不严格或术前适应证选择不当，导致感染。

5. 邻近器官炎症直接蔓延

如阑尾炎、腹膜炎等蔓延至盆腔。

6. 复发

盆腔炎性疾病再次发作。

（四）心理—社会因素

1. 对健康问题的感受

是否存在因无明显症状或症状轻，而不重视致延误治疗。

2. 对疾病的反应

是否由于慢性疾病过程长，患者思想压力大而产生焦虑、烦躁情绪；若病情严重，则担心预后，患者往往有恐惧、无助感。

3. 家庭、社会及经济状况

是否存在因炎症反复发作，严重影响妇女生殖健康甚至导致不孕，且增加家庭与社会经济负担。

二、护理诊断

（一）疼痛

其与感染症状有关。

（二）体温过高

其与盆腔急性炎症有关。

（三）睡眠型态紊乱

其与疼痛或心理障碍有关。

（四）焦虑

其与病程长治疗效果不明显或不孕有关。

（五）知识缺乏

其与缺乏经期卫生知识有关。

三、护理措施

(一) 症状护理

1. 密切观察

分泌物增多，观察阴道分泌物颜色、性状、气味及量，选择合适的药液进行阴道冲洗。在不清楚阴道炎的种类时，不可滥用冲洗液，指导患者勤换会阴垫及内裤，保持外阴清洁干燥。

2. 支持疗法

卧床休息，取半卧位，有利于脓液积聚于直肠子宫陷凹，使炎症局限；给高热量、高蛋白、高维生素饮食或半流质饮食，及时补充丢失的液体；对出现高热的患者，采取物理降温，出汗时及时更衣，保持身体清洁舒服；若患者腹胀严重，应行胃肠减压。

3. 症状观察

密切监测生命体征，测体温、脉搏、呼吸、血压，每 4 小时 1 次；物理降温后 30 分钟测体温，以观察降温效果。若患者突然出现腹痛加剧，寒战、高热、恶心、呕吐、腹胀，应立即报告医师，同时做好剖腹探查的准备。

(二) 用药护理

1. 门诊治疗

指导患者遵医嘱用药，了解用药方案并告知注意事项。常用方案：头孢西丁钠 2 g，单次肌内注射，同时口服丙磺舒 1 g，然后改为多西环素 100 mg，每天 2 次，连服 14 天，可同时加服甲硝唑 400 mg，每天 2～3 次，连服 14 天；或选用其他第三代头孢菌素与多西环素、甲硝唑合用。

2. 住院治疗

严格遵医嘱用药，了解用药方案并密切观察用药反应。

(1) 头霉素类或头孢菌素类药物：头孢西丁钠 2 g，静脉滴注，每 6 小时 1 次。头孢替坦二钠 2 g，静脉滴注，每 12 小时

1次。加多西环素 100 mg，每 12 小时 1 次，静脉输注或口服。对不能耐受多西环素者，可用阿奇霉素替代，每次 500 mg，每天 1 次，连用 3 天。对输卵管卵巢脓肿患者，可加用克林霉素或甲硝唑。

（2）克林霉素与氨基糖苷类药物联合方案：克林霉素 900 mg，每 8 小时 1 次，静脉滴注；庆大霉素先给予负荷量（2 mg/kg），然后予维持量（1.5 mg/kg），每 8 小时 1 次，静脉滴注；临床症状、体征改善后继续静脉应用 24～48 小时，克林霉素改口服，每次 450 mg，1 天 4 次，连用 14 天；或多西环素 100 mg，每 12 小时1 次，连续用药 14 天。

3. 观察药物疗效

若用药后 48～72 小时，体温持续不降，患者症状加重，应及时报告医师处理。

4. 中药治疗

主要为活血化瘀、清热解毒药物。可遵医嘱指导服中药或用中药外敷腹部，若需进行中药保留灌肠，按保留灌肠操作规程完成。

（三）手术护理

1. 药物治疗无效

经药物治疗 48～72 小时，体温持续不降，患者中毒症状加重或包块增大者。

2. 脓肿持续存在

经药物治疗病情好转，继续控制炎症数天（2～3 周），包块仍未消失但已局限化。

3. 脓肿破裂

突然腹痛加剧、寒战、高热、恶心、呕吐、腹胀，检查腹部拒按或有中毒性休克表现。

（四）心理护理

（1）关心患者，倾听患者诉说，鼓励患者表达内心感受，通过与患者进行交流，建立良好的护患关系，尽可能满足患者的合理需求。

（2）加强疾病知识宣传，解除患者思想顾虑，增加其对治疗的信心。

（3）与家属沟通，指导家属关心患者，与患者及家属共同探讨适合个人的治疗方案，取得家人的理解和帮助，减轻患者心理压力。

四、健康指导

（一）讲解疾病知识

向患者讲解盆腔炎性疾病的疾病知识，告知及时就诊和规范治疗的重要性。

（二）个人卫生指导

保持会阴清洁做好经期、孕期及产褥期的卫生宣传。

（三）性生活指导及性伴侣治疗

注意性生活卫生，月经期禁止性交。

（四）饮食生活指导

给高热量、高蛋白、高维生素饮食，增加营养，积极锻炼身体，注意劳逸结合，不断提高机体抵抗力。

（五）随访指导

对于抗生素治疗的患者，应在 72 小时内随诊，明确有无体温下降、反跳痛减轻等临床症状改善。若无改善，需做进一步检查。对沙眼衣原体以及淋病奈瑟菌感染者，可在治疗后 4～6 周复查病原体。

五、注意事项

（一）倾听患者主诉

应仔细倾听患者主诉，全面了解患者疾病史，认真阅读治疗方案，制订相应的护理计划，配合完成相应治疗和处理。

（二）预防宣传

（1）注意性生活卫生，减少性传播疾病。

（2）及时治疗下生殖道感染。

（3）进行公共卫生教育，提高公民对生殖道感染的认识，明白预防感染的重要性。

（4）严格掌握妇科手术指征，做好术前准备，严格无菌操作，预防感染。

（5）及时治疗盆腔炎性疾病，防止后遗症发生。

第三章 女性生殖内分泌疾病患者的护理

第一节 闭 经

闭经（amenorrhea）是妇科常见症状，分为原发性闭经和继发性闭经两类。原发性闭经指年龄超过 16 岁，第二性征已发育，或年龄超过 14 岁，第二性征尚未发育，且无月经来潮者；继发性闭经指正常月经建立后，因病理性原因月经停止 6 个月，或按自身原来月经周期计算停经 3 个周期以上者。青春期以前、妊娠期、哺乳期以及绝经后的无月经均属生理现象。

一、护理评估

（一）健康史

原发性闭经较少见，常由于遗传性因素或先天性发育缺陷所致，评估时应注意患者生殖器官和第二性征发育情况及家族史。继发性闭经发病率高，病因复杂，评估时应详细询问患者月经史，已婚者应注意有无产后大出血、不孕及流产史。根据控制正常月经周期的四个环节，按病变部位将闭经分为下丘脑性闭经、垂体性闭经、卵巢性闭经及子宫性闭经。

1. 下丘脑性闭经

最常见，以功能性原因为主。

（1）精神因素：精神创伤、紧张忧虑、环境改变、过度劳累、盼子心切或畏惧妊娠等可使内分泌调节功能紊乱而发生闭经。闭经多为一时性，可自行恢复。

（2）剧烈运动、体重下降和神经性厌食：均可诱发闭经。因初潮发生和月经维持有赖于一定比例（17%～20%）的机体脂肪，中枢神经对体重下降极为敏感。

（3）药物：一般在停药后 3～6 个月月经恢复。

2. 垂体性闭经

垂体器质性病变或功能失调可影响卵巢功能而引起闭经。

（1）垂体梗死：常见于产后出血使垂体缺血坏死，出现闭经、性欲减退、毛发脱落、第二性征衰退等席汉氏综合征。

（2）垂体肿瘤：可引起闭经溢乳综合征。

3. 卵巢性闭经

因性激素水平低落，子宫内膜不发生周期性变化而导致闭经。

（1）卵巢功能早衰：40 岁前绝经者称卵巢功能早衰，常伴有围绝经期综合征的表现。

（2）卵巢功能性肿瘤、卵巢切除或组织破坏。

（3）多囊卵巢综合征：表现为闭经、不孕、多毛、肥胖、双侧卵巢增大。

4. 子宫性闭经

月经调节功能及第二性征发育正常，但子宫内膜受到破坏或对卵巢激素不能产生正常的反应而引起闭经。

（1）先天性子宫发育不良或子宫切除术后者。

（2）子宫内膜损伤：子宫腔放射治疗后、结核性子宫内膜炎、子宫腔粘连综合征，后者因人工流产刮宫过度，使子宫内膜损伤粘连而无月经产生。

5. 其他内分泌功能异常

甲状腺功能减退或亢进、肾上腺皮质功能亢进、糖尿病等可引起闭经。

（二）身体状况

了解患者的闭经类型、时间及伴随症状。注意观察患者精神状态、智力发育、营养与健康状况；检查全身发育状况，测量身高、体重、四肢与躯干比例；第二性征如音调、毛发分布、乳房发育状况，挤压乳腺有无乳汁分泌；妇科检查生殖器官有无发育异常和肿瘤等。

（三）心理—社会状况

患者担心闭经对自己的健康、性生活及生育能力有影响，病程过长及治疗效果不佳会加重患者及其家属的心理压力，产生情绪低落、焦虑，反过来又加重闭经。

（四）辅助检查

1. 子宫功能检查

（1）诊断性刮宫：适用于已婚妇女，必要时可在宫腔镜直视下检查。

（2）子宫输卵管碘油造影：了解子宫腔及输卵管情况。

（3）药物撤退试验：①孕激素试验可评估内源性雌激素水平；②雌、孕激素序贯疗法。

2. 卵巢功能检查

通过 B 超检查、基础体温测定、宫颈黏液结晶检查、阴道脱落细胞检查、血清激素测定、诊断性刮宫，了解排卵情况及体内性激素水平。

3. 垂体功能检查

如垂体兴奋试验等。

4. 其他检查

B 超检查、染色体检查及内分泌检查等。

（五）处理要点

（1）全身治疗：积极治疗全身性疾病，增强体质，加强营养，保持正常体重。

（2）心理治疗：精神因素所致闭经，应行心理疏导。

（3）病因治疗：子宫腔粘连、先天畸形、卵巢及垂体肿瘤等采取相应手术治疗。

（4）性激素替代疗法：根据病变部位及病因，给予相应激素治疗，常用雌激素替代疗法，雌、孕激素序贯疗法和雌、孕激素合并疗法。

（5）诱发排卵：常用氯米芬、HCG。

二、护理问题

（一）焦虑

与担心闭经对健康、性生活及生育的影响有关。

（二）功能障碍性悲哀

与长期闭经及治疗效果不佳，担心丧失女性形象有关。

三、护理措施

（一）一般护理

1. 鼓励患者增加营养

营养不良引起的闭经者，应供给足够的营养。

2. 保证睡眠

工作紧张引起的闭经者，鼓励患者加强锻炼，增强体质，注意劳逸结合。如为肥胖引起的闭经，指导患者进低热量饮食，但需要富有维生素和矿物质，嘱咐患者适当增加运动量。

（二）病情观察

（1）观察患者情绪变化，有无引起闭经的精神因素，如工作、家庭、生活等情况。

（2）对有人工流产、剖宫产史的闭经患者，应监测阴道流血情况及月经变化。

（3）注意患者体重增加或减少的数据和时间，与闭经前、后的关系。

（4）观察患者甲状腺有无肿大、有无糖尿病症状。

（三）用药护理

指导患者合理使用性激素，说明性激素的作用、不良反应、用药方法及注意事项。

（四）心理护理

讲解月经的生理知识，使患者了解闭经与女性特征、生育及健康的关系，减轻心理压力，避免闭经加重。对原发性闭经者，特别是生殖器官畸形者进行心理疏导，保持心情舒畅，正确对待疾病，提高对自我形象的认识。

（五）健康指导

（1）告知患者要耐心坚持规范治疗，在医生的指导下接受全身系统检查。

（2）短期治疗效果可能不明显，要有心理准备，不要放弃治疗，树立战胜疾病的信心。

第二节　痛　经

痛经（dysmenorrhea）是指在行经前、后或月经期出现下腹疼痛、坠胀伴腰酸及其他不适，严重影响生活和工作质量者。痛经分为原发性痛经与继发性痛经两类。前者指生殖器官无器质性病变的痛经，称功能性痛经；后者指盆腔器质性病变引起的痛经，如子宫内膜异位症等。本节仅叙述原发性痛经。

一、护理评估

（一）健康史

原发性痛经常见于青少年，多发生在有排卵的月经周期，精神紧张、恐惧、寒冷刺激及经期剧烈运动可加重疼痛。评估时需了解患者的年龄和月经史、疼痛特点及与月经的关系、伴随症状和缓解疼痛的方法等。

（二）身体状况

1. 痛经

痛经是主要症状，多自月经来潮后开始，最早出现在月经来潮前 12 h，月经第 1 日疼痛最剧烈，持续2～3日后逐渐缓解。疼痛呈痉挛性，多位于下腹正中，常放射至腰骶部、外阴与肛门，少数人的疼痛可放射至大脚内侧。可伴面色苍白、出冷汗、恶心、呕吐、腹泻、头晕、乏力等。痛经多于月经初潮后1～2年发病。

2. 妇科检查

生殖器官无器质性病变。

（三）心理—社会状况

患者缺乏痛经的相关知识，担心痛经可能影响健康及婚后的生育能力，表现为情绪低落、烦躁、焦虑；伴随着月经的疼痛，常常使患者抱怨自己是女性。

（四）辅助检查

B超检查生殖器官有无器质性病变。

（五）处理要点

以解痉、镇痛等对症治疗为主，并注意对患者的心理治疗。

二、护理问题

（一）急性疼痛

急性疼痛与经期宫缩有关

（二）焦虑

焦虑与反复疼痛及缺乏相关知识有关。

三、护理措施

（一）一般护理

（1）下腹部局部可用热水袋热敷。

（2）鼓励患者多饮热茶、热汤。

（3）注意休息，避免紧张。

（二）病情观察

（1）观察疼痛的发生时间、性质、程度。

（2）观察疼痛时的伴随症状，如恶心、呕吐、腹泻。

（3）了解引起疼痛的精神因素。

（三）用药护理

遵医嘱给予解痉、镇痛药，常用药物有前列腺素合成酶抑制剂如吲哚美辛（消炎痛）、布洛芬等，亦可选用避孕药或中药治疗。

（四）心理护理

讲解有关痛经的知识及缓解疼痛的方法，使患者了解经期下腹坠胀、腰酸、头痛等轻度不适是生理反应。原发性痛经不影响生育，生育后痛经可缓解或消失，从而消除患者紧张、焦虑的情绪。

（五）健康指导

进行经期保健的教育，包括注意经期清洁卫生，保持精神愉快，加强经期保护，避免剧烈运动及过度劳累，防寒保暖等。疼痛难忍时一般选择非麻醉性镇痛药治疗。

第三节　经前紧张综合征

经前紧张综合征是指妇女在月经来潮前出现的一系列异常现象，如头痛、乳房胀痛、失眠、情绪不稳定、抑郁、焦虑、全身水肿等。严重时影响正常的生活和社会活动。

一、护理评估

（一）病史

经前紧张综合征常发生于 30～40 岁的妇女，年轻女性很少出现。

症状在排卵后即开始，月经来潮前几天达高峰，经血出现后消失。

（二）身心状况

主要表现为紧张、烦躁易怒、抑郁、焦虑、失眠、注意力不集中、疲乏无力、头痛等。有些妇女出现手足及面部水肿、乳房胀痛，少数妇女因肠黏膜水肿而出现腹泻现象。

（三）检查

盆腔检查及实验室检查均属正常。

二、护理诊断

（一）焦虑

其与一系列精神症状及不被人理解有关。

（二）体液过多

其与水钠潴留有关。

三、护理目标

让患者正确认识经前紧张综合征，以减轻症状。

四、护理措施

（1）进行关于经前紧张综合征的有关知识的教育和指导，避免经前过度紧张，注意休息和充足的睡眠。

（2）帮助患者适当控制食盐和水的摄入。

（3）给患者服用适当的镇静剂如安定，也可服用谷维素来控制神经和精神症状，还可服用适当的利尿剂减轻水肿，以改善头痛等不适。

（4）遵医嘱用孕激素或雄激素拮抗雌激素与醛固酮的作用。

五、评价

（1）患者能够了解经前紧张综合征的相关知识。

（2）患者症状减轻，自我控制能力增强。

第四节 功能失调性子宫出血

一、概述

功能失调性子宫出血（dysfunctional uterine bleeding，DUB）简称功血，是由于调节生殖的下丘脑－垂体－卵巢轴功能失调引起的异常子宫出血，全身及内外生殖器官无明显器质性病变存在。常表现为月经周期长短不一、经期延长、经量过多或不规则阴道流血。按发病机制可分无排卵性和排卵性功血两大类，前者占70％～80％，多见于青春期及绝经过渡期妇女。后者占20％～30％，多见于育龄妇女。

二、病因及临床分型

正常月经的发生是下丘脑－垂体－卵巢轴生理调节控制下的周期性的子宫内膜剥脱性出血。正常月经的周期、持续时间、月经量呈现明显的规律性和自限性。当机体受到内部和外部各种因素诸如精神紧张、情绪变化、环境气候改变、营养不良、贫血、代谢紊乱、甲状腺、肾上腺功能异常等疾病影响时，均可引起下丘脑－垂体－卵巢轴功能调节异常，从而导致月经失调。临床按照卵巢功能发生障碍的时期，可将其分为下列两种类型。

（一）无排卵性功能失调性子宫出血

无排卵性功血好发于青春期和绝经过渡期，育龄期少见。青春期功血患者下丘脑－垂体－卵巢轴尚未成熟，未能建立稳定的周期性调控机制，尤其对雌激素的正反馈作用存在缺陷，FSH 呈持续低水平，月经中期无 LH 高峰形成，虽有大量卵泡生长，但不能形成成熟卵泡而排卵。青春期少女正处于生理与心理的急剧变化期，情绪多变，感情脆弱，发育不健全的下丘脑－垂体－卵巢轴更易受到内外环境的多因素影响。在绝经过渡期，卵巢功能逐渐衰退，卵泡逐渐耗尽，剩余卵泡又对垂体促性腺激素的反应性降低，雌激素分泌量波动不能形成排卵前高峰，故不排卵。生育期妇女既可因某种内外环境刺激，如劳累、应激、流产、手术和疾病等引起短暂的无排卵，也可因肥胖、多囊卵巢综合征、高泌乳素血症等引起持续无排卵。各种原因引起的无排卵均可导致子宫内膜受单纯雌激素影响，达到或超过雌激素的内膜出血阈值，而无孕激素对抗，从而发生雌激素突破性出血。无排卵性功血也可因雌激素撤退出血引起，子宫内膜在单纯雌激素的刺激下持续增生，此时可因一批卵泡闭锁导致雌激素水平下降，内膜失去支持而剥脱出血。

无排卵性功血的子宫出血还与子宫内膜出血的自限性机制缺陷有关，如子宫内膜组织脆性增加、子宫内膜脱落不全、子宫血管结构与功能异常、凝血机制障碍等都可能导致功血。

（二）排卵性功能失调性子宫出血

多发生于育龄期妇女，卵巢虽然有排卵功能，但黄体功能异常，可分为黄体功能不足和子宫内膜不规则脱落两种类型。黄体功能不足的原因在于神经内分泌调节功能紊乱，导致卵泡期 FSH 缺乏，卵泡发育缓慢，使雌激素分泌减少，从而对垂体及下丘脑正反馈不足；LH 峰值不高，使黄体发育不全，孕激素分泌减少，使子宫内膜分泌反应不足。此外，生理性因素如初潮、分娩后及绝经过渡期，也可能因下丘脑—垂体—卵巢轴功能紊乱，导致黄体功能不足。子宫内膜不规则脱落者，在月经周期中，患者有排卵，黄体发育良好，但由于下丘脑—垂体—卵巢轴调节功能紊乱或黄体机制异常引起萎缩过程延长，导致子宫内膜不能如期完整脱落。

三、临床表现

（一）无排卵性功血

失去正常周期性和出血自限性，临床上主要表现为子宫不规则出血。出血间隔长短不一，短者几日，长者数月，常误诊为闭经；出血量多少不一，出血量少者只是点滴出血，多者大量出血，不能自止，导致贫血或休克。出血期间一般无腹痛或其他不适。

（二）排卵性功血

黄体功能不足者表现为月经周期缩短，月经频繁。有时月经周期虽然在正常范围内，但是卵泡期延长，黄体期缩短，故不孕或早孕期流产发生率高。子宫内膜不规则脱落者，表现为月经周期正常，但经期延长，常达9～10天，出血量多且淋漓不净。

四、辅助检查

（一）诊断性刮宫

简称诊刮，其目的包括止血和明确子宫内膜病理诊断。对于生育期和绝经过渡期妇女、药物治疗无效或存在子宫内膜癌高危因素的异常子宫出血患者，应通过诊刮术排除恶性病变。对未婚患者，若激素治疗失败或疑有器质性病变，也应经患者或其家属知情同意后考虑诊刮。为确定排卵和黄体功能，应在经前期或月经来潮后6小时内刮宫；不规则流血或大量出血者可随时刮宫。刮宫要全面，特别注意双侧宫角部；注意宫腔大小、形态、宫壁是否光滑、刮出物性质和量。应将刮出物全部送病理学检查。

（二）超声检查

可了解子宫大小、形状，宫腔内有无赘生物，子宫内膜厚度等。

（三）宫腔镜检查

在宫腔镜直视下选择病变区进行活检，较盲取内膜的诊断价值高，尤其可排除早期宫腔病变如子宫内膜息肉、子宫黏膜下肌瘤、子宫内膜癌等。

（四）基础体温（BBT）测定

基础体温呈单相型，提示无排卵。

（五）激素测定

酌情检查 FSH、LH、E_2 及 P。为确定有无排卵，可测定血清孕酮和尿孕二醇。疑高催乳素血症者查 PRL。

（六）妊娠试验

有性生活史者应行妊娠试验，以排除妊娠及妊娠相关疾病。

（七）宫颈细胞学检查

巴氏染色法或 TBS 报告系统，用于排除宫颈癌及其癌前病变。

（八）宫颈黏液结晶检查

经前检查出现羊齿植物叶状结晶提示无排卵。

（九）阴道脱落细胞涂片检查

一般表现为中、低度雌激素影响。

（十）血红细胞计数及血细胞比容

了解患者贫血情况。

（十一）凝血功能测试

血小板计数，出、凝血时间，凝血酶原时间，活化部分凝血酶原时间等。

五、诊断

诊断主要依据病史、体格检查及辅助检查作出诊断。病史包括患者的年龄、月经史、婚育史、避孕措施、激素类药物使用史，以及全身与生殖系统有无相关疾病，如肝病、血液病、高血压及代谢性疾病（如甲状腺功能亢进或减退、肾上腺或垂体疾病等）。仔细询问异常子宫出血的表现（经期长短、经量多少、经血的性质）、发病时间、病程经过、目前出血情况、发病前有无停经史、以往治疗经过。功血的诊断需排除引起异常出血的器质性原因，如妊娠相关出血，生殖器官肿瘤、感染，内科血液系统及肝肾重要脏器疾病，甲状腺疾病，生殖系统发育畸形，外源性激素及异物引起的异常子宫出血等。

六、治疗原则

功血的一线治疗是药物治疗。青春期及生育期无排卵性功血治疗原则以止血、调整月经周期和促排卵为主，绝经过渡期功血治疗原则为止血、调整周期、减少经量和防止子宫内膜病变，同时注意加强营养，纠正贫血，改善全身情况，预防感染，积极治疗并发症。

(一) 药物止血

需根据出血量采用合适的制剂和使用方法。对少量出血患者，使用最低有效量性激素，减少药物不良反应。对大量出血患者，要求在性激素治疗6～8小时内见效，24～48小时内出血基本停止，若96小时以上仍不止血，应考虑有器质性病变存在的可能。

1. 雌激素

应用大剂量雌激素可迅速促使子宫内膜生长，短期内修复创面而止血，适用于血红蛋白低于70 g/L者，主要用于青春期功血。急性大量出血时宜使用大剂量雌激素止血法：可选用结合雌激素1.25～2.5 mg口服，每6小时一次，止血后每3日递减1/3量直至维持量0.625～1.25 mg/d，从血止日期算起第20日停药；不能耐受结合雌激素者也可改用苯甲酸雌二醇肌内注射，同时积极纠正贫血。血止后，待血红蛋白上升至70 g/L以上，开始加用孕激素，使子宫内膜转化。雌、孕激素的同时撤退，有利于子宫内膜同步脱落。一般加用孕激素可用甲羟孕酮6～10 mg，每日一次，共10日停药；或黄体酮20 mg/d，丙酸睾酮25 mg/d连续3天。一般在停药后3～7日发生撤退出血。大剂量雌激素止血对存在血液高凝状态或有血栓性疾病史的患者应禁用。

2. 孕激素

孕激素止血的机制是使雌激素作用下持续增生的子宫内膜转化为分泌期，并有对抗雌激素作用，使内膜不再增厚，适用于血红蛋白大于70 g/L的功血患者。围绝经期妇女急性出血者可选用对内膜作用效价高的炔诺酮（妇康片）5～7.5 mg口服，每6小时一次，一般用药 4 次后出血量明显减少或停止，改为 8 小时一次，2～3 日止血后每隔 3 日递减 1/3 量，直至维持量每日 2.5～5.0 mg，持续用到止血后 20 日停药，停药后 3～7 日发生撤退出血。

3. 雄激素

有拮抗雌激素、增强子宫平滑肌及子宫血管张力的作用，减轻盆腔充血而减少出血量，但无止血作用。适用于绝经过渡期功血。大出血时单独应用效果不佳。

4. 联合用药

性激素联合用药的止血效果优于单一药物。

（1）青春期功血：在使用孕激素时同时配伍小剂量雌激素，以克服单一孕激素治疗的不足，可减少孕激素用量，并防止突破性出血。具体采用孕激素占优势的口服避孕药 1 片，每 6 小时一次，血止后递减至维持量，每日 1 片，共 20 日停药。

（2）绝经过渡期功血：在孕激素止血基础上可配伍雌、雄激素，以往常用三合激素（黄体酮 12.5 mg，雌二醇 1.25 mg，睾酮 25 mg）2 mL 肌内注射，每 12 小时一次，血止后递减至每 3 日一次，共 20 日停药。

5. 其他

抗前列腺素药物如氟芬那酸及抗纤溶药物和促凝药物，如氨甲苯酸等有减少出血量的辅助作用，但不能赖以止血。

（二）调整月经周期

使用性激素止血后必须调整月经周期。青春期和生育期无排卵性功血患者，需恢复正常的内分泌功能，以建立正常月经周期；对绝经过渡期患者起到控制出血，预防子宫内膜增生症的发生。一般一个疗程连续用药 3 个周期。若子宫病理为复杂性增生，应连续治疗 6 个周期以上。

1. 雌、孕激素序贯疗法

即人工周期。通过模拟自然月经周期中卵巢的内分泌变化，将雌、孕激素序贯应用，使子宫内膜发生相应变化，引起周期性脱落。适用于青春期功血或生育期功血内源性雌激素较低者。已烯雌酚 0.25 mg 或雌二醇 2 mg 或结合雌激素 1.25 mg，于出血第 5 日起，每晚 1 次，连服 20 日，至服药第 11 日，每日加用黄体酮注射液 10 mg 肌内注射（或甲羟孕酮 8～10 mg 口服），两药同时用完，停药后 3～7 日出血。于出血第 5 日重复用药。用药 2～3 个周期后，部分患者能自发排卵。若正常月经仍未建立，应重复上述序贯疗法。若患者体内有一定的雌激素水平，则雌激素可采用半量或 1/4 量。

2. 口服避孕药

此法开始即用孕激素以限制雌激素的促内膜生长作用，使撤退出血逐步减少，其中雌激素可预防治疗过程中孕激素的突破性出血。适用于生育期功血内源性雌激素水平较高，止血周期撤退出血量较多者或绝经过渡期功血。可用口服避孕药自血止周期撤退出血的第 5 日起，每晚一片，连服 3 周，一周为撤退出血间隔。停药后出现撤退出血，血量较少。对停药后仍未能建立正常月经周期者，可重复上述联合疗法。

3. 孕激素后半周期疗法

适用于青春期或绝经过渡期功血。于月经周期后半期（撤退出血的第 16～25 日）服用甲羟孕酮 8～10 mg/d 或肌内注射黄体酮20 mg/d，连用 5 日为一周期。

（三）促排卵

青春期功血患者经上述调整周期药物治疗几个疗程后，通过雌、孕激素对中枢的反馈调节作用，部分患者可恢复自发排卵，青春期一般不提倡使用促排卵药物。有生育要求的无排卵不孕患者，可针对病因促排卵。

1. 氯米芬

通过抑制内源性雌激素对下丘脑的负反馈，诱导 GnRH 的释放而诱发排卵。适用于体内已有一定水平雌激素的不排卵功血要求生育患者。在出血第五天起，每晚服 50 mg，连续 5 天。若排卵失败，可重复用药，剂量逐渐增至 100～150 mg/d。一般连用 3 个月，不宜长期应用，以免发生卵巢过度刺激综合征或引起多胎妊娠。

2. 绒促性素

有类似 LH 作用，能诱发排卵，适用于体内有一定卵泡，并有一定水平 FSH 及雌激素中等水平者。一般与其他促排卵药联用。B 超监测卵泡发育接近成熟时，可大剂量肌内注射绒促性素 5000～10 000 U 或脉冲给药以诱发排卵。

3. 尿促性素

出血干净后每天肌内注射尿促性素 1～2 支，直至卵泡成熟。停用尿促性素，加用绒促性素 5000～10 000 U，肌内注射，以提高排卵率，此法称尿促性素-绒促性素促排卵法，应警惕用尿促性素时易并发卵巢过度刺激综合征，故仅用于对氯米芬效果不佳、要求生育，尤其是不孕的功血患者和低促性素无排卵者。

（四）手术治疗

一般不推荐手术治疗，若急性大出血药物治疗效果不佳，或存在子宫内膜癌高危因素的功血患者可采用刮宫术。经量多的绝经过渡期功血和经激素治疗无效且无生育要求的生育期功血或对施行子宫切除术有禁忌证者可行子宫内膜切除术，利用宫腔镜下金属套环、激光、滚动球电凝或热疗等方法，使子宫内膜组织凝固或坏死。年龄 40 岁以上，病理诊断子宫内膜复杂性增生甚至伴有不典型增生者，可选择行子宫切除术。

七、护理评估

（一）病史

详细了解病史，如患者年龄、月经史、婚育史、以往健康状况，有无慢性疾病（如血液病、代谢性疾病、肝病等），了解患者发病前有无精神紧张、情绪打击、过度劳累、环境改变、服用药物等引起月经失调的诱发因素，了解发病经过，如发病时间、目前流血情况、流血前有无停经史及诊治过程，服药史等。异常子宫出血的几种类型有：①月经过多：患者的月经周期规律，但月经量过多（＞80 mL）或经期延长（＞7 天）；②月经频发：患者的月经周期规律，但短于 21 日；③不规则出血：患者的月经周期不规则，在两次月经周期的任何时间发生子宫出血；④月经频多：患者的月经周期不规则，血量过多。

（二）身体评估

测量生命体征、身高、体重，观察患者精神和营养状况、有无肥胖、贫血貌、出血点和其他病态。基础体温测定了解有无排卵；妇科检查了解盆腔无异常发现；血常规了解贫血的程度及有无合并感染；测体内雌激素、孕酮或尿雌二醇、17-羟酮及人绒毛膜促性腺激素等了解卵巢功能；宫颈黏液结晶及阴道脱落细胞涂片检查，以了解有无排卵及雌、孕激素水平。诊断性刮宫了解子宫内膜变化：于月经前 3～7 天或月经来潮 6 小时内行诊刮术，无排卵型功血者，子宫内膜检查可见增生期变化或增生过长，无分泌期出现。对疑为黄体萎缩不全者，则应在月经的第 5 天进行诊刮术，如内膜切片检查仍有分泌期反应的子宫内膜，则诊断成立。B 超了解子宫、附件是否正常。

（三）心理社会评估

年轻患者常因害羞或其他顾虑而不及时就诊，中年患者则因工作较忙或无生育需求而漫不经心，病程拖延并发感染或治疗效果不佳，更产生恐惧和焦虑，影响身心健康和工作学习。患者由于对疾病不了解，担心疾病是否会影响到结婚、生育和性生活质量。围绝经期担心疾病的严重程度，怀疑肿瘤而焦虑恐惧。了解患者家属或配偶对疾病的看法。

八、护理诊断

（1）活动无耐力：与月经过多、经期延长造成贫血有关。

（2）焦虑：与缺乏相关知识及担心预后有关。

（3）有感染的危险：与出血多、持续不净及继发性贫血等有关。

（4）舒适改变：恶心，呕吐，与应用雌激素治疗有关。

九、潜在并发症

（一）贫血

贫血与出血量多、出血时间长、营养不良等有关。

（二）感染

感染与出血量多、出血时间长、不注意经期卫生及患者免疫力下降有关。

十、护理措施

（一）止血

对大量出血患者，根据医嘱立即使用性激素止血，治疗6～8小时内见效，24～48小时内出血基本停止，若96小时以上仍不止血，需要排除其他器质性病变。

（二）维持正常血容量

观察并记录患者的生命体征尤其是血压脉搏的变化。准确记录出入量。教患者准确估计流血量。对出血量多者，应督促其卧床休息，按医嘱做好配血、输血、止血措施，严密观察血压的变化，配合医生治疗方案维持患者正常血容量。

（三）预防感染

严密观察与感染有关的体征，如体温、脉搏、宫体压痛等。按医嘱作白细胞计数及分类检查，以及时发现异常。如有感染征象，应及时与医生联系并选用抗生素治疗，同时做好会阴护理，保持局部清洁，防止上行性感染。

（四）正确合理使用性激素

功血患者的治疗以性激素的应用为主，大剂量的口服雌激素常会引起恶心、呕吐，患者常不能坚持服药，护士要做好耐心、细致的解释工作，并帮助患者克服身体不适反应，坚持遵医嘱接受治疗。①按时按量服用激素，保持药物在血中的稳定浓度，不得随意停服或漏服；②应用性激素的止血剂量与当时流血量成正比，大量出血时所需要的激素剂量都超过正常生理量，这样就存在逐步减低药量的问题。药物减量必须按规定在流血停止后方能开始，每3天减量一次，每次减量不得超过原剂量的1/3；③维持量服用时间，通常按停药后发生撤退出血的时间，与患者上一次行经时间相同考虑；④指导患者在治疗期间如出现不规则阴道流血，应及时就诊，调整药物的剂量。

（五）补充营养

提供高蛋白、高能量、高维生素、含高矿物质铁钙饮食。经血多时应额外补充铁。注意向患者推荐含铁多的食物，如猪肝、豆角、蛋黄、胡萝卜、葡萄干等。同时，食物中注意粗纤维的搭配，以保证大便的通畅。护士可按患者的饮食习惯，制订适合个人的饮食计划，以保证患者获得足够的营养。

（六）手术治疗护理

患者经内科治疗无效，或需要进一步诊断时，可能会进行刮宫术、子宫内膜切除术或子宫切除术。需要做好术前术后护理。

（七）健康教育

了解患者对月经的看法，向患者解释正常月经发生的机制，不正常月经的表现。经期时间长的患者日常生活受到影响，担心洗澡、洗头运动等活动会对身体有影响。告诉患者个人卫生的重要性，洗澡和洗头对疾病没有影响。采用温水洗澡可以减轻下腹不适。患者可以游泳、锻炼身体、正常性生活。指导患者在月经期要经常更换卫生垫，预防感染。出血量多时需要准确测量出血量，根据卫生垫的大小、数量和浸湿程度估计出血量，若出血量多，或心悸、疲乏无力程度加重时需要及时报告医生。

第五节　围绝经期综合征

绝经是每一个妇女生命过程中必然发生的生理过程。绝经提示卵巢功能衰退，生殖功能终止，绝经过渡期是指围绕绝经前、后的一段时期，包括从绝经前出现与绝经有关的内分泌、生理学和临床特征起，至最后一次月经后一年。

围绝经期综合征（menopausal syndrome，MPS）以往称为更年期综合征，是指妇女在绝经前、后由于卵巢功能衰退、雌激素水平波动或下降所致的以自主神经功能紊乱为主，伴有神经心理症状的一组症候群。多发生于 45～55 岁，约 2/3 的妇女出现不同程度的低雌激素血症引发的一系列症状。绝经分为自然绝经和人工绝经。自然绝经是指卵巢内卵泡生理性耗竭所致的绝经；人工绝经是指双侧卵巢经手术切除或受放射线损坏导致的绝经，后者更易发生围绝经期综合征。

一、护理评估

（一）健康史

了解患者的发病年龄、职业、文化水平及性格特征，询问月经情况及生育史，有无卵巢切除或盆腔肿瘤放疗，有无心血管疾病及其他疾病病史。

（二）身体状况

1. 月经紊乱

半数以上妇女出现 2～8 年无排卵性月经，表现为月经频发、不规则子宫出血、月经稀发（月经周期超过 35 天）以至绝经，少数妇女可突然绝经。

2. 雌激素下降相关征象

（1）血管舒缩症状：主要表现为潮热、出汗，是血管舒缩功能不稳定的表现，是围绝经期综合征最突出的特征性症状。潮热起自前胸，涌向头颈部，然后波及全身。在潮红的区域患者感到灼热，皮肤发红，紧接着大量出汗。持续数秒至数分钟不等。此种血管功能不稳定可历时 1 年，有时长达 5 年或更长。

（2）精神神经症状：常有焦虑、抑郁、激动、喜怒无常、脾气暴躁、记忆力下降、注意力不集中、失眠多梦等。

（3）泌尿生殖系统症状：出现阴道干燥、性交困难及老年性阴道炎，排尿困难、尿频、尿急、尿失禁及反复发作的尿路感染。

（4）心血管疾病：绝经后妇女冠状动脉粥样硬化性心脏病（简称冠心病）、高血压和脑出血的发病率及死亡率逐渐增加。

（5）骨质疏松症：绝经后妇女约有 25％患骨质疏松症、腰酸背痛、腿抽搐、肌肉关节疼痛等。

3. 体格检查

全身检查注意血压、精神状态、皮肤、毛发、乳房改变及心脏功能，妇科检查注意生殖器官有无萎缩、炎症及张力性尿失禁。

（三）心理—社会状况

因家庭和社会环境的变化或绝经前曾有精神状态不稳定等，更易引起患者心情不畅、忧虑、多疑、孤独等。

（四）辅助检查

根据患者的具体情况不同，可选择血常规、尿常规、心电图及血脂检查、B 超、宫颈刮片及诊断性刮宫等。

（五）处理要点

1. 一般治疗

加强心理治疗及体育锻炼，补充钙剂，必要时选用镇静剂、谷维素。

2. 激素替代疗法

补充雌激素是关键，可改善症状、提高生活质量。

二、护理问题

（一）自我形象紊乱

自我形象紊乱与对疾病不正确认识及精神神经症状有关。

（二）知识缺乏

缺乏性激素治疗相关知识。

三、护理措施

（一）一般护理

改善饮食，摄入高蛋白质、高维生素、高钙饮食，必要时可补充钙剂，能延缓骨质疏松症的发生，达到抗衰老效果。

（二）病情观察

（1）观察月经改变情况，注意经量、周期、经期有无异常。

（2）观察面部潮红时间和程度。

（3）观察血压波动、心悸、胸闷及情绪变化。

（4）观察骨质疏松症的影响，如关节酸痛、行动不便等。

（5）观察情绪变化，如情绪不稳定、易怒、易激动、多言多语、记忆力降低。

（三）用药护理

指导应用性激素。

1. 适应证

主要用于治疗雌激素缺乏所致的潮热多汗、精神症状、老年性阴道炎、尿路感染，预防存在高危因素的心血管疾病、骨质疏松症等。

2. 药物选择及用法

在医生指导下使用，尽量选用天然性激素，剂量个体化，以最小有效量为佳。

3. 禁忌证

原因不明的子宫出血、肝胆疾病、血栓性静脉炎及乳腺癌等。

4. 注意事项

（1）雌激素剂量过大可引起乳房胀痛、白带多、头痛、水肿、色素沉着、体重增加等，可酌情减量或改用雌三醇。

（2）用药期间可能发生异常子宫出血，多为突破性出血，但应排除子宫内膜癌。

（3）较长时间的口服用药可能影响肝功能，应定期复查肝功能。

（4）单一雌激素长期应用，可使子宫内膜癌危险性增加，雌、孕激素联合用药能够降低风险。坚持体育锻炼，多参加社会活动；定期健康体检，积极防治围绝经期妇女常见病。

（四）心理护理

使患者及其家属了解围绝经期是必然的生理过程，介绍减轻压力的方法，改变患者的认知、情绪和行为，使其正确评价自己。

（五）健康指导

（1）向围绝经期妇女及其家属介绍绝经是一个生理过程，绝经发生的原因及绝经前、后身体将发生的变化，帮助患者消除因绝经变化产生的恐惧心理，并对将发生的变化做好心理准备。

（2）介绍绝经前、后减轻症状的方法，适当地摄取钙质和维生素 D；坚持锻炼如散步、骑自行车等。合理安排工作，注意劳逸结合。

（3）定期普查，更年期妇女最好半年至一年进行 1 次体格检查，包括妇科检查和防癌检查，有选择地做内分泌检查。

（4）绝经前行双侧卵巢切除术者，宜适时补充雌激素。

第四章 子宫内膜异位症与子宫腺肌病患者的护理

第一节 子宫内膜异位症

一、概述

(一) 定义、发病率

子宫内膜组织（腺体和间质）出现在子宫体以外的任何部位时，称为子宫内膜异位症，简称内异症。子宫内膜异位症为良性病变，但具有类似恶性肿瘤的远处转移和种植生长能力。多发生在育龄妇女，其中76%在25~45岁。

(二) 主要发病机制

其发病机制尚未完全阐明，目前认为比较相关的有子宫内膜种植学说、体腔上皮化生学说等。

(三) 治疗原则

应根据患者年龄、症状、病变部位和范围以及对生育要求等加以选择，强调治疗个体化。症状轻或无症状的轻微病变可选择期待治疗；有生育要求的轻度患者经过全面评估判断后先给以药物治疗，重者行保留生育功能手术；年轻无生育要求的重症患者，可行保留卵巢功能手术，并辅以激素药物；症状及病变均严重的无生育要求者，考虑行根治性手术。腹腔镜手术是首选的手术方法，目前认为腹腔镜确诊、手术＋药物为内异症的金标准治疗。

二、护理评估

（一）健康史

了解患者既往病史、药物过敏史；了解患者婚育史，是否有不孕或性交痛，是否有人流史及输卵管手术史；了解患者月经史，是否有痛经，痛经发生的时间、伴随症状、痛经时是否卧床休息或使用药物镇痛；了解是否有月经过多及经期延长，经期前后有无排便坠胀感；了解是否有周期性尿频；了解腹壁瘢痕或脐部是否会出现周期性局部肿块及疼痛。

（二）生理状况

1. 症状

疼痛是内异症的主要症状，典型症状为继发性痛经、进行性加重。了解下腹疼痛的部位、性质、伴随症状、与经期的关系。

2. 体征

卵巢异位囊肿较大时，妇科检查可触及与子宫粘连的肿块，破裂时可有腹膜刺激征。典型盆腔内膜异位症行双合诊检查时，可扪及触痛性结节，触痛明显。如阴道直肠受累，可在阴道后穹隆触及甚至看到突出的紫蓝色结节。

3. 辅助检查

（1）影像学检查：B型超声检查可提示内异症位置、大小和形态；盆腔 CT 和 MRI 对盆腔内异位症有诊断价值。

（2）腹腔镜检查和活组织检查：是目前国际公认的内异症诊断的最佳方法。只有在腹腔镜或剖腹探查直视下才能确定内异症临床分期。

（3）血清 CA125 值：中、重度内异症患者血清 CA125 值可能升高。

（三）高危因素

1. 年龄

育龄期是内异症的高发年龄，与内异症是激素依赖性疾病的特点相符合。

2. 遗传因素

妇女直系亲属中患有此病者发病率高，与基因遗传相关。

3. 手术史

与医源性种植有关。

（四）心理—社会因素

了解患者对疾病的认知，是否有紧张、焦虑等表现；了解患者家庭关系；了解患者的经济水平等。

三、护理措施

（一）症状护理

1. 疼痛护理

告知患者疼痛发生的原因，疼痛剧烈时可卧床休息，必要时可遵医嘱给予镇痛药物。

2. 阴道流血的护理

出血明显大于既往月经量的患者，注意收集会阴垫，评估出血量。按医嘱给予止血药，必要时输血、补液、抗感染治疗，指导患者做好会阴部清洁，防止感染。

3. 压迫症状的护理

当患者出现局部压迫致排尿排便不畅时，可给予导尿，以缓解尿潴留，指导患者进食富含纤维素的蔬菜，如芹菜，必要时使用缓泻剂软化粪便，缓解便秘症状。

（二）用药护理

1. 口服避孕药物

适用于轻度内异症患者，常用低剂量高效孕激素和炔雌醇复合制剂，用法为每天 1 片，连续用 6～9 个月，护士需观察药物疗效，观察有无恶心、呕吐等不良反应。

2. 注射药物治疗

常使用 GnRH-α 类药物，用药频率为每 4 周注射 1 次，治疗时间 3～6 个月，护士需观察药物疗效，观察有无潮热、阴道干涩、性欲降低等不良反应。

3. 孕激素类药物

常用为甲羟孕酮、甲地孕酮或炔诺酮，30 mg/d，使用时护士需观察患者是否有恶心、轻度抑郁、水钠潴留、体重增加、不规则点滴出血等不良反应，停药数月后痛经可缓解，月经恢复。

（三）心理护理

（1）理解并尊重患者，耐心解答其提出的问题，缓解其压力。

（2）鼓励患者诉说内心的真实感受，讲解疾病知识，增强其治疗疾病的信心。

（3）协助其取得家人的理解和帮助，提供足够的支持系统。

四、健康指导

（1）指导患者出院后 3 个月到门诊复查，了解术后康复情况。

（2）子宫内膜异位灶切除及全子宫切除患者禁止性生活 3 个月，禁止盆浴 3 个月，可淋浴。

（3）指导患者遵医嘱按时服药，定期做 B 超检查子宫内膜异位症的治疗效果，如出现超过月经量的阴道出血、异常分泌物、下腹疼痛及时到医院就诊。

（4）指导非手术治疗患者注意饮食卫生，多进食水果、干果，月经前后，注意勿进食过热过冷的食物。

五、注意事项

（1）子宫内膜异位症为良性病变，但具有类似恶性肿瘤的远处转移和种植生长能力。手术后容易复发，因此术后常常需配合药物治疗，药物治疗过程中如出现严重的绝经期症状，可酌情反向添加治疗提高雌激素水平，降低相关血管症状和骨质疏松的发生，也可提高患者的顺应性。

（2）子宫内膜异位症患者不孕率高达 40％，应注意做好不孕相关的健康指导。

第二节　子宫腺肌病

一、概述

（一）定义及发病率

子宫腺肌病是指当子宫内膜腺体和间质侵入子宫肌层时，形成弥漫或局限性的病变，是妇科常见病。多发生于 30～50 岁经产妇；约 15％患者同时合并子宫内膜异位症；约 50％患者合并子宫肌瘤；临床病理切片检查，发现 10％～47％子宫肌层中有子宫内膜组织，但 35％无临床症状。

（二）主要发病机制

多次妊娠及分娩、人工流产、慢性子宫内膜炎等造成子宫内膜基底层损伤，子宫内膜自基底层侵入子宫肌层内生长，可能是主要原因。此外，由于内膜基底层缺乏黏膜下层的保护，在解剖机构上子宫内膜易于侵入肌层。腺肌病常合并子宫肌瘤和子宫内膜增生，提示高水平雌孕激素刺激，也可能是促进内膜向肌层生长的原因之一。

（三）治疗原则

应视患者症状、年龄、生育要求而定。药物治疗，适用于症状较轻，有生育要求和接近绝经期的患者；年轻或希望生育的子宫腺肌瘤患者，可试行病灶挖除术；症状严重、无生育要求或药物治疗无效者，应行全子宫切除术。

二、护理评估

（一）健康史

了解患者年龄、婚姻、月经史、婚育史、生育史、出现典型症状的情况以及对患者身心的影响，了解患者既往患病史。子宫腺肌病多发生于生育年龄的经产妇，常合并内异症和子宫肌瘤，有多次妊娠及分娩或过度刮宫史。生殖道阻塞，如单角子宫、宫颈阴道不通畅患者等常同时合并腺肌病。

（二）生理状况

1. 症状

询问患者是否有经量过多、经期延长和逐渐加重的进行性痛经。

2. 体征

妇科检查时子宫均匀性增大或局限性隆起、质硬且有压痛。

3. 辅助检查

阴道 B 超提示子宫增大，肌层中不规则回声增强；盆腔 MRI 可协助诊断；宫腔镜下取子宫肌肉活检，可确诊。

（三）高危因素

1. 年龄

40 岁以上的经产妇。

2. 子宫损伤

多次妊娠、人工流产、慢性子宫内膜炎等造成子宫内膜基底层损伤。

3. 先天不足

生殖道阻塞，如单角子宫、宫颈阴道不通、有子宫无阴道的先天畸形等。

4. 卵巢功能失调

高水平雌孕激素刺激者，如子宫肌瘤、子宫内膜增生患者。

（四）心理—社会因素

了解患者对疾病的认知，是否存在焦虑、恐惧等表现；了解患者家庭关系，是否因不孕或继发不孕影响夫妻、家庭关系；了解患者的经济水平等。

三、护理措施

（一）症状护理

1. 月经改变

经量增多者，指导患者使用透气棉质卫生巾，保留卫生巾称重，以评估月经量；经期延长者，早晚用温开水清洗外阴各 1 次，以防逆行感染。若合并贫血，需指导患者遵医嘱服用药物，观察贫血的改善情况。

2. 痛经

询问患者疼痛部位、性质、疼痛开始时间及持续时间。疼痛轻者，指导患者腹部热敷、卧床休息；疼痛重者，遵医嘱给予前列腺素合成酶抑制剂。

（二）用药护理

1. 口服避孕药

适用于轻度内异症患者，常用低剂量高效孕激素和炔雌醇复合制剂，用法为每天 1 片，连续用 6～9 个月，护士需观察药物疗效，观察有无恶心、呕吐等不良反应。

2. 促性腺激素释放激素激动剂

亮丙瑞林 3.75 mg，月经第 1 天皮下注射后，每隔 28 天注射 1 次，共 3～6 次。需观察有无潮热、阴道干燥、性欲减退和骨质丢失等不良反应，停药后可消失。连续用药 3 个月以上者，需添加小剂量雌激素和孕激素，以防止骨质丢失。

3. 左炔诺孕酮宫内节育器（LNG-ZUS）

治疗初期部分患者会出现淋漓出血、下移甚至脱落等，需加强随访。

（三）手术护理

1. 保守手术

如小病灶挖除术或子宫肌壁楔形切除术，可明显减轻症状并增加妊娠几率。指导其术后 6 个月受孕，其余护理同全子宫切除患者手术前后护理。

2. 子宫切除术

年轻或未绝经的患者可保留卵巢；绝经后或合并严重子宫内膜异位症者，可行双卵巢切除术。护理同全子宫切除患者手术前后护理。

（四）心理护理

（1）痛经、月经改变以及贫血者影响生活质量，患者焦虑烦躁，向患者说明月经时轻度疼痛不适是生理反应，给予舒缓的音乐、舒适的环境，保证足够的休息和睡眠，患者及家属、护士共同制订规律而适度的锻炼计划，家属督促患者适度锻炼，可缓解患者的心理压力。

（2）手术患者担心预后和性生活，说明子宫切除术后症状可基本消失，生活质量会得到改善。此外，子宫是月经来潮和孕育胎儿的器官，切除子宫不会男性化，增加对治疗的信心。

四、健康指导

（1）指导患者随访：手术患者出院后 3 个月到门诊复查，了解术后康复情况。

（2）保守手术和子宫切除患者，术后休息 1～3 个月，3 个月之内避免性生活及阴道冲洗，避免提举重物，防止正在愈合的腹部肌肉用力，并应逐渐加强腹部肌肉的力量。未经医护人员许可避免从事可增加盆腔充血的活动，如跳舞、久站等。

（3）有生殖道阻塞疾病时，嘱患者积极治疗，实施整形手术。

（4）对实施保守手术治疗的患者，指导其术后 6 个月受孕。

（5）注意高危因素与妇科疾病的相关性，定期做好妇科病普查。

五、注意事项

（1）医务人员避免过度刮宫，减少内膜碎片进入肌层的机会。

（2）药物治疗过程中如出现严重的绝经期症状，可酌情反向添加治疗提高雌激素水平，降低相关血管症状和骨质疏松的发生，也可提高患者的顺应性。

第五章 女性生殖系统肿瘤患者的护理

第一节 子宫肌瘤

  子宫肌瘤是一种平滑肌瘤或纤维瘤，是女性生殖器官最常见的良性肿瘤，多见于30～50岁妇女，以40～50岁最多见。其确切的发病因素尚不明了，一般认为其发生和生长与雌激素的长期刺激有关。另外，由于卵巢功能、激素代谢均受高级神经中枢的控制调节，故有人认为神经中枢活动对肌瘤的发病也可能起作用。

  子宫肌瘤多为球形实质肿瘤，单个或多个，大小不一。①肉眼观：肌瘤呈白色，质硬，切面呈漩涡状结构；表面光滑，与周围肌组织有明显的界限，虽无包膜，但肌瘤外表被压缩的肌纤维束和结缔组织构成的假包膜覆盖。②显微镜检：肌瘤由皱纹状排列的平滑肌纤维相互交叉组成，细胞大小均匀，呈卵圆形或杆状，核染色较深。

  根据肌瘤与子宫肌层关系的不同，可分为三类：①肌壁间肌瘤：位于子宫壁的肌层中，为最常见的类型，占肌瘤总数的60％～70％。②膜下肌瘤：肌瘤突出于子宫表面，由浆膜层覆盖，约占总数的20％。肌瘤由其相连的韧带或器官供应血液，继续向腹腔内生长，基底部形成细蒂与子宫相连时为带蒂浆膜下肌瘤；若向阔韧带两叶腹膜伸展，则形成阔韧带内肌瘤。③黏膜下肌瘤：肌瘤向宫腔方向突出，表面仅由黏膜层覆盖，占总数的10％～15％。

子宫肌瘤根据其发生的部位可分为宫颈肌瘤和宫体肌瘤，宫体肌瘤尤为常见，占95％，宫颈肌瘤虽然少见，但分娩时可能造成产道梗阻，引起难产。

子宫肌瘤的治疗应根据肌瘤的大小、部位、症状、数目、患者的年龄及对生育的要求等全面考虑。肌瘤小、无症状或已近绝经期患者可每3～6个月检查一次，进行随诊观察。对肌瘤小而月经量多的患者可用雄激素治疗。凡肌瘤较大或症状明显、经保守治疗无明显效果者，应考虑手术治疗。

一、护理评估

（一）病史

多数患者无明显症状或无自觉症状，在妇科检查时偶尔发现，应注意询问既往的月经史、生育史，是否有不孕或自然流产史，是否有长期使用雌激素史。

（二）身心状况

1. 身体状况

多数患者无明显症状或没有自觉症状，症状的出现与肌瘤的生长部位、大小、数目及有无并发症有关，其中与肌瘤的生长部位关系更为密切。

（1）月经过多：子宫肌瘤典型的临床表现为月经量过多和继发性贫血，浆膜下肌瘤和肌壁间小肌瘤对月经的影响很小；黏膜下肌瘤和肌壁间大肌瘤可致宫腔面积增大、内膜面积增加等致经量增多，经期延长，不规则阴道流血等。

（2）压迫症状：当肌瘤大时可在腹部扪及包块，并可压迫周围脏器，出现压迫症状，如尿频、尿急、排尿困难、便秘等。

（3）疼痛：肌瘤本身不引起疼痛，当浆膜下肌瘤发生蒂扭转时或妊娠合并子宫肌瘤红色变性时，可发生急性腹痛。

（4）不孕：因肌瘤使子宫腔变形或压迫输卵管，妨碍卵子受精或受精卵着床。

（5）妊娠合并症：合并妊娠时，大的肌瘤易导致流产或早产，若肌瘤靠近子宫颈口，分娩时易导致产道梗阻而发生难产和产后出血。

2. 心理状况

当患者得知患了子宫肌瘤时，会产生紧张、恐惧、不安等心理反应。首先害怕患了恶性肿瘤，随之会为选择治疗方案而心神不定，或为接受手术治疗而恐惧、不安等。

（三）诊断检查

1. 妇科检查

通过双合诊（三合诊）发现：肌壁间肌瘤者的子宫呈均匀增大或不规则增大，质硬；若为黏膜下肌瘤子宫多为均匀性增大，有时可于子宫颈口或阴道内看到或触及脱出的瘤体，呈红色，表面光滑，质硬，如伴感染则表面有渗出物覆盖或溃疡形成；若为浆膜下肌瘤则可扪及子宫表面有质硬的球状物与子宫有蒂相连，可活动。

2. 辅助检查

B超显像、腹腔镜、子宫输卵管造影可协助诊断。

二、护理诊断

（一）焦虑

其与子宫切除失去生育能力有关。

（二）知识缺乏

其与缺乏有关疾病及保健知识有关。

（三）个人应对无效

其与选择肌瘤的治疗方案的无助感有关。

（四）疼痛

其与手术切口有关。

（五）潜在并发症

出血性休克。

三、护理目标

（1）提高对子宫肌瘤的认识，消除紧张和不安情绪。

（2）患者能陈述子宫肌瘤的性质、出现症状的诱因以及术后的自我保健知识。

（3）患者能确认可利用的资源和支持系统。

（4）术后伤口疼痛的程度减低至最低程度。

（5）患者于出院时症状缓解，维持体液平衡状态。

四、护理措施

（一）术前心理护理

护理人员要详细了解患者的生理、心理状态，与患者建立良好的护患关系，为患者讲解有关疾病的知识，纠正错误认识。使患者确信子宫肌瘤属于良性肿瘤，消除其不必要的顾虑，增强康复信心。为患者减轻焦虑的措施有如下几种。

（1）协助患者表达其内心的感受，并应用心理防卫机制。

（2）建立良好的护患关系，了解患者的行为，如因害怕、无助或愤恨引起的退缩行为等。

（3）以护士特有的同情心接纳、帮助、关心患者，并介绍具有相同疾病的患者与之沟通，使之减轻焦虑与不安。

（4）对需何等手术的患者，介绍手术方法、手术对身体和正常活动的影响等情况，使患者了解有关知识和信息。

（二）积极处理不适

出血多需住院治疗。

（三）术前准备

术前准备包括心理准备和生理准备，其准备内容与腹部手术前准备相同。但应特别注意患者的自我概念紊乱，因患者担心手术后不能再生育及可能影响性生活，因此，护理人员应对患者手术前后的担心和怀疑表现出兴趣，对患者给予关心，并仔细倾听患者的主诉和心声，保持患者自我形象的完整，协助患者重建自尊和价值感，并告诉患者手术后仍保留阴道，在手术 6 周后可有性生活，以解除患者的担心和顾虑。

（四）术后护理

除一般的护理外应特别注重心理护理，了解患者在心身、社会各方面的真正感受，注意其身体形象的改变，针对患者的具体情况进行心身护理，促使其早日康复。

1. 密切观察

注意观察及测量生命体征。

2. 伤口护理

保持外阴清洁，每日擦洗 1～2 次，并观察伤口及阴道分泌物的情况。

3. 采取适当的体位

全身麻醉未清醒前由专人护理，去枕平卧，头偏向一侧。蛛网膜下腔麻醉者去枕平卧 12 小时，硬膜外麻醉者平卧 6 小时。情况稳定后可采取半坐卧位。

4. 缓解疼痛

根据患者对疼痛的反应按医嘱给予镇静剂，采用一定的方法转移患者对疼痛的注意力。

5. 维持正常排泄，保持尿管通畅

术后一般留置尿管 1～2 天，应观察尿量，记录出入液量。鼓励患者早期下床活动，以促进胃肠功能的恢复。

6. 补充营养

术后 1～2 天进流质，以后逐渐改为半流质和普通饮食。术后可采用高蛋白、高热量、高维生素 C 的食物。

五、评价

（1）患者无焦虑的表现。

（2）患者的疼痛和不适减轻和消除。

（3）患者能接受身体形象的改变。

（4）患者获得有关疾病的知识，并了解如何自我护理。

第二节　子宫颈癌

子宫颈癌是最常见的妇科恶性肿瘤之一。严重威胁妇女的生命，多见于 35～55 岁妇女。近 40 年来，国内外普遍应用阴道脱落细胞涂片检查法进行防癌普查，在早期诊断的基础上配合手术及放射等治疗，有效地控制了子宫颈癌的发生和发展。子宫颈癌的病因尚不清楚，一般而言，早婚、早育、多产、宫颈慢性炎症以及性生活紊乱者宫颈癌的发病率明显增高。配偶为高危男子（有阴茎癌、前列腺癌、或前妻患宫颈癌）的妇女易患宫颈癌。经济状况、种族和地理因素与宫颈癌的发病有关，还可能与通过性交而传播的某些病毒有关。

一、护理评估

（一）病史

（1）询问患者的婚育史、性生活史、与高危男子的性接触史。

（2）询问有无慢性宫颈炎、性病等疾病史。

（3）询问家族史、家庭经济状况、所处的地理位置与环境，注意宫颈癌的诱因。

（4）倾听患者的主诉，年轻患者有无月经周期、经期或经量异常，老年患者有无绝经后不规则阴道流血等情况。既往的妇科检查情况，子宫颈刮片细胞学检查结果及处理经过等。

（二）身心状况

1. 身体状况

早期患者一般无自觉症状，多由妇科检查或普查发现异常，通过子宫颈刮片或宫颈活组织检查发现。随病程进展而出现典型的临床表现。

（1）子宫颈癌的临床分期：子宫颈癌多为鳞状细胞癌，通常好发于子宫颈外口鳞状上皮与柱状上皮的交界处。少数为腺癌，通常侵犯子宫颈内的腺体。子宫颈癌的转移途径以直接蔓延和淋巴转移为主，血行转移极少。在临床上可根据病变分布蔓延的范围加以分期，其治疗方式也视病变的分期而定。其临床分期的方法采用国际妇产科协会（FIGO，2009）修订的临床分期（表5-1）。

表 5-1　子宫颈癌的临床分期（FIGO，2009）

Ⅰ期	肿瘤局限在子宫颈（扩展至子宫体将被忽略）
ⅠA	镜下浸润（所有肉眼可见的病灶，包括表浅浸润，均为ⅠB期）间质浸润深度＜5 mm，宽度≤7 mm
ⅠA1	间质浸润深度≤3 mm，宽度≤7 mm
ⅠA2	间质浸润深度＞3 mm且＜5 mm，宽度≤7 mm
ⅠB	临床癌灶局限于子宫颈，或者镜下病灶＞ⅠA
ⅠB1	临床癌灶≤4 cm
ⅠB2	临床癌灶＞4 cm
Ⅱ期	肿瘤超越子宫，但未达骨盆壁或未达阴道下1/3
ⅡA	肿瘤侵犯阴道上2/3，无明显子宫旁浸润
ⅡA1	临床可见癌灶≤4 cm
ⅡA2	临床可见癌灶＞4 cm
ⅡB	有明显子宫旁浸润，但未达到盆壁
Ⅲ期	肿瘤已扩展到盆壁，在进行直肠指诊时，在肿瘤和盆壁之间无间隙。肿瘤累及阴道下1/3，由肿瘤引起的肾盂积水或肾无功能的所有病例，除非已知道由其他原因所引起
ⅢA	肿瘤累及阴道下1/3，没有扩展到盆壁
ⅢB	肿瘤扩展到盆壁，或引起肾盂积水或肾无功能
Ⅳ期	肿瘤超出了真骨盆范围，或侵犯膀胱和（或）直肠黏膜
ⅣA	肿瘤侵犯临近的盆腔器官
ⅣB	远处转移

（2）子宫颈癌的躯体表现：接触性出血和白带增多为子宫颈癌最早的躯体反应，晚期表现为阴道出血、排液、疼痛。①阴道出血：原位癌、Ⅰa期癌常无自觉症状，Ⅰb期及以后表现为少量接触性出血，即性交后或妇科检查后有少量出血，随后可能有经间期或绝经后间断出血。晚期出血量增多，少数因大血管被侵蚀而发生大出血。②阴道排液：多发生在阴道流血之后，初期为稀薄水样，量少，无臭。当癌组织坏死、感染时，则有大量脓性或米汤样恶臭白带。③疼痛：因癌组织浸润宫旁组织或压迫神经，引起腰骶部持续性疼痛。当盆腔病变广泛时，可因静脉和淋巴回流受阻导致下肢肿痛。④其他反应：当癌组织侵犯膀胱和直肠时可出现大小便异常、输尿管梗阻、肾盂积水，由于慢性消耗而出现恶病质等。

2. 心理状况

当妇科普查发现宫颈刮片异常时，绝大多数人会感到震惊，常表现为发呆或出现一些令人费解的行为。所有患者患子宫颈癌后都会有恐惧感，害怕疼痛、被遗弃和死亡。当确诊后，也会经历否认、愤怒、妥协、忧郁和接受期的心理反应阶段。

（三）诊断检查

1. 妇科检查

进行阴道窥视、指诊、三合诊检查，观察宫颈局部病变，了解宫旁浸润的范围和程度。

2. 子宫颈刮片细胞学检查

本检查是目前发现宫颈癌前病变和早期宫颈癌的辅助检查方法之一，也是普查的主要方法。必须在宫颈移行带区取材并认真镜检，防癌涂片用巴氏染色，结果分为5级：Ⅰ级正常，Ⅱ级炎症引起，Ⅲ级可疑，Ⅳ级可疑阳性，Ⅴ级阳性。Ⅲ级及以上需进一步检查，以明确诊断。

3. 碘试验

将碘溶液涂在宫颈和阴道壁上，观察其染色情况。正常宫颈和阴道上皮含有丰富的糖原，可被碘液染为棕色或深赤褐色，不着色部位则为宫颈病变的危险区，在碘不着色部位取材进行宫颈活组织检查，可提高诊断率。

4. 氮激光肿瘤固有荧光诊断法

利用肿瘤固有荧光诊断仪对病灶进行目测，根据病灶组织与正常组织发出荧光的不同颜色作出诊断，即目测见宫颈表面呈紫色或紫红色为固有荧光阳性，提示有病变；出现蓝白色为阴性，提示无恶性病变。本检测方法简便，不需服光敏药，无不良反应，尤其适用于癌前病变的定位活检，并适用于大规模的普查。

5. 阴道镜检查

凡宫颈刮片细胞学检查在Ⅲ级或Ⅲ级以上，或肿瘤固有荧光检测阳性的患者，应在阴道镜观察下选择有病变的部位进行活组织检查。

6. 宫颈或宫颈管活体组织检查

宫颈或宫颈管活体组织检查是确诊宫颈癌及宫颈癌前病变最可靠的方法。选择宫颈鳞－柱状上皮交界部 3、6、9 和 12 点四处取机体组织送检，或在碘试验、肿瘤固有荧光检测、阴道镜指导下或肉眼观察可疑区取多处组织送病理检查。若宫颈刮片细胞学检查为Ⅲ级或Ⅲ级以上者，宫颈活检为阴性时需用小刮匙搔刮宫颈管组织送检。

二、护理诊断

（一）恐惧

其与宫颈癌可危及生命或手术有关。

（二）舒适的改变

其与阴道不规则流血、阴道排液或手术创伤有关。

（三）营养失调

其与恶性肿瘤慢性消耗有关。

三、护理目标

（1）患者能提高对宫颈癌的认识，消除恐惧心理，增强治疗信心。

（2）能维持合理的营养。

（3）适应术后的生活方式。

四、护理措施

（一）心理护理

倾听患者的主诉，同情理解患者的心情，多陪伴安慰患者，多给患者讲一些相同疾病治愈的例子或请已治愈的病友现身说法，以消除患者的恐惧心理，树立战胜疾病的信心。

（二）协助患者接受各种诊治方案

评估患者目前的身心状态及接受诊治方案的心理反应，向患者介绍有关宫颈癌的医学常识、诊治过程、可能出现的不适及有效的应对措施。为患者提供安全隐蔽的环境，鼓励患者提出问题并与患者共同讨论问题，解除疑问，缓解其不安情绪，使患者以积极的态度接受诊断和治疗。

（三）指导患者维持足够的营养

评估患者对营养的认知水平、目前的营养状况及饮食习惯。纠正患者的不良饮食习惯，指导患者摄入高蛋白、高维生素、富含营养、易消化的食物，必要时与营养师联系，保证其营养需要。

（四）指导患者维护个人卫生

术前指导患者勤擦身、更衣，保持床单位清洁；保持外阴清洁，每天冲洗会阴 2 次，勤换会阴垫，便后及时清洗外阴并更换会阴垫。术后注意保持病室空气新鲜，环境舒适，并注意做好个人卫生，防止并发症的发生。对不能手术的晚期患者，要特别注意搞好个人卫生，防止感染。

（五）根据不同的治疗方案进行护理

对需作根治术的患者，按腹部和会阴手术的护理内容作好术前、术后护理，术前向患者讲解各项操作的目的、意义、时间、过程和可能的感受，使患者理解并主动配合。术前 3 天选用新洁尔灭或洗必泰等消毒剂消毒宫颈及阴道。手术前夜清洁灌肠，保证肠道清洁，发现异常时及时与医师联系。

（六）做好术后康复护理

宫颈癌根治术的手术范围广，术后反应大。术后应注意密切观察生命体征，一般要求半小时测血压、脉搏一次并记录，平稳后改每 4 小时测量一次；及时记录出入液量；保持导尿管、腹腔引流、阴道引流通畅，认真观察引流液的性状和量，引流管一般于术后 48～72 小时拔除，导尿管于术后 7～14 天拔除。指导卧床的患者在床上进行肢体锻炼，以预防并发症的发生。术后接受化疗、放疗者按化、放疗的护理常规进行护理。

（七）健康教育

积极鼓励患者及家属参与出院计划的制定，以保证计划的实施。向患者宣传随访的重要性，其随访的时间一般为：治疗后最初每月 1 次，连续 3 个月后改为每 3 个月 1 次，一年后改为每半年 1 次，第三年开始每年 1 次或信访，如出现症状应及时随访。根据患者的具体情况指导术后的生活方式，依据术后复查结果恢复性生活，认真听取患者对性问题的疑虑，提供有针对性的帮助。提供预防保健知识，宣传诱发宫颈癌的高危因素，积极治疗慢性宫颈炎，定期进行妇科普查，发现异常及时就诊。

五、评价

（1）患者住院期间能以积极的态度配合诊断和治疗。

（2）患者对合理营养有充分的认识，能摄入足够的营养素。

（3）患者能适应术后的生活方式，有一定的自护知识和能力。

第三节　子宫内膜癌

子宫内膜癌是指发生于子宫内膜的一组上皮性恶性肿瘤，以来源于子宫内膜腺体的腺癌最为常见。该病占女性生殖道恶性肿瘤的 20％～30％，占女性全身恶性肿瘤的 7％，是女性生殖道三大恶性肿瘤之一。近年来，发病率有上升趋势。

子宫内膜癌的确切病因仍不清楚，目前认为可能有以下两种发病类型。一种为雌激素依赖型，可能是在缺乏孕激素拮抗而长期受雌激素刺激的情况下导致子宫内膜增生症，继而癌变。该类型占大多数，均为内膜样腺癌，肿瘤分化好，预后好。其中 20％的内膜癌患者有家族史，常伴有肥胖、高血压、糖尿病、不孕或不育及绝经期延迟等临床表现。一种为非雌激素依赖型，发病与雌激素无明显关系，其病理类型属于少见型，如透明细胞癌、腺鳞癌等，多见于老年体瘦妇女，肿瘤恶性程度高，分化差，预后不良。

根据患者病情及全身情况选择手术、放疗或药物（化学药物及激素）治疗，可单独或综合应用。早期患者以手术为主，术后根据高危因素选择辅助治疗；晚期患者采用手术、放疗、药物治疗等综合治疗方案。

一、护理评估

（一）病史

了解既往病史、药物过敏史；了解婚育史、是否不孕或不育以及自然流产史；了解有无家族疾病史；了解是否接受过雌激素替代治疗。

（二）身心状况

1. 症状

了解是否有不规则阴道流血，从经期、经量以及间隔时间进行评估，判断是否异常；了解是否为绝经后的异常阴道流血；了解阴道排液的性质、颜色、量；了解有无疼痛、贫血、消瘦、发热等表现。

2. 体征

早期妇科检查可无异常发现，晚期可有子宫增大，若癌肿累及宫颈内口可有宫腔积脓，子宫有明显压痛，偶可在宫旁扪及不规则结节状物，偶见癌组织自宫颈口脱出，质脆，触之易出血。

3. 高危因素

（1）年龄：绝经后妇女，平均发病年龄为 60 岁，其中 75% 发生于 50 岁以上。

（2）体质因素：肥胖、高血压、糖尿病、不孕及其他心血管疾病。

（3）绝经后延：绝经后延妇女发生子宫内膜癌的危险性增加 4 倍，子宫内膜癌患者的绝经年龄比一般妇女平均晚 6 年。

（4）遗传因素：约 20% 子宫内膜癌患者有家族史。

4. 心理－社会因素

了解患者对疾病的认知，是否有恐惧、焦虑、抑郁等表现；了解患者的家庭关系；了解患者的经济水平等。

（三）诊断检查

（1）分段诊断性刮宫是目前早期子宫内膜癌最常用且最有价值的诊断方法，确诊依据是组织学诊断。

（2）宫腔镜检查可观察宫腔，取活组织送病理检查，提高诊断率。

（3）经阴道 B 型超声检查可了解子宫大小、宫腔形状、宫腔内有无赘生物、子宫内膜厚度、肌层有无浸润及深度。

（4）磁共振成像（MRI）可对浸润有较准确的判断。计算机体层成像（CT）可协助判断有无宫外转移。

二、护理诊断

（一）恐惧

其与子宫内膜癌危害或手术有关。

（二）舒适的改变

其与阴道不规则流血、癌组织脱出或手术创伤有关。

（三）营养失调

其与恶性肿瘤慢性消耗有关。

三、护理目标

（1）患者能提高对子宫内膜癌的认识，消除恐惧心理，增强治疗信心。

（2）患者能维持合理的营养。

（3）患者适应术后的生活方式。

四、护理措施

（一）症状护理

（1）有阴道流血者，需观察阴道流血的时间、量，指导患者会阴部的清洁，每天2次。

（2）有阴道排液者，需观察排液的性质、颜色、气味、量，指导患者会阴部清洁，每天2次。

（3）有腹痛者，需观察疼痛的部位、性质、程度、持续时间。

（二）用药护理

1. 孕激素治疗

常用药物：口服醋酸甲羟孕酮 200～400 mg/d；己酸孕酮 500 mg，每周肌内注射 2 次。孕激素治疗以高效、大剂量、长期应用为宜，至少使用 12 周以上方可判定疗效。长期使用者需观察是否有水钠潴留、水肿或药物性肝炎等不良反应，停药后即可恢复。

2. 抗雌激素制剂

常用药物为他莫昔芬，用法 10～20 mg，每天 2 次。有潮热、畏寒、急躁等类似绝经期综合征的表现，以及头晕、恶心、呕吐、不规则阴道少量流血、闭经等不良反应及时汇报医师。

3. 化学治疗

常用药物有顺铂、环磷酰胺等，可单独或联合使用。

（三）手术护理

1. 术前护理

（1）饮食护理：外阴、阴道手术及恶性肿瘤手术或可能涉及肠道的手术，术前 3 天进无渣半流质饮食，术前一天进流质饮食，手术前 8 小时禁食，术前 4 小时禁饮。

（2）皮肤准备：腹部手术备皮范围是上起剑突水平，两侧至腋中线，下至大腿内上侧 1/3 及会阴部。阴道手术上起耻骨联合上 10 cm，两侧至腋中线，下至外阴部、肛门周围、臀部及大腿内侧上1/3。腹腔镜手术患者重点做好脐周清洁，清除脐窝污垢。

（3）肠道准备：清洁肠道应遵医嘱于术前 3 天、术前一天、手术当日灌肠或清洁灌肠，也可以口服缓泻剂代替多次灌肠。

（4）阴道准备：遵医嘱术前 1 天或 3 天行阴道冲洗或擦洗，每天 1～2 次。

2. 术中护理

按手术室护理常规护理。

3. 术后护理

（1）床边交班：术毕返回病房，责任护士向手术室护士及麻醉师详细了解术中情况，包括麻醉类型、手术范围、术中出血量、尿量、用药情况、有无特殊注意事项等；及时为患者测量血压、脉搏、呼吸；观察患者神志；检查输液、腹部伤口、引流管、背部麻醉管、镇痛泵、阴道流血情况等，认真做好床边交班并详细记录。

（2）术后体位：术后回病房根据麻醉方式决定体位，硬膜外麻醉者去枕平卧 6～8 小时，全麻患者未清醒时应去枕平卧，头偏向一侧。然后根据不同手术指导患者采取不同体位，如外阴癌根治术应采取平卧位，腹部手术可采取半卧位。

（3）监测生命体征：通常术后每 15～30 分钟测量一次脉搏、呼吸、血压，观察患者神经精神状态，4～6 小时平稳后可根据手术大小及病情改为每 4 小时 1 次或遵医嘱监测并记录。

（4）饮食护理：术后 6 小时禁食禁饮，根据病情遵医嘱开始进食流质，然后半流质饮食，最后过渡到普食。

（5）伤口护理：观察伤口有无渗血、渗液或敷料脱落情况，有无阴道流血，发现异常应报告医师及时处理。

（6）导尿管护理：保持导尿管通畅，观察并记录尿量、颜色、性质，手术当日每小时尿量应不少于 100 mL，至少 50 mL 以上，如有异常，及时通知医师。根据手术范围及病情术后留置尿管 1～14 天，保持会阴清洁，每天 2 次会阴擦洗，防止发生泌尿系感染，尿管拔除后 4～6 小时应督促并协助患者自行排尿，以免发生尿潴留。

（7）引流管护理：包括盆、腹腔引流管，可经腹部或阴道放置，合理固定引流管，注意保持引流管通畅，避免扭曲、受压及脱落，注意观察引流液的颜色、性状及量并做好记录。一般 24 小时内引流液不超过 200 mL，性状应为淡血性或浆液性，引流量逐渐减少，根据引流量，一般留置 24～48 小时，引流量＜10 mL 便可拔除。拔管后，注意观察置管伤口的愈合情况。

（8）活动指导：鼓励尽早下床活动，暂时不能下床的患者需勤翻身、四肢适当活动，可以改善胃肠功能，预防或减轻腹胀，协助并教会患者做踝足运动，预防静脉血栓的发生。术后第一次下床的患者起床需缓慢，有护士或家属陪护，防止因体位性低血压引起晕厥。

（9）疼痛护理：伤口疼痛，通常术后 24 小时内最为明显，可以更换体位减轻伤口张力，遵医嘱给予止痛药；腹腔镜手术术后 1～2 天因二氧化碳气腹原因可引起双肋部及肩部疼痛，即串气痛，多可自行缓解，适当活动四肢可减轻症状，必要时使用镇痛剂。

（10）腹胀护理：如出现腹胀不能缓解，可采取肛管排气、肌内注射新斯的明、"1、2、3" 溶液灌肠等护理措施。

（四）放疗护理

1. 腔内治疗

多采用后装治疗机放置铱-192 进行治疗，接受盆腔内放疗者，应先灌肠并留置导尿管，以保持直肠、膀胱空虚状态，避免放射性损伤。治疗后，观察阴道充血水肿情况，观察有无渗血出血，有出血应协助医师用纱布压迫止血，无出血者可每天阴道冲洗一次，防止阴道粘连。观察膀胱功能，护士应观察患者是否有尿频、尿痛、血尿、排尿困难、尿潴留等，鼓励患者每天饮水不少于3000 mL，并遵医嘱使用维生素类药物。放射性肠炎是腔内放疗最常见的并发症，护士需观察患者大便的性状、腹痛、腹泻的程度，发现异常及时汇报医师停止治疗。

2. 体外照射

护士应随时观察患者照射部位皮肤的颜色、结构、完整性，有无干燥、瘙痒或疼痛等症状；告知患者不要搔抓皮肤，可用手轻拍局部皮肤或涂维生素软膏；指导患者保持皮肤清洁、干燥，每天用温水软毛巾蘸洗，避免冷热刺激；禁止使用刺激性消毒剂；指导患者着宽松、纯棉的内衣。

（五）心理护理

（1）关心体贴患者，以减轻其心理压力。

（2）提供疾病知识，告知患者子宫内膜癌治疗的良好结局和预后，以缓解其恐惧、焦虑情绪。

（3）鼓励患者参与诉说内心的真实想法，积极配合治疗。

（4）协助患者取得家人的理解和帮助，增加对治疗的信心。

（六）健康教育

（1）指导患者随访：术后 2 年内每 3～6 个月 1 次；术后 3～5 年每 6～12 个月 1 次，5 年后每年 1 次。嘱患者如出现异常阴道流血、异常分泌物、下腹疼痛，及时到医院就诊。

（2）指导患者术后 3～6 个月内避免重体力劳动，术后 3 个月禁止性生活。

（3）指导患者注意个人卫生，禁止盆浴3个月，可选择淋浴。

（4）指导手术患者出院后避免剧烈运动，避免负重过久，如久坐、久蹲、久站，要保持大便通畅，必要时可口服导泻药物。患者可适当参加户外活动，劳逸结合，但应避免从事会增加盆腔充血的活动，如跳舞、久站等。

五、评价

（1）患者术后6～7天阴道残端羊肠线吸收或感染时可致残端出血，需严密观察并记录。

（2）3个月内禁止行阴道超声检查，以免导致阴道残端破裂。

第四节 子宫肉瘤

子宫肉瘤是来源于子宫肌层或肌层内结缔组织和子宫内膜间质的恶性程度较高的女性生殖器官肿瘤。

一、护理评估

（一）临床表现

早期症状不明显，随着病情发展，可出现下列表现。

（1）阴道不规则出血。

（2）阴道分泌物增多或排液。

（3）原有子宫肌瘤短期内增大，腹痛、腹部包块。

（4）可有膀胱或直肠压迫症状。

（5）体征：子宫增大外形不规则，可见脱出宫颈口及阴道内赘生物，晚期可呈冰冻骨盆，腹水，贫血及恶病质。

（二）治疗

治疗以手术为主，术后加用放疗或化疗。

（三）康复

（1）做好心理护理，鼓励患者表达自己感受。

（2）遵医嘱用药。

（3）定期随访，及时发现异常。

二、护理诊断

（一）绝望

其与疾病的诊断有关。

（二）疼痛

其与疾病及手术有关。

（三）睡眠型态紊乱

其与疾病的诊断及环境改变有关。

（四）知识缺乏

其与对疾病知识及术前术后注意事项不了解有关。

三、护理目标

（1）患者能提高对本病的认识，消除绝望心理，增强治疗信心。

（2）减轻缓解疼痛疼痛。

（3）改善睡眠质量，适应术前术后环境。

（4）了解疾病知识及术前术后注意事项。

四、护理措施

（一）术前护理

（1）向患者介绍有关子宫肉瘤的医学常识，介绍诊治过程中出现的各种情况及应对措施。

（2）遵医嘱做好术前护理，饮食以高蛋白易消化为主。

（二）协助术后康复

（1）连续心电监护，每小时观察并记录一次生命体征及血氧饱和度。

（2）注意输液速度，记录出入量。

（3）保持尿管、盆腔引流管通畅，认真观察引流物性状及量。

（4）观察伤口有无渗出，腹带松紧适宜，减轻伤口张力。

（5）遵医嘱给予止痛剂。

（6）指导患者进行床上肢体活动，防止静脉血栓及压疮发生。

（三）健康指导

（1）保持外阴清洁干燥。

（2）术后禁止性生活 3 个月。

（3）遵医嘱每个月入院化疗。

（4）应定期进行肺部检查。

五、评价

（1）患者能列举常用的缓解心理应激的措施，心情平稳，积极配合治疗。

（2）患者术后疼痛逐渐缓解或消失。

（3）患者能叙述影响睡眠的因素及应对技巧。

（4）患者出院时，能列举康复期随访事宜。

第五节 卵巢肿瘤

卵巢是人体内较小的器官，却是肿瘤的好发部位，卵巢肿瘤是妇女生殖器官的常见肿瘤之一，可发生于任何年龄。卵巢肿瘤可有各种不同的性质和形态：单一型或混合型、一侧或双侧性、囊性或实质性、良性或恶性。由于卵巢位于盆腔深部无法直接窥视，等到有自觉症状，若为恶性肿瘤常常到了晚期，应提高警惕。

若为良性肿瘤则在妇科检查或下腹部扪及包块而就医。

卵巢良性肿瘤常采用的治疗方式是外科手术，但必须考虑患者的年龄、肿瘤大小和位置、症状和是否保留生育能力。单纯囊肿行囊肿切除术即可，怀疑恶变者则行全子宫和双侧附件切除。

一、护理评估

（一）病史

早期无特殊病史，通常于妇科普查中发现盆腔肿块而就医。在病史方面主要注意收集与卵巢肿瘤发病有关的高发因素，如下。

1. 遗传与家族因素

因为约有 20%～25% 的卵巢恶性肿瘤患者有家族史。

2. 饮食习惯

卵巢肿瘤的发病可能与饮食中胆固醇含量高有关。

3. 内分泌因素

未孕妇女卵巢肿瘤的发病率高，因为妊娠期停止了排卵，减少了卵巢上皮的损伤。根据患者年龄、病程长短及局部体征可初步判断是否为卵巢肿瘤，有无并发症，并对良恶性作出评估（表 5-2）。

表 5-2 卵巢良性肿瘤与恶性肿瘤的鉴别

鉴别内容	良性肿瘤	恶性肿瘤
病史	病程长，生长缓慢	病程短，生长迅速
体征	单侧多，活动，囊性，表面光滑，一般无腹水	双侧多，固定，实质或者半实质，表面结节状，常伴腹水，多为血性，可能查到癌细胞
一般情况	良好	逐渐出现恶病质
B超	为液性暗区，可有间隔光带，边缘清晰	液性暗区内有杂乱光团、光点、肿块周界不清

（二）身心状况

1. 身体状况

体积小的卵巢肿瘤难于早期诊断，尤其肥胖者或妇科检查时腹部不放松的患者很难发现，而且不同类型的卵巢肿瘤有不同的特点，常见良性卵巢肿瘤的类型和特点如下。

（1）浆液性囊腺瘤：为常见的卵巢肿瘤，约占卵巢良性肿瘤的25％。多为单侧，圆球形，大小不等，表面光滑，囊内充满淡黄色清澈浆液。分为单纯性和乳头状两型，前者囊壁光滑，多为单房；后者有乳头状物向囊内突起，常为多房性，偶尔有乳头向壁外生长。

（2）黏液性囊腺瘤：约占卵巢良性肿瘤的20％，是人体中生长最大的一种肿瘤，有报告这类肿瘤可达45 kg以上。多为单侧，多房性，表面光滑，灰白色，囊腺呈胶冻状，可持续不断地生长，占据整个腹腔，造成行走不便和呼吸困难。当囊壁破裂时黏液会流至腹腔，种植在腹膜上继续生长，形成腹膜黏液瘤。

（3）成熟畸胎瘤：又称皮样囊肿，为最常见的卵巢良性肿瘤。可发生于任何年龄，也是女童最常见的卵巢肿瘤。多为单侧、单房，中等大小，表面光滑，壁厚，囊内充满油脂和毛发，有时可见牙齿和骨质。任何一种组织成分均可形成恶性肿瘤，恶变率为2％～4％，多发生于绝经后妇女。

（4）卵泡膜细胞瘤：为有内分泌功能的卵巢实质肿瘤，因分泌雌激素故有女性化作用。常与颗粒细胞瘤合并存在，但也有纯卵泡膜细胞瘤，为良性肿瘤。多为单侧，大小不一，圆形或卵圆形，质硬，表面光滑。

（5）纤维瘤：为较常见的良性卵巢肿瘤，占卵巢肿瘤的2％～5％，多见于中年妇女，以单侧居多，中等大小，表面光滑或结节状，切面灰白色，实性，坚硬。偶见纤维瘤患者伴有腹水或胸腔积液，称梅格斯综合征，手术切除肿瘤后胸、腹水自行消失。

（6）卵巢瘤样病变：属卵巢非赘生性肿瘤，是卵巢增大的常见原因。有时可表现为下腹压迫感、盆腔一侧胀痛、月经不规则等。如果症状不严重可观察1～2月，无需特殊治疗，囊肿多于2月内自行消失。常见的有如下几种。①黄体囊肿：由于黄体不退化持续产生黄体素所致，一般少见。囊肿直径约 4 cm，可使月经延迟甚至停止，有下腹部不适或疼痛，囊肿破裂可造成腹腔内出血。②卵泡囊肿：在卵泡发育过程中，受激素影响可停滞以致不成熟或成熟而不排卵，致卵泡液潴留而形成。囊壁薄，卵泡液清，其直径小于 5 cm。③黄素囊肿：常在滋养细胞疾病中出现。其原因是由于人绒毛膜促性腺激素过度分泌，长期刺激卵巢使之过度黄素化所致。直径可达 10 cm 左右。可为双侧性，表面光滑，色黄。当清除葡萄胎或人绒毛膜促性腺激素水平降低后 3 个月可自动消失，无需特殊治疗。④多囊性卵巢：由于内分泌功能紊乱，下丘脑-垂体平衡失调，黄体生成素过度刺激卵巢，导致卵巢内含有多个囊肿。双侧卵巢均匀增大，为正常的 2～3 倍，表面光滑，呈白色，包膜厚，切面有多个囊性卵泡。可导致闭经、多毛、不孕等多囊卵巢综合征。

卵巢良性肿瘤生长缓慢，早期肿瘤较小，多无自觉症状。当肿瘤增大至中等大小时可出现腹胀，并可在腹部扪及肿块。较大的肿瘤可以占满盆腔，甚至占满整个腹腔并出现压迫症状，如尿频、尿急、便秘、心悸、气急、呼吸困难等。如果有并发症则可能出现一些严重的症状。如并发蒂扭转或囊肿破裂时，患者可突然发生一侧下腹剧痛，常伴恶心、呕吐甚至休克。若并发感染时，则可出现高热、腹痛、肿块及腹部压痛、肌紧张及白细胞计数升高等腹膜炎的征象。

2. 心理状况

当患者得知自己患有卵巢肿瘤时，无论肿瘤是良性还是恶性，患者都会有怀疑、不安、焦虑、恐惧等心理反应，特别在判断肿瘤性质的期间，对患者和家属而言是一个艰难而又恐惧的时期，此时迫切需要相关信息的支持，并渴望尽早得到确切的诊断结果。由于卵巢肿瘤的治疗方案均为手术治疗，治疗后可能改变生育状态和既往的生活方式，从而产生极大的压力，需要护理人员协助应对这些压力。

（三）诊断检查

1. 妇科检查

应用妇科双合诊（三合诊）检查，常可发现阴道穹隆部饱满，可触到囊性或实性的肿块，子宫位于肿瘤的侧方或前后方。注意评估卵巢肿瘤的大小、质地、单侧或双侧、活动度以及肿瘤与子宫及周围组织的关系。

2. B型超声波检查

可确定肿块的部位、大小、形态及性质，从而对肿块的来源作出定位；又能鉴别卵巢肿瘤、腹水和结核性包裹积液。

3. 细胞学检查

腹水或腹腔冲洗液找癌细胞，对进一步确定卵巢癌的临床分期和选择治疗方案有意义。

4. 腹腔镜检查

可直视肿块的大体情况，并可对整个盆腔、腹腔进行观察，必要时可在可疑部位进行多点活检。

5. 放射学检查

若为卵巢畸胎瘤可行腹腔平片检查，可显示骨质及牙齿等。

6. 细针穿刺活检

用长细针（约 6 cm）经阴道后穹隆（或经直肠）直接刺入肿瘤，在真空下抽吸组织或液体作病理检查，可鉴别良、恶性肿瘤。

7. 其他

利用免疫、生化等方法测出患者血清中的肿瘤标志物，如抗生素原标志物——AFP，激素标志物——绒毛膜促性腺激素 β-亚单位（β-HCG）等。

二、护理诊断

（一）焦虑

其与卵巢肿块有关。

（二）预感性悲哀

其与切除子宫、卵巢有关。

三、护理目标

（1）患者能描述自己的焦虑，并列出缓解焦虑的方法。

（2）患者能用语言表达对切除子宫和卵巢的看法，并积极接受治疗过程。

四、护理措施

（一）心理护理

医务人员提供支持，协助患者应对压力，经常巡视病房，了解患者的疑虑和要求，倾听患者的主诉，讲解有关卵巢肿瘤的治疗、护理等知识，安排已康复的患者现身说法，鼓励患者参与护理活动，增强治愈疾病的信心，缓解紧张与焦虑情绪。

（二）协助患者接受各项检查

向患者解释各项检查的意义，使患者愉快地接受各项检查，主动配合医生完成各项检查。

（三）协助患者接受治疗

卵巢肿瘤最主要的治疗方法是手术，应向患者及家属介绍手术经过，解除患者对手术的种种顾虑，愉快接受手术，主动配合治疗。

（四）出院健康教育

卵巢非赘生性肿物直径＜5 cm者，应3～6个月复查一次；良性肿瘤手术后1个月常规复查；恶性肿瘤术后需辅以化疗；加强预防保健意识；应为高蛋白、富含维生素 A 的饮食，避免高胆固醇饮食；高危妇女可预防性口服避孕药；30 岁以上的妇女应每年进行一次妇科普查。

五、评价

（1）患者能描述造成压力、引起焦虑的原因，并能以积极的方式应对压力，缓解焦虑。

（2）患者在住院期间能与医护人员沟通，积极配合治疗，参与护理过程。

第六章 正常妊娠孕妇的护理

第一节 妊娠的早期诊断

一、妊娠成立的机制

妊娠的成立包含有排卵、受精、着床、发育四个过程。

（一）排卵

指卵母细胞及包绕它的卵丘颗粒细胞从卵巢一起排出的过程。每一个月经周期通常只有一个优势卵泡发育成熟，破裂后将卵子排出于腹腔内。这个过程需要腺垂体分泌的 FSH 和 LH 发挥作用；卵子排出后由输卵管伞部捡拾、输卵管壁蠕动以及输卵管黏膜纤毛活动输送至输卵管壶腹部。

（二）受精

精子与卵子结合形成受精卵的过程谓之受精。受精部位通常在输卵管的壶腹部。

（三）受精卵的输送与发育

受精卵开始进行有丝分裂的同时，借助输卵管蠕动和纤毛推动，向子宫腔方向移动，约在受精后第 3 日分裂成由 16 个细胞组成的实心细胞团，称桑葚胚，也称早期囊胚。约在受精后第 4 日，早期囊胚进入子宫腔，在子宫腔内继续分裂发育成晚期囊胚。

（四）着床

晚期囊胚侵入到子宫内膜的过程，称孕卵植入，也称着床。

约在受精后第 6～7 日开始，11～12 日结束。必须具备的条件是：①透明带消失；②囊胚滋养层细胞分化出合体滋养层细胞；③囊胚和子宫内膜同步发育并相互配合；④孕妇体内有足够的孕酮，子宫有一个极短的敏感期允许受精卵着床。

二、早期妊娠的临床表现

（一）症状

1. 停经

往往是妊娠最早与最重要的症状。育龄有性生活史的健康妇女，平时月经规则，一旦月经过期 10 天以上，应首先怀疑妊娠。因为受孕发生，子宫内膜剥落的现象停止，所以月经停止。若停经达 8 周，妊娠的可能性更大。值得一提的是，哺乳期妇女的月经虽未恢复，也可能再次妊娠。但停经并不等于妊娠，例如月经延迟、情绪变化（焦虑、害怕等）、压力或一些慢性疾病均可能造成停经。

2. 早孕反应

据估计约有 $50\%\sim70\%$ 的孕妇在妊娠早期经历头晕、乏力、嗜睡、容易疲倦，以及恶心、食欲不振、晨起呕吐、喜食含酸食物或厌恶油腻物品等，称为早孕反应，俗称害喜。疲倦感的产生，可能是孕妇血糖消耗较快造成低血糖所致；而引起晨吐的原因并不清楚，可能与体内人绒毛膜促性腺激素（hCG）浓度增加、糖类代谢改变、胃的活动降低、贲门括约肌松弛等有关。一般约在停经之后 6 周出现，12 周之后会消失，不必特别加以治疗，但部分孕妇会持续较久，甚至造成妊娠剧吐，需住院治疗。

3. 尿频

妊娠头三个月，渐渐增大的子宫在盆腔内压迫膀胱，可引起尿频。孕 12 周以后，子宫体进入腹腔不再压迫膀胱时，尿频症状自然消失。等到近分娩期时，胎儿的先露部下降至盆腔，尿频的情形又变得严重。但必须注意的是，泌尿系感染或骨盆肿瘤亦可能造成尿频现象的发生。

(二) 检查与体证

1. 乳房变化

怀孕时乳房因受体内激素增加的影响而发生结构、组织的变化，以预备将来哺喂婴儿。孕早期，雌激素的分泌促进乳腺腺管的发育，而孕激素则促进乳腺腺泡的发育。妊娠 8 周起，乳房、乳头增大，孕妇常感乳房轻度胀痛和乳头疼痛，初孕妇较明显。怀孕时乳晕的颜色变深。乳晕周围可看到因皮脂腺（蒙格马利腺，Montgomery′s glands）胀大充血，而形成粉红色突起之小结节，称为蒙格马利结节（Montgomery′s tubercles），能分泌油性物质，保持乳头和乳晕的皮肤，避免干燥皲裂。哺乳期受孕者，乳汁分泌往往减少。这些乳房变化，在月经过期、雌激素过多或脑下垂体肿瘤时也会出现，因此，不能作为妊娠的诊断。

2. 生殖器官变化

随妊娠周期的增加，子宫大小、形状发生变化，自梨形到球形，前后径增长。至孕 8 周时子宫体约相当于非孕子宫的两倍，孕 12 周时子宫体约相当于非孕子宫的 3 倍。孕 6～8 周行阴道窥器检查，阴道壁及子宫颈充血，呈紫蓝色。双合诊多发现子宫颈变软且峡部极软，子宫颈与子宫体似不相连，称为黑加征（Hegar sign），易误诊为卵巢肿瘤。

三、辅助检查

(一) 妊娠试验

利用孕卵着床后滋养层细胞分泌大量 hCG，约在 40 天后可由尿液中检出 hCG 的原理，从而检测受检者血或尿中 hCG 含量，以协助诊断。

1. 免疫测定法

hCG 为糖蛋白激素，具有抗原性，将 hCG 注入动物体内，能使动物血清中产生抗 hCG 抗体，利用特异性抗体与相应抗原作用的原理，于体外进行 hCG 定性、半定量或超微量测定。目前临床上普遍应用的是凝集抑制试验。在受检者含有足够量 hCG 的尿液或血清内加入能中和 hCG 的可溶性抗体剂后，再加入 hCG 包被的颗粒（如乳胶颗粒、羊红细胞）时，便不会发生凝集，故称凝集抑制试验。

目前应用广泛的早早孕诊断（验尿）试纸条就是利用免疫分析的原理制成的。此法可检出尿中 hCG 最低量为 25U/L，然而因操作者的差异性较大及试纸质量等原因，并不能作为妊娠的确诊依据。造成假阳性的情况有服用精神科药物或口服避孕药等。反过来在甲状腺功能亢进、不完全流产和异位妊娠的妇女则会出现假阴性。

2. 放射免疫分析法

应用放射免疫分析的竞争结合原理，使不具放射性的 hCG 与标示有放射性核素的 hCG 竞争和抗 hCG 抗体的结合。当血清中无放射性的 hCG 含量增加时，标示有放射性核素的 hCG 和抗体结合的百分比值会随着降低，借此可以测出血清中 hCG 的含量。具有特异性强、敏感度高（10 ng/mL）的优点。此试验需在实验室内进行，操作复杂，需特殊设备并有放射性污染危险，hCG 抗体与 LH 抗原有交叉反应，以及需时较长，故广泛应用受到一定限制。

β-hCG 放射免疫测定法与 hCG 放射免疫测定法基本相同，但所用抗原为 hCG 的 β 亚基，其抗血清含抗 β-hCG 抗体，不与 LH 抗原发生交叉反应。测得数值小于 3 ng/mL 为阴性，大于 6 ng/mL 为阳性。

酶免疫测定（enzy meimmunoassay，EIA）是 20 世纪 80 年代开始应用的超微量检测 hCG 的方法。其原理是利用酶促反应的放大作用，显示抗原抗体反应。近年来常用的是一种定性检测尿液或血清中 hCG 的迅速而灵敏的单克隆酶免疫分析法，是一种基于夹心层原理的固相酶联免疫吸附试验（enzy melinked immunosorbent assay，ELISA）。其原理是含有 hCG 的样本（尿液或血清）与固定在聚苯乙烯试管上抗 hCG 单克隆抗体，以及酶标记的作用于同一 hCG 分子上不同抗原性部位的抗 hCG 抗体进行温育，形成

固相夹心三层结构，后洗涤除去未结合的酶标记抗 hCG 抗体，试管与酶底物进行温育，此时酶底物在酶的催化下出现蓝色。通过肉眼比较样品管和阳性参考管所出现的蓝色强度，即可确定试验结果。本法特异性强，灵敏度高，应用范围广。因其对 hCG 的敏感度为 $25\sim50$ ng/mL，可用于早早孕的诊断，更适合于可疑异位妊娠及流产后有无胎盘残留的辅助诊断，或停经后排除妊娠病例。

（二）超声检查

1. B 超

在增大子宫的轮廓中见到来自羊膜囊的圆形妊娠囊、妊娠环，其中间为液性暗区（羊水），最早于孕 5 周时，妊娠环中见到有节律的胎心搏动和胎动，可以确诊为早期妊娠。

2. 超声多普勒

最早于孕 $7\sim8$ 周左右，可以用超声多普勒仪测得有节律的单一高调胎心音，胎心率多为 $150\sim160$ 次/分，同时常可听到脐带血流音，即可确诊为早期妊娠。

（三）黄体酮试验

利用体内孕激素突然撤退引起子宫出血的原理，对既往月经周期规则，此次月经过期，疑为早孕的妇女，每日肌内注射黄体酮 $10\sim20$ mg，连续 $3\sim5$ 天。如停药后 $3\sim7$ 天内出现阴道流血，表示该妇女体内有一定量的雌激素，注射孕激素后，子宫内膜由增生期转变为分泌期，停药后激素水平下降，内膜剥脱引起阴道流血，可以排除妊娠；无阴道流血者，则可能为妊娠。

（四）基础体温测定

基础体温曲线可以间接反映黄体功能。具有双相型体温的妇女，停经后高温相持续 18 日不见下降者，早期妊娠的可能性大，若高温相持续 3 周以上，则早孕的可能性更大。

（五）子宫颈黏液检查

进行宫颈黏液涂片干燥后镜检，绝大多数早期妊娠者宫颈黏液量少、质黏稠，镜检仅见排列成行的椭圆体，不见羊齿叶状

结束

结晶。

四、鉴别诊断

进行妊娠早期诊断时，对临床表现不典型的患者，应注意与卵巢囊肿、子宫肌瘤囊性变及膀胱疾患相鉴别。

第二节　妊娠期妇女的生理变化

妊娠是胚胎和胎儿在母体内发育成长的过程。这是一个非常复杂、变化极其协调的生理过程。妊娠时，因胎儿成长的需要，母体所有的器官、系统均会产生连续性的变化。这种生理性的变化，是正常生物功能的延续，以渐进的方法发生，来调整其功能，以供给胎儿生长过程中所需之氧气和养分。

在妊娠时增加代谢作用以补充额外的营养，其目的不但供给胎儿养分，同时储备身体应对分娩所需的能量，以及产后哺乳的工作。而这些生理的变化是多方面的，但也是暂时性的。在妊娠终止时，将恢复到妊娠前的状态。所以，这些变化只是正常的生理变化。因此，妊娠时身体系统变化不但不是病态，反而是一种有益身体需求的状况。

本节所叙述的正是妊娠期妇女的一些明显和微妙的生理变化。孕妇生理变化包括局部性的（指生殖器方面）及全身性的（指全身的器官系统方面）。

一、局部性变化

（一）生殖系统的变化

1. 子宫
子宫在妊娠后的改变最为明显。
（1）子宫体：妊娠时子宫体明显增大变软，大小由非孕时的

7 cm×5 cm×3 cm，至妊娠足月时的 35 cm×25 cm×22 cm。子宫的重量在孕期约可增加 20 倍，由孕前的 50～60 g 增加到足月时的 1000～1200 g。子宫腔容量由非孕时的 5 mL 增至妊娠足月时的 5000 mL，增加 1000 倍，子宫体整个变软并胀大。

妊娠子宫的收缩增加，自孕 12～14 周起，子宫出现不规则无痛性收缩，可由腹部触知，孕妇也能感觉到。这种宫缩无规律，无疼痛，其强度及频率均随妊娠进展而逐渐增加，但宫缩时宫腔内压力不超过 10～15 mmHg，称为 Braxton Hicks 收缩。通常在妊娠早、中期时不明显，到了晚期妊娠期时（约 38～40 周时），收缩的持续时间、频率与规律性皆增加，可引起一定程度的不适，称为假阵痛（false pain）。

子宫肌壁主要是子宫肌细胞组成，孕时子宫肌细胞肥大且伸展，由非孕时长 20 μm、宽 2 μm 至妊娠足月时长 500 μm、宽 10 μm，胞质内充满具有收缩活性的肌动蛋白（actin）和肌球蛋白（myosin），为临产后阵缩提供物质条件。子宫肌壁厚度由非孕时约 1 cm，经孕中期逐渐增厚，达 2 cm，至孕末期又渐薄，妊娠足月时约为 0.5～1.0 cm。子宫增大受内分泌激素和子宫腔机械性压力共同作用。子宫肌层由平滑肌束及弹性纤维所组成。肌束排列交错，外层多纵行，内层为环行，中层多方向交错。肌层中含血管，子宫收缩时，血管被压缩，故能有效地制止产后子宫出血。

随着子宫的增大，其形状和位置亦发生改变。未孕时子宫壁坚而厚，稍扁平，早孕时外观呈球形。几周后子宫长度、宽度均迅速增加，变成卵圆形。约在孕 10～12 周时宫底增高，开始由盆腔上升到耻骨联合处，并继续增长进入腹腔内，此时可在耻骨联合上触摸到子宫底。至妊娠第 20～24 周时，子宫底的位置约在脐平处。尤其到妊娠第 36 周时达到最高点（接近胸骨剑突），此时横膈受到压迫，孕妇会感到呼吸困难，但到妊娠第 40 周时，大多数初产妇和部分经产妇会因胎头下降至骨盆入口，子宫底高度随之下降（表 6-1），而感觉呼吸较为顺畅，这种现象称为轻松感

(lightening)。同时，子宫在腹腔内随体位而有变化：当孕妇站立时，子宫倒向腹壁；而当仰卧时，子宫又压向脊柱。

表 6-1　妊娠月份与子宫底高度的关系

妊娠月份	子宫体大小	子宫底高度
1	比原本子宫体稍大一点	在骨盆腔内，不能由腹部触诊得知
2	约鹅蛋大小	在骨盆腔内，不能由腹部触诊得知
3	约成人手掌大小	耻骨联合上 2～3 横指
4	约小儿头大小	脐耻之间
5		脐下 1 横指，约 18（15.3～21.4）cm
6		脐上 1 横指，约 24（22～25.1）cm
7		脐上 3 横指，约 26（22.4～29.0）cm
8		脐与剑突之间，约 29（25.3～32.0）cm
9		剑突下 2 横指，约 32（29.8～34.5）cm
10		脐与剑突之间或略高，约 33（30.0～35.3）cm

注：妊娠 4 个月后，子宫体大小与羊水多寡、胎儿体重有关

　　妊娠时，随着胎盘生长的需要，子宫血流量显著增加，达非孕时的 20～40 倍。妊娠前，子宫血流速率是每分钟 15～20 mL，到妊娠末期增至每分钟 500～700 mL，约占孕妇全身血液供应量的 1/6，其中 80%～85% 的血液量送到胎盘。同时，为适应对子宫和胎盘血流量的供应，子宫血管的粗细、数目均有所增加，子宫动脉血管增粗几倍，静脉血管也随之增粗。增粗的血管约在产后一周恢复至未孕时的水平。

　　（2）子宫颈：妊娠后，宫颈受雌激素和孕激素的影响发生显著变化。孕早期，宫颈充血、组织水肿，外观肥大、着色、变软。子宫颈管内腺体肥大、增生，呈蜕膜样变化，腺体之间的空隙逐渐变小，最后形成一种蜂窝状结构，腺体所分泌的黏液变稠形成黏液栓，可阻隔细菌或其他物质入侵，以保护胎儿及胎膜。同时，在妊娠后一个月便开始出现子宫颈变软，由硬如鼻尖慢慢变为像耳垂之韧，到分娩时则柔软如唇，这种子宫颈逐渐变软的现象称

为古德尔征象（Goodel's sign）。

妊娠期间，子宫颈充血量增大及子宫颈腺体肥大；子宫颈连同阴道和会阴的血管增生，黏膜充血，造成黏膜颜色发生变化，由原来的淡粉红色变成蓝紫色，称为查德威克征（Chadwick's sign）。

（3）子宫峡部：位于宫体与宫颈交界处，宫颈管内，非孕子宫的峡部长约 0.8～1.0 cm，妊娠后随着子宫的增大，峡部逐渐伸展拉长变薄，至妊娠 12 周增长约 3 倍，妊娠 16 周左右时胎囊充满宫腔，峡部扩展成为宫腔的一部分，形成子宫下段，到妊娠足月时可伸展至 7～10 cm。

（4）子宫韧带：随着子宫进入腹腔，阔韧带被牵拉，圆韧带位置也受影响。当子宫收缩时，圆韧带也随之收缩。在分娩过程中，这种韧带和子宫的同时收缩，可以协助子宫沿同一轴线向产道推动胎儿，宫骶韧带及筋膜（例如膀胱子宫筋膜）都受牵拉伸展，与产后发生阴道前壁膨出及子宫脱垂关系密切。

2. 阴道

妊娠期，阴道血管增加并急剧扩张，黏膜变软，充血，水肿，呈紫蓝色。皱襞增多，结缔组织变松软，平滑肌细胞肥大，伸展性增加，为胎儿通过创造条件。妊娠后阴道上皮细胞及宫颈腺体分泌增多，使白带增多，常为乳白色。阴道上皮的糖原积聚，经嗜酸乳杆菌的作用后变成乳酸，使阴道内酸度增高，pH 值达 3.5～6.0，不利于一般致病菌生长，可防止细菌感染。

3. 卵巢与输卵管

妊娠时，卵巢略增大，一侧卵巢可见妊娠黄体及充血，可发生黄体破裂出血。黄体功能于孕 10 周后由胎盘取代，但妊娠黄体并不萎缩。有时在卵巢表面呈现小的散在且不规则的红色突起，称为蜕膜斑（patches of decidua），于分娩后自然消失。同时输卵管增长、充血，但肌层并无明显增厚。黏膜上皮细胞变扁平，在基质中可见蜕膜细胞。有时黏膜也可见到蜕膜反应。

4. 外阴与会阴

妊娠时，外阴和会阴的改变较为相似，均有水肿和血管分布增加，可有外阴静脉曲张。同时表皮增厚，大、小阴唇色素沉着，大阴唇内血管增多且结缔组织变松软，伸展性增加。小阴唇皮脂腺分泌增多。

（二）乳房的变化

孕早期乳房开始增大，充血明显，表浅静脉突起。孕妇自觉乳房发胀或刺痛，腺泡增生致乳房变韧。乳头增大着色，易勃起。乳晕着色，乳晕上的皮脂腺肥大、突起，形成散在的小隆起，称为蒙格马利结节，这也是早期诊断妊娠的体征之一。乳房的大小因人而异，平均每个乳房可增加到 700 g 左右。

妊娠期胎盘分泌雌激素，刺激乳腺腺管发育；分泌大量孕激素，刺激乳腺腺泡发育。此外，人胎盘催乳素（HPL）、催乳激素（PRL）以及胰岛素、皮质醇、甲状腺素等均有促进乳房发育的作用。已知乳腺细胞膜上有垂体 PRL 受体，细胞质内有雌、孕激素受体。妊娠期虽然有大量的多种激素参与乳腺发育，做好泌乳的准备，但并无乳汁分泌，可能与大量雌、孕激素抑制乳汁生成有关。妊娠后期，尤其是近分娩期挤压乳房时，可有数滴稀薄黄色液体溢出，称为初乳（colostrum）。但真正泌乳，则在分娩后数日内出现。

（三）皮肤的变化

妊娠期间，因雌激素和孕激素分泌增加，刺激脑下腺垂体分泌黑色素细胞刺激素（melanocyte stimulating hormone，MSH），作用于皮肤，产生黑色素，多发生于原本就有色素沉着过剩的区域。如乳晕、乳头、会阴、肛门周围色素加深；从耻骨联合延伸到肚脐腹中线部位，色素沉着形成棕色或黑色（黑中线）；另外，约 70% 孕妇脸颊、额头和鼻子上出现褐斑等。随着妊娠的进展，在乳房、大腿和腹壁上，出现波浪状、凹陷、紫色的条纹，称为妊娠纹，可能是因为结缔组织层过度扩张造成的断裂所致。同时由于雌激素的作用造成皮下组织血流量增加，常于孕妇的胸部、颈部、脸、手臂和腿部等部位，出现呈身体中心向外放射分布的血管蜘蛛痣。皮肤汗腺和皮脂腺活动加强，故孕妇较易出汗。头发毛囊减少，头发生长速度减缓，但产后休整期的毛囊数目大为增加，促使头发脱落和换新。

二、全身性变化

（一）心血管系统的变化

1. 血容量

妊娠期母体总血容量平均增加 30%～50%，即约增加 1.5 L 左右，当然有个体差异，这称为妊娠期高血容量。其目的是为了供给胎盘作适当的养分交换及补偿分娩时可能丧失的血液。血容量的增加是渐进的，从孕 6 周开始，至 32～34 周达高峰，维持此水平至分娩，产后 2～3 周，血容量恢复至未孕时水平。血容量增加时总是血浆量先增多，而血红素和红细胞的浓度相对减少，血浆量增加约 1000 mL，而红细胞约增加 500 mL，出现妊娠生理性贫血（图 6-1）。

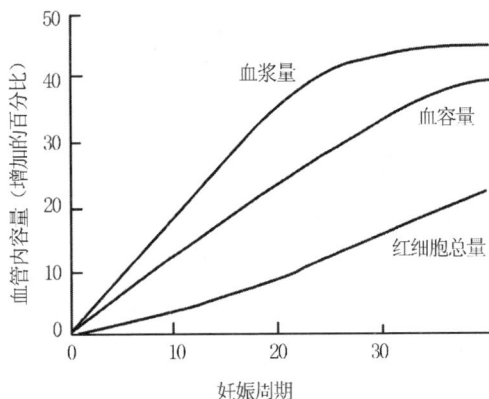

图 6-1　妊娠周数与血容量的关系

2. 血液成分

（1）白细胞：白细胞的产生比未怀孕时稍增多，自孕 7 周开始增加，孕 20 周后加速，至妊娠 30 周达到高峰，约为 $10\times10^9/L$，有时可达 $15\times10^9/L$，称生理性白细胞过多症，主要为中性多核细胞增加，淋巴细胞增加不多，而单核细胞和嗜酸性粒细胞几乎无改变。分娩时白细胞可高达 $25\times10^9/L$，可能与雌激素含量增多和应激反应有关。

（2）红细胞：妊娠期骨髓不断产生红细胞，网织红细胞轻度增生。由于血液稀释，红细胞计数约为 $3.75\times10^{12}/L$，血红蛋白为 110 g/L，血细胞比容降至 31%～34%。为适应红细胞增生、胎儿成长和孕妇各器官生理变化的需要，孕妇对铁剂需求增大，储备铁下降约 500 mg，故应在孕晚期补充铁剂，以防血红蛋白下降。

（3）凝血因子：妊娠期血液处于高凝状态。血液中纤维蛋白原比非孕期增加约 50%，孕末期可达 4～5 g/L，红细胞表面负电荷有改变，出现红细胞缗钱样反应，故红细胞沉降率加快。妊娠期纤维蛋白溶酶增加，优球蛋白溶解时间延长，表明纤溶活性降低，分娩后纤溶活性迅速增高。凝血因子 Ⅱ、Ⅴ、Ⅶ、Ⅷ、Ⅸ、Ⅹ 均增加，仅凝血因子 Ⅺ、Ⅻ 降低。血小板略有减少。妊娠晚期凝血酶原时间，部分孕妇凝血活酶时间轻度缩短，凝血时间无明显变化。

（4）血浆蛋白：自妊娠开始时，血浆蛋白由于血液稀释即出现下降，至妊娠中期约为 60～65 g/L，主要是清蛋白减少，约为 35 g/L，持续此水平直至分娩。

3. 心脏

妊娠期由于横膈被增大的子宫压迫而提高，心脏向左、向上、向前移位，更贴近胸壁，心尖部左移和心浊音界稍扩大，心肌轻度肥厚。从孕早期至孕末期心脏容量约增加 10%，心率增加 10～15 次/分，以适应妊娠的需要。由于心脏位置改变，血流量加大和血流速度加快，使大血管轻度扭曲，约 90% 的孕妇可能有功能性的心脏杂音，以心尖区及肺动脉区可听到柔和的吹风样收缩期杂音多见，产后逐渐消失。心电图因心脏左移有轴右偏。心音图多有第一心音分裂。

另外，孕妇常见心悸，多发生在动作改变太快时。在妊娠早期可能是因交感神经受到刺激而引起，妊娠后期则可能是子宫压迫横膈造成胸部压力加大所致。

4. 血压

正常妊娠时，血容量的增加使心输出量明显增加，血浆肾素和血管紧张素明显增多，理应伴有血压的上升。然而，由于外周血管扩张，胎盘形成动静脉短路及血液稀释，或因前列腺素产生增加，动脉压力得以维持正常，收缩压并无明显变化，舒张压反而下降，一般约 10～15 mmHg，脉压变宽。体位可影响血压值，坐位高于卧位。一般在妊娠中期血压偏低，孕末期恢复正常。

5. 心输出量

妊娠期心输出量大大增加，这不仅是子宫增大和胎盘发育生长之所需，也是其他脏器功能增加的需要。自孕早期（约孕10周）开始，心搏量增加，至妊娠 32～34 周时达高峰，左侧卧位测量心搏量约增加 30%，平均值约为 80 毫升/次，此后持续此水平直至分娩。临产、分娩均有血流动力学的骤然变化。临产时，每一次宫缩约有 500 mL 的血自子宫排出，而出现循环系统内血容量暂时性上升，同时心输出量也增加，而在两次宫缩之间，心输出量很少有改变。在胎儿娩出后，心输出量出现暂时上升，由于子宫对腹部静脉和盆腔静脉的压力解除，自下肢回心血流增加使血液循环的血量增加，因而可又一次出现血容量增加的高峰。心输出量在产后很快下降，在几周内即可恢复到未孕时水平。

6. 静脉压

妊娠对上肢静脉压无影响，对下肢静脉压影响较大。下肢静脉压于卧位、坐位及站立时均明显升高，可由 10 cmH$_2$O 增加到 20～30 cmH$_2$O，系因妊娠后盆腔血液回流至下腔静脉的血量增加，增大的子宫又压迫髂静脉及下腔静脉，使静脉阻塞、血流停滞和股静脉压升高（包括下肢、外阴和直肠的静脉压增高），加之妊娠期静脉壁扩张，孕妇容易发生痔和下肢、外阴的静脉曲张，且造成重力性水肿。当孕妇仰卧时，增大的子宫压迫下腔静脉，阻碍血液回流心脏，导致仰卧位低血压综合征。其症状为心搏出量降低，使血压明显降低，引起眩晕、头痛、心悸等现象，故又称作腔静脉综合征，若此时改用侧卧位（最好是左侧），巨大子宫对腹主动脉及下腔静脉的压力就可减小，下肢的血液很快回到心脏，心搏出量和全身循环状况、胎盘和子宫组织的灌注均可得到改善。心搏出量及子宫、肾脏的血流，最高可增加 30%～50%。

（二）呼吸系统的变化

妊娠期间，子宫增大的压力，使横膈上升，胸廓发生改变，表现为肋膈角增宽，整个肋骨架向外展开，胸廓的前后径及横径均增加，胸腔横径增加约 2 cm，胸围加大约 6 cm，以代偿横膈上升，故呼吸时膈肌幅度增大。妊娠期间，由于孕酮浓度增加，使得下视丘感受血液二氧化碳分压（PCO_2）有所调整改变。使母体内 PCO_2 为 32 mmHg（正常为 40 mmHg），PCO_2 降低使胎儿血液中二氧化碳含量高于母体而有利于其从胎儿送到母体排出，而母亲二氧化碳含量增加可致 pH 值降低，为了避免母体受到这种 pH 值改变所造成的酸血症，肺功能会不断调整。孕妇的潮气量（tidal volume，即平时呼吸的一次吸气量）和耗氧量均随着怀孕而逐渐增加，耗氧约增加 10%～20%，而潮气量增加 30%～50%，有过度通气现象，动脉血 PO_2 增高达 92 mmHg。母体每分钟氧气吸入量、每分钟换气量均随怀孕进展而增加，但功能残气量（functional residual capacity）、补呼气量（expiratory reserve volume，ERV）及残气量（residual capacity）均下降，而孕妇的肺活量（vital capacity，即最大吸气之后，最大呼出的容量）、呼吸频率（respiratory rate）及最大通气量（maximum voluntary capacity）几乎无改变。妊娠晚期子宫增大，膈肌活动幅度减小，胸廓活动增大，以胸式呼吸为主，气体交换保持不减。

归纳妊娠期肺功能变化为：①肺活量无明显变化；②每分通气量增加约 40%，主要是潮气量增加，约 39%；③残气量减少约

20%；④肺泡换气量约增加 65%；⑤上呼吸道黏膜增厚、充血、水肿，使局部抵抗力减弱，易发生感染。

妊娠后因雌激素浓度增高，造成鼻黏膜水肿、充血，故多易出现鼻塞及鼻出血。

(三) 消化系统的变化

妊娠早期明显的消化道症状为恶心、呕吐，晚期有胃灼热、呃逆、胃肠胀气及便秘等。

约有 50%的孕妇出现恶心、呕吐症状，通常是怀孕早期感觉的症状之一。症状因人而异，有的仅是晨起或白天感疲倦时有轻微恶心，有的则持续恶心。恶心、呕吐可以发生于任何时间，但一般在早晨空腹时。约妊娠 3 个月时，症状自然消失。这可能是由于受精卵分泌的 hCG 浓度升高以及碳水化合物代谢发生改变（母体葡萄糖被生长中的胎儿消耗掉导致低血糖）造成的。

孕妇可有牙龈肿胀或牙龈炎，表现为牙龈充血、水肿，呈海绵样，易出血，可能是体内雌激素的影响及缺乏维生素 C 所致。孕妇如缺钙，可出现牙齿松动。同时，孕妇的味觉和嗅觉均可发生改变，可能会改变以往的饮食口味，并出现嗅觉敏感。

妊娠时，孕妇出现唾液分泌增多或流涎症（ptyalism），唾液的 pH 值比平时低，更容易患龋齿。胃液分泌减少，胃酸低，由于孕酮浓度增加，使得胃、肠平滑肌松弛，胃、肠蠕动减少，使胃、肠排空时间延长，同时胃贲门括约肌松弛，导致胃酸反流至食管下端，产生胃灼热感，俗称"烧心"。小肠内排空时间的增加，使得在小肠内更多养分及铁质再吸收。而在大肠中，也使水分再吸收，又加上腹肌张力低下，更容易导致便秘和胃肠胀气等现象。同时孕酮增加也使得胆道系统平滑肌松弛，胆囊排空时间延长，使胆汁排出量减少；再加上血脂比原来怀孕时增加了 1/3，胆固醇增加 90%～100%，所以较易产生高胆固醇血症，因而更易形成胆结石。

妊娠期间，肝功能也会发生轻微改变。血清中磷酸盐可上升，血清清蛋白、球蛋白下降，血清中胆碱酯酶活力可减低。

（四）泌尿系统的变化

正常妊娠，肾脏为适应代谢及血液循环增加，排出母亲、胎儿的代谢废物的需要，尿量排出显著增加，平均增多 60%～80%，而尿比重却降低。肾血浆流量（renal plasma flow，RPF）及肾小球滤过率（glomerular filtration rate，GFR）自孕早期即增加，以致整个孕期维持高水平，RPF 增加约 35%，GFR 比非孕时增加约 50%。正常情形下，收集 24 小时尿标本，所测得的速率是每分钟 90～180 mL。GFR 与 RPF 受体位影响，孕妇仰卧位时尿量增加，故夜尿多于日尿量。因此，孕期作尿浓缩试验时，应确定条件，否则结果评价有困难。代谢产物尿素、肌酐等排泄增多，故血尿素氮（blood urea nitrogen，BUN）和肌酐（creatinine）的含量皆降低。随着肾小球活动的增加，肾小管的再吸收速度亦增加，但肾小管对葡萄糖再吸收能力不能相应增加，故孕妇饭后可出现糖尿，应注意与真性糖尿病相鉴别。由于肾微血管充血造成血浆蛋白漏出增加，尿蛋白较未怀孕时可有增加。正常情况下，尿中不含蛋白，即使有尿蛋白，24 小时也不超过 150 mg，而在妊娠期间可高达 250 mg，但是尿蛋白不可超过 200 mg/L。

受雌、孕激素的影响，泌尿系统平滑肌张力降低，肾盂、输尿管轻度扩张，输尿管增粗、延长和弯曲，蠕动减弱，尿流缓慢，尤其是右侧输尿管，受右旋子宫压迫，输尿管内压力较高，较易造成尿液停滞，严重者可发生肾盂肾炎。而左侧输尿管前方有乙状结肠垫衬，不易受压。

由于妊娠子宫压迫膀胱，使膀胱表面由凸面变成凹面状态，相对减少了膀胱贮存尿液的容量。妊娠早期，子宫体逐渐增大，压迫膀胱，造成尿频现象，直到子宫体大到超过骨盆腔时才渐渐减缓，但接近分娩时又因胎儿先露部进入骨盆腔，再度压迫膀胱，而再次造成尿频的情形，同时也可能会妨碍膀胱血液和淋巴液的流通，使得膀胱更易感染及创伤。

（五）内分泌系统的变化

妊娠时许多内分泌腺如垂体、甲状腺、肾上腺、胰腺以及其他的内分泌腺，都会因妊娠而有所改变。

妊娠期甲状腺由于腺组织增生，血管分布增加及活动性增加而呈均匀性增大。血清中甲状腺素（T_4）及三碘甲腺原氨酸（T_3）的浓度均增高，主要促进基础代谢率增加，可达 15%～20%，尤其在怀孕末期，基础代谢率可增高 25%，所以怀孕时出现甲状腺功能减退时，则易产生自发性流产。另外，若在怀孕期间未能适当补充碘，也将易产生甲状腺肿大。受大量雌激素影响，肝脏产生的甲状腺素结合球蛋白（TBG）明显增加，循环中的甲状腺素增多，但游离型甲状腺素并不增多，故孕妇一般不会出现甲状腺功能亢进表现。还有，孕妇和胎儿体内的促甲状腺激素均不能透过胎盘，而是各自负责自身甲状腺功能的调节。

随着胎儿生长，对钙需求量增多，母体甲状旁腺大小相应增大，使得血钙量增加，其甲状旁腺激素浓度，在妊娠 15～35 周达最高，可达到平常浓度的两倍，而在分娩前恢复正常，甚至低于正常。

正常孕妇的肾上腺仅有轻微的结构变化，但由于雌激素的大量增加，怀孕期间肾上腺活性增加，肾上腺皮质分泌的皮质醇（cortisol）和醛固酮（aldosterone）显著增加。皮质醇分泌增多 3 倍，进入血液循环后，75% 与皮质甾体结合球蛋白（corticosteroid binding globulin，CBG）结合，15% 与清蛋白结合。虽循环中皮质醇大量增多，但仅有 10% 为游离的起活性作用的皮质醇，故孕妇无肾上腺皮质功能亢进表现。醛固酮为主要的理盐激素，妊娠期增加 4 倍，但仅有 30% 左右游离的起活性作用，故并不引起过多的钠水潴留。

脑垂体在妊娠期可有轻微增大，以腺垂体增大为主，常增大 1～2 倍。嗜酸细胞肥大增生，形成"妊娠细胞"。妊娠期，腺垂体分泌 PRL，从孕 7 周开始增多，随妊娠进展逐渐增量，分娩前达高峰约 200ng/mL，为非孕时 10～20 倍。PRL 促进乳腺发育，为产后泌乳作准备。分娩后不哺乳，产后 3 周内降至非孕时水平；哺乳者多在产后 80～100 日或更长的时间后才降到非孕时水平。

腺垂体分泌促性腺激素（Gn）反而减少，是由于在孕早期妊娠黄体分泌孕激素，继而胎盘分泌大量雌激素、孕激素对下丘脑及脑垂体的负反馈作用。另外，腺垂体分泌的促甲状腺激素（TSH）、促肾上腺皮质激素（ACTH）均增多，但并无甲状腺、肾上腺皮质功能亢进表现。而神经垂体分泌催产素（oxytocin，OT）和加压素（vasopressin；又名抗利尿激素）增多，催产素的主要作用是促进子宫收缩和刺激乳腺分泌乳汁，加压素刺激小动脉平滑肌收缩，血压升高，并可作用于肾小管，增加对水分的再吸收。

妊娠期间，胎儿成长所需的葡萄糖皆由母亲供给，为防止低血糖对胎儿造成组织破坏或阻碍生长，孕妇本身必须维持正常血糖值，若孕妇本身有潜在性缺乏胰岛素，在怀孕时更加显示出来，产生妊娠糖尿病。

另外，有多种激素是维持妊娠所必需的，大部分先由黄体产生，继而由胎盘取代。孕期胎盘分泌的激素分别为：人绒毛膜促性腺激素（hCG）、人胎盘催乳素（HPL）、雌激素（estrogen）、孕酮（progesterone）和松弛素（relaxin）等。

（六）骨骼系统的变化

妊娠时，子宫增大，母体前倾重量增大，母体姿势发生相应改变，脊柱向前弯曲，加重腰背曲度，导致孕妇下背痛；末期，孕妇肩膀下垂及颈部向前屈曲，腰背部脊柱更向前凸出，故孕妇的颈肩部及上肢多产生酸痛。由于松弛素的作用促使骨盆及椎间关节松弛，骶髂、骶尾及耻骨联合等关节松弛，活动增加，其目的是使分娩时，胎儿能够很容易通过骨盆。正因为关节松弛，孕妇常出现摇摆步态（wadding gait），当松弛严重时，可使得耻骨联合分开而造成不舒适。

（七）新陈代谢的变化

基础代谢率于孕早期可稍有下降，而后逐渐增高，至孕晚期可增高15%～20%，而正常的怀孕其平均单胎体重约增加10～14.5 kg（平均12.5 kg）。第一妊娠期至孕13周时，由于恶心、呕吐，进食量少，体重可稍有减轻，以后很快恢复并增加，平均每周增加 0.35～0.5 kg，直至妊娠足月时体重增加约 12.5 kg，包括胎儿、胎盘、羊水、子宫、乳房、血液、组织间液及脂肪沉积等。这种适当的体重增加与新生儿的出生体重及发育情形有关，凡不正常快速增加或减少均隐含着危险先兆，应多加注意，及时诊断、治疗。

　　妊娠期间机体水代谢、矿物质代谢均发生改变。水分平均增加约 6.8 L，水钠潴留与排泄形成适当比例而不引起水肿，但至孕末期组织间液可增加 1～2 L。由于胎儿生长发育需要大量的钙、磷及铁，故多应人为地进行补充，否则会发生多种疾病。

　　怀孕后碳水化合物、脂肪、蛋白质三大物质代谢均可见增强。妊娠期胰岛功能旺盛，分泌胰岛素增多，循环中胰岛素增加。已知于孕期注射胰岛素后降血糖的效果不如非孕期，提示靶细胞水平有拮抗胰岛素的功能，或因胎盘产生胰岛素酶破坏胰岛素，故孕期胰岛素需要量增加，若胰岛功能不良，在孕期首次出现糖尿病，称妊娠糖尿病，检查孕妇空腹血糖值与非孕妇女相似或稍低，而血浆胰岛素值高，做糖耐量试验时血糖增高幅度大且恢复延迟。在脂肪代谢方面，肠道吸收脂肪能力增强，血脂增加，脂肪也较多地积存，以备糖原供能不足时利用，但动用脂肪过多，血中酮体增加，尿中出现酮体，发生酮血症，多见于妊娠呕吐、产程过长或产妇能量消耗而糖原储备量相对减少者。同样，妊娠妇女对蛋白质的需要量增加，呈正氮平衡状态。母体储备的氮，既要供给胎儿生长发育及子宫、乳房增长的需要，又要为分娩期间消耗做准备。

　　（八）腹部变化

　　腹部外形的改变是随着子宫增大进入腹腔而逐渐改变的，直到妊娠末期，子宫底上升并压迫横膈，上腹部的内脏被挤到腹腔顶部，肠管分别被挤在子宫的上部、后部及两侧。

第三节　妊娠期准父母的心理及护理

一、准妈妈的心理变化

妊娠不仅会造成身体各系统的生理改变，孕妇的心理也会随着妊娠而有不同变化。妊娠期的心理评估是产前护理极其重要的一部分。虽然妊娠是一种很自然的生理现象，但它也是妇女一生中的一个危机时期。无论妊娠是否为期盼中的事，妊娠总是女性生命发展史上的独特事件，是一项挑战，常被看做是家庭发展的一个阶段，此时家庭和社会角色会发生相应的变化，准父母要做好迎接新生命到来的准备，并要学习如何为人父母；妊娠也会对原有夫妻感情产生影响，夫妻双方要不断调整以适应新的家庭，家庭原有的生活形态，家庭既定的常规，家庭互动情形都会发生改变。妊娠期一系列生理变化和对分娩的恐惧会使孕妇产生一些心理反应。妊娠期妇女常见的心理反应有惊讶和震撼、矛盾、接受、幻想、自我关注、情绪波动、身体形象与界限改变等，孕妇如能很好地适应并调整妊娠期心理变化，则可以促进孕期顺利渡过，反之，则会影响妊娠期母子健康，乃至今后的生活。孕妇常见的心理反应如下：

（一）惊讶与震撼

妊娠初期，几乎对所有的孕妇而言，都可能存在着惊讶和震撼的反应。对于原本未计划怀孕的妇女来说，怀孕无疑是一件意外的惊讶；但即使是一直期盼怀孕的妇女，如果真的怀孕了，她同样感到惊讶和震撼，因为没有人能确定自己在想怀孕的时候就顺利地怀孕了。

（二）矛盾

怀孕带给妇女惊讶的同时，也有大多数妇女在受孕之初排斥"怀孕"，感到怀孕的发生不是时候，工作、学习及经济等问题还未处理好，自己并未做好为人父母的准备，希望怀孕是"将来有一天"而非"现在"，通常出现爱恨交加的矛盾感情，她既希望有孩子，却不想怀孕；既享受怀孕的欢愉，也同时不高兴自己怀孕。这种"矛盾心理"可以经常地出现在整个妊娠过程中，如果此次怀孕不是计划中或希望中的怀孕，此"矛盾心理"会更加明显，这种矛盾的心理通常表现为情绪低落、抱怨身体不适、认为自己在变丑且不再具有女性魅力等等，甚至有些孕妇因为此种"矛盾心理"而考虑到人工流产。

（三）接受

对妊娠的接受程度会受到多种因素的影响，如妊娠的时间、是否计划中的妊娠、家庭的经济状况及配偶的态度等。而孕妇对妊娠的接受程度，直接影响到她对妊娠的生理感受：接受程度越高，其感受到的妊娠的不适反应越少，对不适的耐受程度也越高；反之，如果孕妇无法"接受"怀孕事实，可能会感到失望和无助，生活在被压迫中，感到自己的生活世界将因怀孕而受破坏，怨恨自己，感觉自己好像是生病了，且对自己身体的不适存有非常多的抱怨。

妊娠早期，孕妇对于妊娠的感受只是停经后多种不适的反应，以及健康服务人员对于她腹中胎儿的描述，孕妇并未真实地感受到"孩子"的存在，她将注意力集中在自己怀孕与否，所以她更多的是关注自己，仔细观察腰部增宽、乳房增大、体重增加等现象。

妊娠中期，相比之下属于平静期。因体内激素改变所造成的生理不适如晨吐、恶心感渐渐消失，自发性流产的威胁已减少许多；随着妊娠的进展，腹部逐渐膨隆，孕妇开始慢慢地"接受"自己怀孕的事实，同时开始去关心自己腹内的胎儿，尤其是"胎动"的出现，让孕妇真正感受到了胎儿存在的事实，且感到前所未有的兴奋、骄傲。在接受肯定怀孕的事实后，孕妇会开始适应需要改变的事实，准备新角色的到来，并能调整与家属的多层次关系，努力寻求家属、朋友对"孩子"的认同。

妊娠晚期，孕妇"接受怀孕"不会再有怀疑。但对怀孕可能会产生"负面"的感觉，孕妇感觉身体越来越重，行动不便，非常容易疲倦、劳累，身体不适增加，渴望怀孕赶快结束，天天数着"预产"的天数。此期间，孕妇更加敏感，很容易受到别人拒绝、无礼的伤害，面对婴儿的出生产生忧虑和期盼，一方面害怕，担心分娩的过程，但另一方面会期盼见到自己的宝宝，她会为婴儿出生做最后准备。如花许多时间来为孩子取名等。

（四）幻想

孕妇的幻想较多。在妊娠初期，多在努力想象胎儿的形状以及胎儿所处的环境；也有母亲对怀孕会产生一些不正常的幻想，如将胎儿看成已长大的孩子，而期望孩子实现她自己的理想和野心，所以常幻想"我希望他像父亲一样是个优秀的运动员""我希望女儿拥有一双灵巧的手，以后成为钢琴大师""我要他将来读医学院校成为医师"等。也会幻想当自己是一个孩子的母亲时是什么样的情况。到了妊娠末期，幻想的东西会较前期更为真实且实际，且多伴随着担心、焦虑和害怕，如害怕未来的宝宝可能会像小动物"全身毛毛的"，甚至幻想胎儿是个"断手断脚"或为"不正常有缺陷的小孩"。越接近分娩，孕妇的幻想越多，如幻想分娩遭遇危险和伤害，以及害怕胎儿会因分娩而不安全。

研究显示，妊娠末期，一个初产妇应该至少有三种不同白日梦式的幻想，可帮助她准备确认成为一个母亲的角色。第一，孕妇会幻想自己要如何做好一个妈妈的行为；第二，她想象做一个母亲的应有的特殊品质是什么，该给予胎儿爱、温暖、亲密等；第三，幻想未来生活发生变更，如何调适自己角色上的改变等。

（五）自省

一个非常活泼开朗的妇女在妊娠后，可能会对以前所表现从事的活动失去兴趣，喜欢独处或独立思考，这种状态有助于她更好地计划准备，以应对妊娠和分娩，接受新生儿的到来；也有孕妇妊娠后由精神内向转向为精神外向，变得比以前活泼开朗了，喜欢告诉别人自己怀孕了，证明自己具有女人能力，随妊娠期的发展，而更表现出"孕味"来。但这些自省行为也会使她的丈夫或亲友感到窘迫，一时不可接受从而影响家属、亲友的人际关系，影响孕妇的心理健康。所以，妊娠早期夫妻双方应与健康服务人员共同讨论妊娠过程中可能出现的一系列不适和可能产生的心理改变，并制订计划加以应对。

（六）情绪波动

大多数孕妇的情绪波动很大，易于激动，很敏感，她们可以因极小的事情而产生强烈的情绪变化，突然生气、哭泣，追问其原因时，又很难说出理由，这常常使其丈夫和家属感到困扰和不知所措，只好漠视。这种情形会让孕妇觉得家人不支持、不体贴、不爱她，从而严重影响夫妻的感情。如果孕妇的亲属能够理解这种情绪波动是属于妊娠期特有的心理反应，则能帮助孕妇很好地应对，不至于造成妊娠期的压力来源。

（七）身体形象与界限改变

妊娠期间，由于胎儿逐渐成长造成孕妇身体显著的变化。随着妊娠的发展，孕妇觉得需要更大的身体空间，所以同时体验到身体形象和身体界限的改变。所谓身体形象是指个人对自己身体的看法，而这与个人的态度、感觉、认知、外在所处的文化、环境以及爱人的态度等因素有关。身体界限是身体形象的另外一层面。身体界限是指个人了解自己身体界定的范围，并可划分出自己与其他人或物体之间的关系。身体界限明显者，认为自己的身体是实在的，很容易与外界分开；相反，身体界限脆弱者，认为身体界限是容易被侵入且易受伤害的，觉得身体十分娇弱。孕妇在妊娠初期，身体形象改变不明显，但随着妊娠的进展，改变就越大，尤其到了妊娠晚期，开始产生了一些负面的感受，例如有些孕妇觉得自己不再是个"迷人的女人了"；相反，有些初产妇则对自己身体形象的改变表现得非常正向，而且还引以为傲。

身体形象的改变本是正常的，但却是孕妇很大的压力来源。

尤其在妊娠晚期，若孕妇无法接受自己的身体改变时，很可能产生沮丧、悲观心情，严重影响孕妇的正常心理改变，最后影响她们适应母亲角色，对母子均不利。

（八）为人母的心理责任

妊娠期妇女为保持其自身和家庭的完整性，更好地迎接家庭新成员的到来，必须承担四项主要的心理责任，这些责任的完成是母亲角色的正确获得、良好母子关系建立的基础。

1. 确保自己与胎儿安全地渡过妊娠期和分娩期

孕妇首先要确保自己与胎儿的安全，否则她无法承担其他的心理责任。为了确保自己与胎儿的安全，她会寻求良好的产科照顾及阅读有关的书籍。遵守医生的指示或建议，使整个妊娠保持最佳的健康状况，例如她会遵守医生的药方补充维生素、摄取均衡营养以及给予自己足够的休息与睡眠等。另外，孕妇在不同的妊娠期，其所承担的心理责任均不同，在第一妊娠期孕妇通常会先考虑自己的健康情形，"我真的怀孕了吗？还是生病了？"而到第二妊娠期时，孕妇渐渐觉得胎儿为自己生命的一部分，开始意识到要去保护它，且开始作产前照顾的一些准备，到了第三妊娠期，往往会考虑到自己和胎儿的安全性，寻求有关分娩的知识，害怕分娩及分娩时所发生的一切，总担心自己与胎儿是否能安全渡过分娩等。

2. 寻求他人对孩子的接受

孩子的诞生对原来存在的家庭关系和亲友关系都会带来改变，而这种改变需要不断的心理调适，才能变得完全接受。妊娠初期，孕妇可能会表现为不情愿接受"妊娠"这一事实，但随着妊娠的进展，孕妇真实地感受到"孩子"的存在，如出现胎动等，孕妇便逐渐接受了自己的孩子，并努力寻求他人对孩子的认可和接受，总是希望"孩子"是每一个家属和亲友所接受和欢迎的。在这一过程中，配偶对孩子的接受程度对孕妇影响很大。

3. 寻求他人对自己母亲角色的认可

随着孕妇对孩子的接受，她开始想象着自己的孩子，希望赶快结束妊娠，显示出对孩子的关爱，并学习如何承担母亲角色，学习护理婴儿技术，并争取更多的哺育教导、更多的社会支持源等。此时，应帮助孕妇树立自信心，促进其更好地承担母亲角色。

4. 学习为孩子而奉献

孕妇承担母亲角色后开始学习，学习怎样给予孩子更多的营养、教育和关爱，并为孩子而忽略或推迟自身需要的满足，将孩子的需求放在第一位。在这段时期，她特别需要丈夫及家属的支持和关心，来减轻她所承受的生理和心理的负担。

二、准爸爸的心理变化

由于妊娠并未发生在男性身上，所以准爸爸的心理变化很少引起人们的注意。其实妊娠、生产及为人父母对男性而言，也同样面临着极大的考验，情绪上的需求同样需要被满足和引起人们关注。

得知妊娠后，准爸爸的主要心理变化是确认妊娠。通常父亲的接受过程会比母亲缓慢。如果妊娠是计划中的，准爸爸的表现是非常兴奋，而且非常骄傲，因为妊娠证实了他们男性的特质；相反，若妊娠不是计划中的，准爸爸则会表现出震惊和失望。无论妊娠是否是期望中的，多数的准爸爸都或多或少会在心理上产生压力，甚至出现和孕妇类似的生理反应，例如恶心、呕吐、食欲缺乏、紧张焦虑、失眠及情绪波动等。此时由于孕妇的外观尚未有明显的改变，也未出现胎动，所以准爸爸无法体会孕妇的心情，也未能真正理解妊娠过程。

随着妊娠的进展，准爸爸逐渐适应现实并接受胎儿。开始因未看到确实妊娠的证据，准爸爸尚未专注于与胎儿建立情感的联结，造成夫妻双方会有心理认知的距离。

妊娠至 25～30 周时，准爸爸会开始定位自己，逐渐接受胎儿出生到将成为父亲的角色。并对配偶妊娠的进展感到骄傲，同时会对配偶表现出关怀及负起保护配偶的责任。随着生产日期的临近，他会越来越担心生产时伴侣及胎儿的安全。至此，准爸爸已能确定自己父亲的角色，且实际参与配偶的生产过程。

第四节　妊娠期妇女的全程护理

妊娠期间，良好的护理可以维持孕妇和胎儿的健康，并有效地预防各种合并症和并发症。

一、妊娠早期

（一）自我护理

1. 个人卫生

包括外阴清洁、乳房护理、沐浴、口腔卫生等。

（1）外阴清洁：妊娠期由于激素的作用，阴道分泌物增加，外阴部充血、水肿，孕妇常感到不舒适，甚至在炎热天气时可有不佳气味，使孕妇尴尬，并容易发生泌尿系统、生殖系统的感染。护理人员进行指导时，首先向孕妇解释分泌物增多的原因并给予心理支持，鼓励孕妇保持外阴清洁卫生，以清水淋洗，每日 1～2 次，便后使用清洁卫生纸，并从前向后擦干净。勤换内衣裤，内裤应采用透气性、吸水性好的棉质布料。白带过多可使用小型卫生棉垫。教导孕妇若发现阴道分泌物颜色、性质、气味改变或有异臭时应就医处理。

（2）沐浴：妊娠期新陈代谢旺盛，孕妇的汗腺皮脂腺分泌增多，白带亦增多，应经常洗澡，以保持清洁、舒适，且促进血液循环及皮肤排泄作用，而具体次数可依季节和个人习惯而定。孕妇应尽量采用淋浴方式，以减少污水经阴道逆行感染的机会，淋浴水温不宜过高或过低，淋浴时间也不宜过长，并注意保持浴室内通气，同时应注意保持自身平衡，地面置防滑垫，以防跌倒。

（3）口腔卫生：怀孕后由于体内激素水平的改变，易造成牙龈肿胀及出血，又加上唾液分泌的增加，食物残渣等更易堆积填塞在牙缝、牙齿边缘，造成细菌感染发炎。应指导孕妇保持良好的口腔卫生习惯，饭后及临睡前选用软毛牙刷仔细刷牙，如孕妇喜甜食，应选择迅速溶解的甜食，并在进食后刷牙或漱口，且应教导孕妇正确刷牙方法。如有牙病，应及早就医，以免因口腔及牙齿疾患影响进食而导致营养不良，或细菌经血液循环传至身体其他部位而引起疾病。在就医时，应告知牙科医师，目前为怀孕状态，避免接受 X 线等有害辐射。

（4）乳房及乳头护理：怀孕后，乳腺发育，乳房胀大，上衣不宜过紧，胸罩大小应适中，且具有一定的支托力，同时注意乳房和乳头的清洁卫生（详见妊娠中、晚期乳房护理）。

2. 安全

妊娠期尤其是早期的安全性在于孕妇一定要避免接触有害物质，如有毒的化学物质、放射性物质等。

（1）饮酒：孕妇即使是中量、少量饮酒，均可对胎儿产生毒害。如果孕妇每月饮酒 60 mL，血中酒精浓度则可致胎儿贫血、四肢及心血管缺陷，并可出现胎儿低体重、身体短小、智力低下等。

（2）吸烟：孕妇吸烟可引起流产、早产、死胎及低出生体重儿增加。实验已证明，胎盘异常的发生率与孕妇吸烟的数量成正比，而胎儿体重则与吸烟的数量成反比，孕妇吸烟，其新生儿体重平均下降 200 g。吸烟母亲的新生儿健康状况和儿童的智力水平，也不如不吸烟母亲的孩子，因烟草可产生一氧化碳、烟碱，使血管收缩，从而减少了胎盘循环血量，导致胎儿、胎盘缺氧。患妊娠期高血压疾病时，吸烟可使围生儿死亡率高 3 倍。吸烟越多，畸形儿发生率也越高，因此，孕妇及家属均应停止吸烟，并尽量避开多人吸烟的公共场所。

3. 孕期用药

因为药物均会产生或多或少的不良反应，所以孕期一般尽量少用药物，但是妊娠出现并发症时，必须用药治疗。因此，孕期用药应注意两方面的问题。

（1）避免滥用药物：很多药物可以通过胎盘影响胚胎及胎儿发育，对胚胎及胎儿产生毒害，表现出致胎儿畸形和致癌作用。孕期用药要慎重，特别是妊娠初期前 2 个月，是胚胎器官形成时期，更应注意。致癌作用的药物多为雌激素类，如己烯雌酚可导致用药后所生女婴在 14～24 岁发生阴道透明细胞癌。致胎儿畸形的药物取决于药物的毒性、胎儿体内的血药浓度和用药时间，在早孕期，胎儿器官在分化阶段，某些药物如抗早孕反应药、保胎药、一些抗感染药或避孕药等，使正处于高度分化、发育形成的某些器官细胞受损而导致流产、畸形、功能异常。此外，使用药物的方法不当，剂量大，时间过长，亦可给胎儿带来危害。因此，孕妇用药要慎重，需在医师的指导下合理用药，计划妊娠的妇女在停经后应尽早检查，以确定是否怀孕并决定以后用药方案。

（2）积极配合治疗性用药：目前存在一种倾向，即孕妇因担心药物对胎儿的不良影响，通常避免所有用药，甚至有并发症者，也拒绝必要的药物治疗，以致病情加重，严重影响母儿健康。此时，护理人员有责任帮助孕妇纠正错误观念，告知药物的药理和代谢机制，共同协商，权衡利弊，正确对待治疗性用药，必要时积极配合，在医生的指导下合理用药，以免贻误治疗时机，给家庭及母子带来不良后果。

4. 工作

健康孕妇怀孕后可胜任一般工作，但应指导孕妇在工作中注意工作强度，避免超过身体负荷，不宜攀高、抬举过重物品，不挑担过重物品，勿撞击或重压腹部。而对于事业心强、工作繁忙的妇女，更重要的是指导她们如何自我保护，并抓紧时间休息。大多数孕妇工作至怀孕 7 个月，也有工作至分娩者。同时应调离危及孕妇本身及胎儿健康发育的工作，如需接触化学物质及放射性物质、需长时间站立或必须保持身体平衡的工作。

5. 妊娠并发症的征兆

早期妊娠最常见的是阴道流血。只要是阴道流血，无论症状多轻微都应先保持安静，躺下休息并及时联络医师，避免下床走动和做家务。妊娠早期出血最主要的原因是先兆流产、葡萄胎或异位妊娠。妊娠早期有不明原因之单侧腹痛而伴有面色苍白、恶心、呕吐等症状则须怀疑是否为异位妊娠。

（二）早期妊娠的护理问题

1. 恶心、呕吐

（1）相关因素：发生原因尚不明了，较多的说法认为是与妊娠期体内 hCG 增加有关，另有人认为是妊娠期糖代谢改变，使血糖降低所致；还有人认为与心理因素有关。

（2）主要表现：约有半数以上的孕妇在妊娠早期有不同程度的恶心现象，部分出现呕吐，多以晨起时明显，亦有全天频发者。

（3）护理措施：①对孕妇恶心、呕吐程度进行评估，如出现严重呕吐现象，即孕妇无法将摄入的水或食物保留在胃内，导致脱水、少尿、酮体堆积等，则应立即送医院行矫正脱水及补充必须营养的治疗。②提供愉快、轻松的进餐气氛，保持环境温馨。③增加葡萄糖的摄取：摄取含有大量糖类的食物，味道不要太浓且温度适中是解决恶心的最好办法。④提供少量多餐的饮食。⑤精神上的鼓励和安慰等心理支持，也有助于缓解症状。

（4）健康指导：①食用清淡食物，避免油腻、干炸的食物。②多吃蔬菜、瓜果，避免空腹，避免低血糖的发生。③晨起吃些水分较少的食物（如饼干等），采取少量多餐方式。④保证休息，睡眠充足，减少疲劳。

2. 尿频

尿频症状多出现于两个时期：妊娠初期，子宫增大，压迫膀胱所致，加上骨盆腔血流供应增加，也刺激膀胱排空次数增多；妊娠后期，胎头入盆时，尿频症状又重复出现，甚至在孕妇咳嗽、打喷嚏时，可能有尿液外溢。在妊娠中期，渐渐胀大的子宫超出骨盆腔使尿频症状改善。

护理措施：①向孕妇解释出现症状的原因，告知有尿意时应排空，不宜憋尿，使其理解此症状为妊娠的正常反应，可待其自然恢复。②减少睡前液体摄入量，以减少夜尿频繁现象而避免影响睡眠，但并不是减少液体总入量来解除尿频，以免影响机体代谢，可在白天增加水分入量。③提肛运动，训练盆底肌肉的收缩功能，从而增强排尿控制能力。增加腹压尿液外溢时，使用护垫。妊娠结束后此症状通常会自行消失，如因会阴肌肉过度松弛所致，产后仍会存在，则应转入泌尿科处理。

3. 阴道分泌物

妊娠时阴道黏膜和子宫颈腺体受激素浓度变化的影响，使血流增加，黏膜变软、增生变厚，脱落细胞增多，阴道上皮糖原含量增加，子宫颈黏液分泌旺盛，分泌物增多，这些生理的变化造成阴道分泌物增多。通常这种分泌物的颜色应仍呈清澈、白色，含有黏液及脱落的阴道上皮细胞。同时阴道酸碱度降低，导致某些微生物易于滋生。

护理措施：①对阴道分泌物过多的孕妇，应全面检查，排除滴虫、真菌及其他感染，并针对原因给予处理。②保持外阴部清洁，穿棉质透气吸汗的内裤，避免用尼龙料内裤及裤袜，以免影响散热及吸水性，而加重症状。③每次排尿后用温水清洗外阴部，不可做阴道灌洗以免改变正常的阴道酸碱值。④使用卫生护垫并随时更换。

二、妊娠中、晚期护理

随着妊娠的进展，到了妊娠中、晚期，由于胎儿的生长发育，母体的负担逐渐加重，孕妇更应注意休息、睡眠、活动及采取相适应的姿势。妊娠期各种并发症较多地发生在妊娠中、晚期，此时胎儿的器官逐渐发育，因此，还需注意监测胎儿的发育情况及有无并发症的发生，而妊娠期孕妇的自我监护往往是早期发现妊娠期并发症的重要手段之一。

（一）自我监护

妊娠中、晚期自我监护内容主要包括胎儿和母体两方面，其中母体的自我监护主要是早期发现多种并发症的征兆；胎儿方面的监护主要是胎动的自我监护，当然还有胎心音的监护。

1. 胎动计数

胎儿在子宫内的活动称为胎动，胎动是表示子宫内生命存在的象征，是胎儿情况良好的表现。孕妇于孕 18～20 周时开始觉得有胎动，正常情况下，每小时约动 3～5 次，妊娠周数越多，胎动越活跃，但至妊娠末期渐渐减少。数胎动是自我监护胎儿情况的一种重要手段，如胎儿有宫内窒息，可出现胎动异常，胎儿在缺氧早期的躁动不安，常表现为胎动活跃，胎动次数增加。而当缺氧严重时，胎动逐渐减少。孕妇自妊娠 30 周开始，每天早、中、晚各数 1 小时胎动，每小时胎动不低于 3 次，反映胎儿情况良好。如将 3 次的胎动次数相加的和乘以 4，即得 12 小时的胎动总数。如 12 小时的胎动总数在 30 次或 30 次以上，反映胎儿的情况良好，如下降至 10 次以下，多数为胎儿在子宫内缺氧，需及时到医院就诊，进一步检查诊断，并采取措施。孕妇数胎动时思想要集中，静坐或卧，以免遗漏胎动感觉，每次均应做好记录。

2. 乳房及乳头护理

进行乳房和乳头护理的目的是：①清洁乳房和乳头；②强韧乳头，预防产后哺乳造成乳头皲裂；③矫正凹陷的乳头；④适当按摩乳房以利产后乳汁产生并使输乳管、输乳窦开放，有助于减少产后乳汁充盈。

自妊娠第 6 个月开始，每日用温水清洗乳头及皮肤的皱褶处，以除污垢，用软毛巾轻轻擦干，以手指揉捏乳头两分钟，以增加乳头皮肤的韧性，防止哺乳时发生皲裂而感染。如乳头扁平或凹陷，可于擦洗时用手捏住乳头根部轻轻向外牵拉，久之可助乳头凸出，以利于婴儿吸吮。如有痂垢不易洗掉，可涂些消毒的植物油将污垢浸软，再用热水洗净，不可用手抠痂垢，以免抠破皮肤引起感染。有流产及早产先兆时慎重刺激乳头。

3. 维持正确的体位

随着妊娠的进展，孕妇的腹部逐渐膨隆，尽管孕妇本身会努力去适应这一变化，但好的体位可以帮助孕妇适应并减少妊娠不适感。正确的体位是：

（1）坐位时：椅子应稍矮，以使双脚能着地，最好膝关节能高于髋关节，后背紧靠在椅背上，必要时可在腰部放一小枕。

（2）站立时：将身体重心放到脚跟，两脚分开约 30 cm，以保持身体平衡，尽量避免长时间站立，如不可避免，应在一只脚下垫一矮脚凳，并不断更换。

（3）行走时：上身保持直立，双肩放松，一旦感觉疲劳，要马上停下来，找身边最近的凳子坐下歇息 5～10 分钟。

（4）当拾取地面上或近于地面的物品时，一只脚慢而轻向前一步，屈膝，下蹲，把身体的重量分配到膝盖上，除非必要，尽可能地避免俯身弯腰的动作。

4. 休息与睡眠

随着时间的推进，孕妇身体负担越来越重，容易疲劳，需要充足的睡眠和休息时间。一般孕妇每晚应有 8～9 小时的睡眠时间，中午应有 1～2 小时午休。除能消除疲劳外，也可防止妊娠并发症的发生。孕妇卧床休息和睡眠时，宜取左侧卧位，下肢放松自然屈曲，腿间可垫软枕，这样可以避免增大的子宫压迫腹主动脉和下腔静脉，以保证子宫胎盘有足够的血液灌注，为胎儿创造较好的宫内生长环境；同时，下腔静脉血回流通畅，可减轻下肢水肿，这种姿势有助于肌肉放松，还利于减轻疲劳。还应注意睡眠时保持环境安静，室内空气清新流通。

5. 产前运动

适当的运动可以促进血液循环，增进睡眠和食欲，促进身体舒适，促进新陈代谢，并可强化肌肉，增强产道弹性，为分娩作准备。因此，孕妇应进行适当的运动。但妊娠期间由于松弛素的作用，孕妇关节、韧带连接部都较松弛，因子宫较大，身体前倾，保持身体平衡较非孕期困难，孕妇应避免过度屈曲和伸张，不要进行任何需要跳跃、旋转或迅速改变方向的活动。其中，散步和体操运动是最佳的运动方式。孕妇进行运动首先要征求医务人员的意见，根据孕妇自身及胎儿健康状况，来选择运动方式和运动强度。一般说来，健康孕妇运动时间以每周 3 次为宜。每次运动时间不宜过长，每次运动 10～15 分钟后休息 2～3 分钟，再进行下一个 10～15 分钟的运动。最好保证运动后心率不超过 140 次/分，如超过 140 次/分，则应休息至心率恢复至 90 次/分以下，再进行运动，如心率不能恢复，则应降低运动强度。运动后一定要注意水分和能量的摄入补充。同时，运动时应选择合适的乳罩以支托乳房，防止乳房下垂。运动强度以不感到疲倦为度。在运动中，如突然出现阴道流血、呼吸短促、头晕、麻木、任何形式的疼痛、胎动减少以及每小时宫缩超过 4 次时，均应立即停止运动，静躺下来，并迅速报告或联络医务人员，进行适当的检查、处理。

（1）腿部运动：双手扶椅背，一腿固定站好，另一腿转动 360°；待动作复原后，换另一腿做同样练习。每天早晚各做 5～6 次，怀孕任何阶段均可。此运动可增加骨盆肌肉的弹性，促进分娩。

（2）腰部运动：双手扶椅背，吸气时脚尖立起、抬高身体、挺直腰部，手臂用力将身体重量集中在椅背上，然后慢慢呼气，放松手臂，恢复站姿。怀孕 6 个月开始，每天早晚各做 5～6 次。此运动可减轻分娩时的腰痛感，并可增加阴部和腹部肌肉弹性。

（3）双腿抬高运动：平躺仰卧，双腿抬高靠墙，尽量与身体垂直，维持 5～6 分钟，放下，再反复数次。可促进下肢血液回流，预防静脉曲张，并可增加阴道及会阴部肌肉的伸展与收缩能力。怀孕任何阶段均可进行。

（4）盘腿坐式：可锻炼腹部肌肉及关节处韧带的张力，防止妊娠晚期子宫压力引起的痉挛；使大腿内侧肌肉强劲有力，并伸展会阴部肌肉。

方法：①双腿交叉盘坐。平坐，两腿前后平行放好，不得交叠，背部放松。开始以 2～3 分钟为宜，渐增至 10 分钟。②盘坐运动。盘坐后，两足底并拢，尽可能靠近躯体，双膝分开，双手放在膝盖上，利用手臂力量慢慢下压膝盖，然后放松。提示：妊娠 3 个月开始练习，每天一次，每次 5～30 分钟。

（5）腿部肌肉伸展运动：平卧仰躺，一腿伸直，另一腿稍曲，将伸直的大腿收缩再放松，两腿交替。怀孕任何阶段均可进行，每天数次，减少腿部的痉挛及麻痹。

（6）腰部肌肉运动：四肢伏地，双手沿肩垂直，支撑头部及上肢，双膝跪平与肩同宽，吸气时头部上仰脊部低下，呼气时头部下垂脊部高起，每天至少5次，怀孕6个月后开始练习，收缩腹部及背部肌肉。

（7）背部与臀部运动：平躺仰卧，双膝弯曲，两腿分开与肩同宽，利用足部及腰背部的力量将背部与臀部抬高，然后放下，反复5次，怀孕6个月后开始练习。

6. 衣着

孕妇衣着应宽大舒适，腰部不要束得太紧，以免影响血液循环及妨碍胎儿活动。天暖时，着短衣裙，使较大面积皮肤晒到太阳，吸收紫外线，促进体内维生素的生成，有助于钙的吸收。孕妇不宜穿高跟鞋，以免引起身体重心前移，腰椎过度前凸而导致腰背疼痛，以选择低跟（2～3 cm）、宽头、软底鞋为宜，并注意鞋应合脚，底有防滑纹，行动时更安全舒适。还可以选择特制的腹带以支撑腹部。

7. 妊娠中、晚期并发症征象

（1）头晕、目眩：妊娠中、晚期可发生妊娠期高血压疾病，而头晕、目眩是妊娠期高血压疾病的自觉症状，如有发生，孕妇应注意休息，并到医院就诊，得以控制。

（2）阴道流血：到了妊娠中、晚期，阴道流血的主要原因是前置胎盘和胎盘早剥。一旦孕妇发生阴道流血，不论量多少，均应引起高度警惕，先躺下休息，再及时报告医师或到医院就诊，进一步明确原因，得到相应的治疗和护理。

（3）胎膜早破：胎膜早破就是临产前胎膜自然破裂、孕妇感觉羊水自阴道流出。胎膜早破的原因有：①子宫张力过大，常见于多胎妊娠或羊水过多；②胎位异常，如横位；③腹压急剧增大，如咳嗽、便秘等；④机械性创伤，如性交、手淫等；⑤其他，如宫内感染等。一旦怀疑胎膜早破，孕妇应立即平卧，如可能应及时听胎心音，并立即送医院就诊。

（4）体重：妊娠中、晚期体重增加每周应不少于0.3 kg，不大于0.5 kg。孕妇可自行监测体重，如体重增加过快，应考虑有无水肿或羊水过多；如增加过慢，应考虑有无宫内发育迟缓发生。

（5）寒战、发热：寒战、发热是感染的症状，一有发生就应警惕宫内感染的发生。宫内感染是一种对母体和胎儿都很严重的并发症，应予以高度重视。但也可能是因为胃肠道或肺部感染所致，所以孕妇不要自作主张地判断和用药，以免造成不良后果，应及时就诊和治疗。

（二）妊娠中、晚期的护理问题

1. 足踝部水肿

（1）相关因素：妊娠后盆腔血液回流到下腔静脉的血量增加，增大的子宫又压迫下腔静脉，使下肢静脉血液回流不畅。

（2）主要表现：大多数孕妇易发生足踝部水肿，而长期站立或坐位会加剧水肿，长期水肿可能会导致静脉曲张。如水肿合并高血压、蛋白尿，则属于病态。

（3）护理措施：孕妇一旦出现足踝部水肿，应作较全面的体格检查，以排除妊娠高血压疾病。嘱其避免长久站立或坐位，指导她们作足背屈曲运动，以收缩肌肉，促使血液回流。在休息和卧位时，注意抬高下肢，以促进静脉血液回流，同时避免摄取含高盐分的食物。

2. 胃部灼热感

孕妇常在妊娠末2个月时有胃部灼热感。

（1）相关因素：主要是因为子宫底升高，压迫胃部使胃内压力升高，再加上贲门松弛致使胃内容物反流至食管下段，甚至口腔，引起胃液反流性食管炎。

（2）主要表现：常在进食后出现食管烧灼感，有时会反吐酸水。

（3）护理措施：护士向孕妇解释清楚后指导其预防方法，避免过饱和睡前饮食，饭后勿立即卧床，避免摄入过多脂肪、油炸、产气食物及辛辣食物，进餐时勿饮大量液体，注意少量多餐。若有酸水逆流至口腔，宜执行口腔清洁，还可以遵医嘱服用氢氧化铝、三硅酸镁等制酸药物。

3. 失眠

孕妇除了易觉疲倦外，还常出现失眠现象。

（1）相关因素：子宫增大腹部受压，不易找到舒适卧姿；妊娠后期不规律宫缩、胎动及夜尿增多。

（2）护理措施：提供舒适安静的睡眠环境，按时熄灯，避免大声喧哗；睡前避免摄取过多液体；穿宽松及吸汗的棉质衣裤；避免观看刺激性的书刊或影片；采用侧卧姿势，并以软枕垫撑腹部，减轻宫缩胎动造成的不适。

4. 便秘

便秘是孕妇的常见症状。

（1）相关因素：与孕期肠蠕动减缓、肠张力减弱、液体入量少及缺乏户外活动有关。由于子宫及胎先露部的压迫，也会感排便困难。

（2）护理措施：预防便秘发生至为重要。增加含纤维素的食物、水果以及流汁食物的入量，养成每日定时排便的习惯；晨起饮一杯冷开水也有助于预防便秘的发生；食用香蕉是预防、治疗便秘的非药物疗法；必要时口服缓泻剂，如睡前口服双醋酚汀5～10 mg或酚酞1～2片，或用开塞露、甘油栓，但禁用峻泻剂，以免引起流产及早产，且切勿养成依赖药物的习惯。

5. 痔

于妊娠晚期多见或明显加重。

（1）相关因素：由于妊娠期盆腔内血管分布增多，增大子宫的压迫，阻碍了静脉回流，静脉内压力增高引起曲张所致。

（2）主要表现：妊娠期痔的发生、发展及症状均明显，疼痛、出血较为常见，痔静脉血栓形成时将更严重。

（3）护理措施：护士应指导孕妇预防痔的发生和加重，指导孕妇摄取足够的液体和高纤维素食物，定时排便和增加身体运动以减少便秘的发生。而在妊娠中、后期宜多卧床休息，取侧卧位可以减轻对下腔静脉的压迫，有助于症状的缓解，躺着时可将臀部稍微抬高，以利骨盆腔及直肠肛门部血液回流。若已形成痔，应服缓泻药剂软化大便，局部热敷后涂 20% 鞣酸软膏或痔疮膏，将其轻轻送回肛门内，其后宜避免便秘、提重物，并保持软便或排便通畅以避免和加重症状。如发生血栓疼痛剧烈时，可用肛门栓剂，治疗无效时应手术切开、清除栓子。通常分娩后痔可缩小，症状消失，如分娩后痔症状仍严重，或有长期出血，致失血性贫血等，应转入外科给予手术治疗。

6. 下肢、外阴静脉曲张

（1）相关因素：妊娠子宫增大，压迫下腔静脉，下肢及会阴静脉回流缓慢，血液淤积，对静脉壁造成压力，而使静脉曲张；妊娠晚期，增大之子宫还可压迫骨盆腔的静脉和外阴部静脉，加重症状。有人认为发病与遗传因素有关。

（2）主要表现：发生静脉曲张后，可出现下肢肿胀不适或疼痛，易于疲劳，且在下午症状加重，长期站立可使病情加重。其发病率约为 20%，以经产妇多见，可发生于妊娠的任一期，严重者在妊娠 2 个月时即发病。

（3）护理措施：孕妇养成坐、卧时抬高下肢的习惯，或平卧于床上，抬腿成 90° 抵于墙壁，或侧卧；孕妇勿坐立过久，或于坐时一腿交叉搭于另一腿上，穿弹性裤或支持性裤袜，外阴用泡沫橡皮垫支托，有助于改善症状；严重者应完全休息。

7. 腿部肌肉痉挛

（1）相关因素：造成腿部肌肉痉挛的机制尚不完全清楚，可能因钙离子浓度降低，钙与磷比例失调引起神经系统应激功能过强所致，也可能因维生素 D 缺乏，影响钙离子吸收所致，也有人认为与脚部神经传导受胀大子宫压迫有关系。

（2）主要表现：孕妇于妊娠后期常发生腿部肌肉痉挛，以腓肠肌最常见，夜间发作较重，孕妇会在半夜中由于肌肉痉挛疼痛而惊醒。

（3）护理措施：当肌肉痉挛发作时，可作腓肠肌按摩，或让孕妇仰卧、屈膝，护士或家属一手自足底握足，一手扶住膝部，突然使其伸膝，同时使足背屈，即可缓解；作腓肠肌热敷理疗等，也可使症状缓解。注意增加孕妇饮食中钙和维生素 D 的摄入，局部保暖，或口服复合维生素 B 等，均可预防腿部肌肉痉挛的发生。

8. 腰背痛

（1）相关因素：由于妊娠子宫增大，向前凸出，孕妇为保持身体平衡而重心后移，肩部过度后倾，脊柱过度前屈，骨盆倾斜，背肌持续紧张；又因妊娠期体内松弛素增加使骨关节韧带松弛所致。

（2）主要表现：孕妇常感腰背部疼痛，或感下腰部、腰骶部疲劳疼痛，体质虚弱者尤甚，有人还会发生骶髂关节及耻骨联合处隐痛或压痛，行走活动时加重，严重者妨碍活动。

（3）护理措施：指导孕妇保持正确的坐、站、走路和提重物姿势，并矫正孕妇的错误姿势；定期作骨盆倾斜运动；避免穿高跟鞋，睡硬板床或较硬之床褥；弯腰、提重物或起床时避免过度伸张背脊，以免造成背部扭伤使疼痛加重；严重者应卧床休息；适当增加钙入量，进行腰骶部热敷，也有助于缓解症状。必要时应遵医嘱服用止痛药物。

9. 下腹痛

此处之下腹痛乃指子宫圆韧带牵扯造成的下腹痛。

（1）相关因素：子宫圆韧带位于子宫双角的前下方，向前向下延伸至两侧盆壁，再穿过腹股沟终端止于大阴唇前端，为维持子宫正常的前倾位置。妊娠后子宫的体积、重量均增加，并上升至腹腔，圆韧带亦相应伸展拉长，由于牵拉、承重的影响使孕妇感腹股沟处疼痛和不适。

（2）主要表现：腹股沟处疼痛和不适。

（3）护理措施：可应用托腹腹带，给腹部及松弛的关节扶托，可减轻疼痛和不适，也可在下腹部热敷以缓解肌肉紧张造成的牵扯疼痛。

10. 肋缘疼痛

（1）相关因素：由于子宫底的位置上升（尤以 36 周时），对肋缘造成压力，有时因胎儿活动频繁等原因所致。

（2）主要表现：多在妊娠晚期，肋缘双侧或单侧剧烈疼痛。疼痛多会自行缓解，至妊娠末期疼痛会更频繁，当胎头固定入骨盆时疼痛即消失。

（3）护理措施：当疼痛时，孕妇可托住疼痛部位，予以按摩，或者躺下休息均能减少压迫使疼痛减轻。

11. 仰卧位低血压综合征

（1）相关因素：孕妇在妊娠末期较长时间仰卧位时，由于巨大的子宫压迫下腔静脉，使回心血量减少，心搏出量减少所致。

（2）主要表现：血压降低，心率加快，面色苍白，出冷汗等。

（3）护理措施：指导孕妇避免长时间仰卧位休息，即可以预防仰卧位低血压综合征的发生。一旦发生，立即改为侧卧位，解除对下腔静脉的压迫，使回心血量增加，症状即会解除。

12. 贫血

孕妇于妊娠后半期对铁的需要量增多，单靠饮食补充不够，很容易造成贫血，护士应指导孕妇服用铁剂，如硫酸亚铁 0.3 g，每日 1～2 次口服以防贫血。如已发生贫血，应查明原因，以缺铁性贫血最常见，治疗时给予硫酸亚铁 0.6 g 或富马酸亚铁 0.2～0.4 g，维生素 C 100 mg，钙片 2 片，每日 3 次口服。

三、妊娠期性生活指导

妊娠早期由于早孕反应和乳房胀痛，以及雌激素分泌减少，孕妇的性冲动下降，但由于子宫供血量增加使得骨盆充血，阴部感觉加强，所以部分妇女在怀孕期间性欲增强，并首次体验到高潮，随着妊娠的发展，早孕反应逐渐消失，又不必担心妊娠，有些夫妻在妊娠中期的性生活会比非孕期和谐，但随着腹部的膨隆，性交姿势需要改变。但因为性交兴奋和机械性刺激引起盆腔充血、子宫收缩，可造成流产、胎膜早破或早产，且易于将细菌带入阴道而导致产前、产时和产后感染，故有学者指出在妊娠 12 周以内和 32 周以后应避免性生活。当然，妊娠期的性生活问题必须与夫妻二人共同讨论，解答双方的疑问，以使妊娠期顺利度过。

第五节　产前护理评估

进行全面细致的产前护理评估，是提高妊娠期护理质量的前提。理想的产前检查应从确诊早孕后开始，了解生殖器官及骨盆有无异常，检查心肺，测基础血压，测尿蛋白和尿糖。无异常者，应于妊娠 20～36 周期间每 4 周检查一次，36 周开始每周检查一次，共做产前检查 9 次。如为高危孕妇，应根据具体情况增加检查次数。

一、健康史

孕妇首次接受产前检查时，应进行较全面的评估，并注意收集下列资料，及时发现影响妊娠正常过程的潜在因素。

（一）一般资料

1. 年龄

年龄过小容易发生难产等；年龄过大，特别是 35 岁以上的初孕妇，容易并发妊娠期高血压疾病、产力异常等。

2. 职业

如系接触有毒物质、放射物质及高温、高噪声职业，在孕期应予调换。

（二）家庭史

夫妻双方有无遗传疾病、慢性病，如高血压、心脏病史，以及有无双胎史等。

（三）既往史

着重了解有无高血压、心脏病、结核病、肝肾疾病等病史，如有此类疾病，应注意了解发病时间及治疗情况。除此之外，还应了解手术和外伤病史。

（四）月经史及婚育史

1. 月经史

包括初潮年龄、月经周期、持续时间。记录方式为：初潮年龄持续时间月经周期。如：妇女初潮年龄为 14 岁，月经周期 28～30 天，持续时间为 4～5 天，记作 $14 \dfrac{4～5}{28～30}$ 天。同时还要了解每次月经的量，有无痛经，痛经的程度，以及末次月经日期，以便推算预产期。

2. 婚育史

初婚的年龄，丈夫的健康状况，孕妇本人的妊娠次数，流产次数（自然分娩、手术分娩、剖宫产），分娩的感受，既往妊娠、分娩、产期的经过，有无并发症及治疗情况等。

（五）本次妊娠情况

了解本次妊娠早期有无早孕反应及程度，病毒感染及用药史，胎动开始时间；妊娠过程中有无阴道流血、头痛、头晕、心悸、气短、下肢水肿等症状。

（六）与妊娠有关的日常生活史

应了解孕妇的日常生活方式、饮食类型、活动与休息情况、工作状况以及个人卫生习惯。

二、身体评估

（一）一般性检查

1. 身高、体重

注意发育、营养、身高等。若身高＜145 cm，常伴有骨盆狭窄。测量体重每周增加不应超过 500 g，超过者多有水肿或隐性水肿。所以每次产前检查均应测量体重并记录，以便及早发现异常情况。

2. 生命体征

包括体温、脉搏、呼吸及血压。正常情况下血压不应超过 140/90 mmHg，或与基础血压相比较不超过 30/15 mmHg。

3. 全身系统检查

除按内科常规进行全身各系统检查外，重点了解孕妇营养、发育及精神状态；检查孕妇的心、肺功能有无异常；脊柱及下肢有无畸形；认真检查乳房发育情况。仔细观察乳房对称性，乳头大小，有无乳头凹陷、皲裂，注意聆听主诉，观察孕妇出现水肿的情况。如孕妇仅膝以下或踝部水肿经休息后消退，则属正常，但应及时发现异常情况。

（二）腹部检查

先向孕妇做好解释，让孕妇排空膀胱后仰卧于检查床上，暴露腹部，双腿略屈曲分开，腹肌放松，检查者站于孕妇右侧。

1. 视诊

观察腹部大小，有无妊娠纹、手术瘢痕及水肿。如腹部过大，应考虑是否双胎、巨大儿、羊水过多的可能。如腹部过小，应考虑有无宫内发育迟缓（intrauterine growth retardation，IUGR）的可能。

2. 触诊

检查腹部肌肉紧张程度，了解胎儿大小、羊水情况及胎位等。

（1）测量子宫底高度、腹围：用软尺由耻骨联合上缘，经脐至子宫底测得的弧形长度即为子宫底高度；用软尺经脐中央、绕腹部一周测得的周径，即为腹围。子宫底高度和腹围的测量，主要用来评估胎儿大小及体重。胎儿体重＝宫高×腹围＋500。

（2）四步触诊法检查子宫大小、胎产式、胎先露、胎位及胎先露是否衔接（图 6-2）。作前三步检查手法时，检查者位于孕妇右侧并面对孕妇。作第四步检查手法时，检查者则面向孕妇足端。

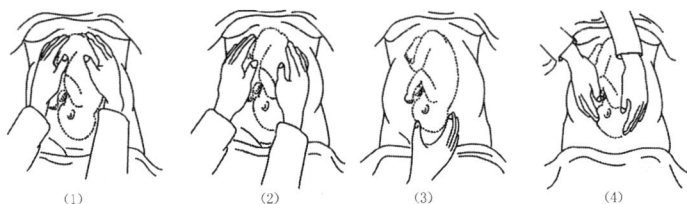

| (1) | (2) | (3) | (4) |

图 6-2 产科四步触诊法

第一步：检查者两手置子宫底部，检查子宫外形并测得子宫底高度，估计胎儿大小是否与妊娠周数相符。然后两手指腹相对轻推，判断宫底部的胎儿部分，若为胎头则硬而圆，有浮球感；若为胎臀则较软而宽，形状不规则。

第二步：检查者两手分别置于腹部两侧，一手固定，另一手轻轻深按检查，两手交替，分辨胎背及胎儿四肢的位置。平坦饱满者为胎背，并确定胎背向前、向侧或向后；高低不平、结节感者为胎儿肢体，如胎儿肢体正在活动时则更易分辨。

第三步：检查者右手拇指与其他 4 指分开，置于耻骨联合上方，握住先露部，仔细判断先露是头还是臀，左右推动以确定是否衔接，如先露仍浮动，表示尚未入盆，如先露部不能被推动，则已衔接。

第四步：两手置于先露部两侧，向下深压，进一步确定胎先露及其入盆程度，如胎先露已衔接，头、臀难以鉴别时，可作肛门检查，以协助诊断。

3. 听诊

即听诊胎心音。胎心音在靠近胎背上方的孕妇腹壁上听得最清楚。枕先露时，胎心音在孕妇脐右或左下方；臀先露时，胎心音在近脐部上方听得最清楚；横位时在脐上、下方听得最清楚。听诊胎心音时要注意其节律与速度，并注意有无脐带血流杂音。当触诊确定胎背方向有困难时，可借助胎心音和胎先露综合分析判断胎位。

（三）骨盆测量

骨盆测量分为外测量和内测量，以了解骨盆大小及形态，判断胎儿能否经阴道分娩。

1. 骨盆外测量

虽不能直接测出骨盆内径，但从外测量各径线的比例中，可以对骨盆大小作出间接的判断。常用的径线有：

（1）髂棘间径（interspinal diameter，IS）：取伸腿仰卧位，测量两髂前上棘外缘的距离，正常值为 23～26 cm（图 6-3）。

（2）髂嵴间径（intercrestal diameter，IC）：取伸腿仰卧位，测量两髂嵴外缘最宽的距离，正常值为 25～28 cm（图 6-4）。

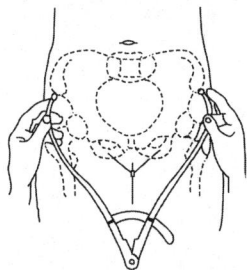

图 6-3　测量髂棘间径　　　　图 6-4　测量髂嵴间径

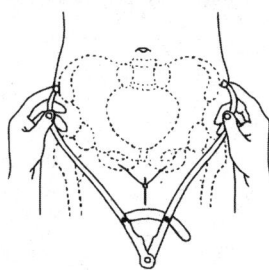

（3）骶耻外径（external conjugate，EC）：取左侧卧位，右腿伸直，左腿屈曲，测量第 5 腰椎棘突下至耻骨联合上缘中点的距离，正常值 18～20 cm（图 6-5）。第 5 腰椎棘突下相当于米氏菱形窝（Michaelis rhomboid）的上角，或相当于髂嵴后连线中点下 1.5 cm。

（4）出口横径（transverse outlet，TO）或称坐骨结节间径：取仰卧位，两腿弯曲，双手抱双膝，测量两坐骨结节内侧缘的距离，正常值为 8.5～9.5 cm（图 6-6）。大于 8.5 cm 属正常。如出口横径小于 8 cm，则应测量出口后矢状径，即坐骨结节间径中点至骶骨尖端的距离，其正常值为 8～9 cm。如出口横径加后矢状径之和大于 15 cm，一般足月胎儿可以经阴道娩出。

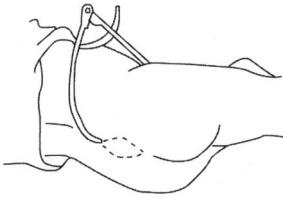

图 6-5 测量骶耻外径

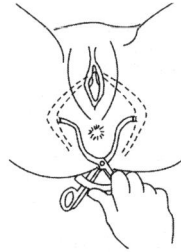

图 6-6 测量出口横径

（5）耻骨弓角度（angle of subpubic arch）：用两拇指尖斜着对拢，放置于耻骨联合下缘，左、右两拇指平放在耻骨降支上面，测量两拇指间的角度即为耻骨弓角度，正常值为 90°，小于 80°为异常（图 6-7）。

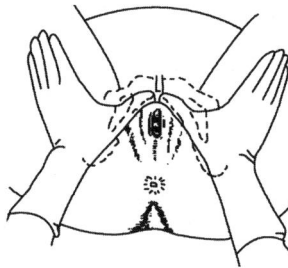

图 6-7 测量耻骨弓角度

2. 骨盆内测量

能较准确地经阴道测知骨盆大小，适用于外测量提示骨盆有狭窄者。测量时孕妇取膀胱截石位，外阴部消毒。检查者戴消毒手套并涂滑润剂，动作轻柔，一般在孕 24～36 周时测量为宜，太早阴道较紧，影响操作；太晚则容易引起感染。测量的主要径线有：

（1）对角径（diagonal conjugate，DC，又称骶耻内径）：为耻骨联合下缘至骶岬上缘中点的距离，正常值为 12.5～13 cm，此值减去 1.5～2 cm，即为真骨盆入口前后径的长度，又称真结合径。方法是检查者将一手的示指、中指伸入阴道，用指尖触到骶岬上缘中点，示指上缘紧贴耻骨联合下缘，用另一手示指正确标记此接触点，抽出阴道内手指，测量此接触点到中指尖的距离，即为对角径（图6-8），再减去1.5～2 cm，即得出真结合径值，真结合径的正常值为11 cm。测量时，若阴道内中指尖触不到骶岬，表示对角径值大于12.5 cm。

（2）坐骨棘间径（bi-ischial diameter，BD）：测量两坐骨棘间的距离，正常值约为10 cm。测量方法为一手示指、中指放入阴道内，分别触及两侧坐骨棘，估计其间距离（图6-9）。

还有坐骨切迹宽度检查，代表中骨盆后矢状径。

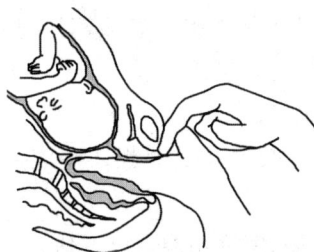

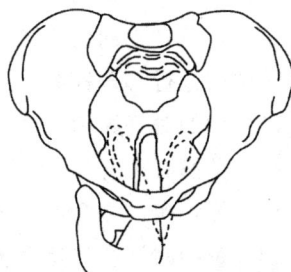

图 6-8　测量对角径　　　　　图 6-9　测量坐骨棘间径

（四）阴道检查

孕妇在妊娠早期初诊时均应进行阴道内诊检查，以了解产道、子宫及附件情况，及时发现异常。妊娠21～36周时，应同时作骨盆内测量。妊娠最后一个月及临产前，应避免不必要的阴道检查，如确系必要，则应严格消毒，避免引起感染。

（五）肛查

可以了解先露部，骶骨的弯曲度，坐骨棘、坐骨切迹宽度及骶尾关节的活动度。

（六）辅助检查

除常规检查血象、血型和尿常规外，还应根据具体情况作下列检查。

（1）肝功能、血液生化学、电解质测定，及胸透、心电图、乙肝表面抗体等项目检查，以判断有无妊娠并发症发生。

（2）B超：以了解胎儿发育情况，羊水量，胎盘附着位置，以及胎儿畸形等。

（3）对有死胎、死产、胎儿畸形史和患有遗传性疾病的病例，应检测孕妇甲胎蛋白值，并作羊水细胞培养进行染色体核型分析等。

三、心理社会评估

妊娠不仅会造成身体各系统的生理变化，而且孕妇的心理也会随着妊娠而有不同的变化，因此护理人员在提供妊娠期护理时，也应对孕妇进行心理社会评估，其主要内容包括：

（1）孕妇对妊娠的态度、看法及感受。

（2）孕妇有无异常心理反应，如过度焦虑、恐惧、淡漠、无法接受妊娠现实、行为不当等。

（3）孕妇的社会支持系统如何，并对家庭功能进行评估。

（4）家庭经济状况及生活环境的评估，其经济状况能否维持医疗、护理费用的支出和生活所需，家庭的生活空间、周围环境等。

（5）孕妇寻求健康指导的态度、动力及能力。

（6）孕妇及家庭成员目前所得到的实际健康知识情况。

四、护理问题

（1）体液过多、水肿：与妊娠子宫压迫下腔静脉，或水钠潴留有关。

（2）便秘：与妊娠引起胃肠蠕动减弱有关。

（3）营养失调。

（4）知识缺乏：与不了解妊娠期保健知识有关。

（5）焦虑：与担忧自身及胎儿安全、害怕不能胜任母亲职责等因素有关。

（6）恐惧：与妊娠造成不适、分娩产生疼痛等有关。

（7）自我形象紊乱：与妊娠引起外形改变有关。

（8）睡眠形态紊乱：与频繁的胎动和子宫增大有关。

（9）性生活形态紊乱：与妊娠引起活动不便、性交姿势不便等有关。

五、护理处理

（1）帮助孕妇了解妊娠的正常生理性过程，如孕妇妊娠发生的生理上的改变；正确认识和应对妊娠中出现的各种不适和常见症状，如出现阴道流血，妊娠 3 个月后的恶心、呕吐、寒战、高热，腹部疼痛，头晕、眼花、胸闷、心悸、气促，液体自阴道流出，胎动计数减少等情况，及时到医院就诊；教导孕妇抚养孩子的知识和技能。

（2）营养指导。

（3）健康教育：在这里特别提到胎教的重要性，目前应用较多的胎教方式有抚摸训练、音乐训练等。

（4）帮助孕妇树立起妊娠、分娩的信心，解除对妊娠和分娩的焦虑、恐惧心理。告知孕妇母体是胎儿生活的环境，孕妇出现的各种心理变化常常波及胎儿的发育。如孕妇情绪改变，可通过血液循环、内分泌系统的改变对胎儿的发育产生影响，若孕妇常常心理剧变、情绪不佳、焦虑、恐惧、紧张、悲观等，将直接引起胎儿脑血管收缩，脑血流量减少，进而影响大脑的发育，过度紧张、焦虑、恐惧常引起胎儿大脑发育畸形。大量研究还证明，长期受情绪困扰的孕妇，更易出现妊娠期、分娩期并发症，如严重焦虑时，可合并剧烈的恶心、呕吐，甚至早产、流产、产程延长或难产。因此，孕妇必须正确对待妊娠和分娩时出现的自然生理现象。

（5）对临近预产期的孕妇，应告知她们分娩先兆。一旦出现阴道流血伴规律宫缩，则为临产，应立即送往医院。如阴道内大量液体流出，嘱产妇平卧，由家属送往医院，以免脐带脱垂危及胎儿生命。

（6）指导孕产妇采取正确有效的避孕措施，使孕产妇了解到过多人工流产的危害性。值得注意的是，产后月经复潮之前，同样可能怀孕。

第七章 异常妊娠孕妇的护理

第一节 早　产

一、概述

（一）定义及发病率

指妊娠期满 28 周至不足 37 周（196～258 天）间分娩者。此时娩出的新生儿称为早产儿，体重为 1000～2499 g。早产儿各器官发育不够健全，出生孕周越小，体重越轻，其预后越差。我国早产占分娩总数的 5%～15%。出生 1 岁以内死亡的婴儿约 2/3 为早产儿。随着早产儿的治疗和监护手段不断进步，其生存率明显提高，伤残率下降，有些国家已将早产时间的下限定义为妊娠24 周或 20 周等。

（二）主要发病机制

（1）孕酮撤退。

（2）缩宫素作用。

（3）蜕膜退化。

（三）处理原则

若胎儿存活，无胎儿窘迫、胎膜早破，通过休息和药物治疗控制宫缩，尽量维持妊娠至足月；若胎膜已破，早产已不可避免时，则应尽可能地预防新生儿合并症以提高早产儿的存活率。

二、护理评估

（一）健康史

详细了解妊娠经过、孕产史及家族史。

（二）生理状况

1. 症状

凡妊娠满 28 周到＜37 周，出现规律宫缩（指每 20 分钟 4 次或每 60 分钟内 8 次）。

2. 体征

宫颈进行性改变：① 宫颈扩张 1 cm 以上；② 宫颈展平 ≥80％。

3. 辅助检查

（1）产科检查：核实孕周，评估胎儿成熟度、胎方位等，观察产程进展，确定早产进程。

（2）实验室检查：阴道分泌物的生化指标检测、宫颈分泌物培养。

（3）影像学检查：经阴道超声测量宫颈管（CL）≤20 mm 或伴有宫口扩张；腹部超声胎盘及羊水。

（三）高危因素

（1）有晚期流产及早产史，再发风险高 2 倍。

（2）孕中期阴道超声检查宫颈长度（CL）≤25 mm 的孕妇。

（3）有子宫颈手术史者。

（4）孕妇年龄小于 17 岁或大于 35 岁。

（5）妊娠间隔过短的孕妇，两次妊娠时间如控制在 18～23 个月，早产风险相对较低。

（6）孕妇体质指数（BMI）＜19 kg/m^2，或孕前体重＜50 kg，营养状况差等。

（7）多胎妊娠者，双胎早产率近 50％，三胎早产率高达 90％。

（8）辅助生殖技术助孕者。

（9）胎儿及羊水量异常者。

（10）有妊娠并发症或合并症者，如并发重度子痫前期、子痫、产前出血、妊娠期肝内胆汁瘀积症、妊娠期糖尿病、并发甲状腺疾患、严重心肺疾患、急性传染病等。

（11）异常嗜好，如烟酒嗜好或吸毒的孕妇。

（四）心理—社会因素

孕妇有无焦虑、抑郁、恐惧、依赖等心理问题及对早产的认识程度和家庭支持度。

三、护理措施

（一）一般护理

同产科一般护理。

早产预防：孕妇良好的身心状况可减少早产的发生，突然的精神创伤亦可诱发早产，因此，应做好孕期保健工作，指导孕妇加强营养，保持平静的心情。避免诱发宫缩的活动，如抬举重物、性生活等。高危孕妇必须多卧床休息，以左侧卧位为宜，以增加子宫血液循环，改善胎儿供氧，慎做肛查和阴道检查等，积极治疗合并症，宫颈内口松弛者应于14～16周或更早些时间行宫颈环扎术，防止早产的发生。

（二）产程观察

（1）严密观察产妇宫缩情况，必要时检查宫口扩张、先露下降及胎膜破裂情况并做好记录。

（2）加强胎心监护。

（3）分娩镇痛以硬脊膜外阻滞麻醉镇痛相对安全。

（4）不提倡常规会阴侧切。

（5）不支持没有指征应用产钳。

（三）用药护理

1. 宫缩抑制剂

（1）钙通道阻断剂：硝苯吡啶，口服，起始剂量为 20 mg，然后每次 10～20 mg，每天 3～4 次，根据宫缩情况调整，可持续48 小时。服药中注意观察血压，防止血压过低。

（2）前列腺素合成酶抑制剂：吲哚美辛，经阴道或直肠给药，也可口服，起始剂量为 50～100 mg，然后每 6 小时给 25 mg，可维持 48 小时。

不良反应：在母体方面主要为恶心、胃酸反流、胃炎等；在胎儿方面，妊娠 32 周前使用或使用时间不超过 48 小时，则不良反应较小；否则可引起胎儿动脉导管提前关闭，也可因减少胎儿肾血流量而使羊水量减少，因此，妊娠 32 周后用药，需要监测羊水量及胎儿动脉导管宽度。当发现胎儿动脉导管狭窄时立即停药。

禁忌证：孕妇血小板功能不良、出血性疾病、肝功能不良、胃溃疡、有对阿司匹林过敏的哮喘病史。

（3）β_2-肾上腺素能受体兴奋剂：利托君，静脉点滴，起始剂量 50～100 μg/min，每 10 分钟可增加 50 μg/min，至宫缩停止，最大剂量不超过 350 μg/min，共 48 小时。使用过程中应密切观察心率和主诉，如心率超过 120 次/分，或诉心前区疼痛则停止使用。

不良反应：在母体方面主要有恶心、头痛、鼻塞、低血钾、心动过速、胸痛、气短、高血糖、肺水肿，偶有心肌缺血等；胎儿及新生儿方面主要有心动过速、低血糖、低血钾、低血压、高胆红素，偶有脑室周围出血等。用药禁忌证有心脏病、心律失常、糖尿病控制不满意、甲状腺功能亢进者。2012 年美国 ACOG 早产处理指南推荐以上 3 种药物为抑制早产宫缩的一线用药。

（4）缩宫素受体拮抗剂：阿托西班，静脉点滴，起始剂量为6.75 mg/min，继之 18 mg/h 维持 3 小时，接着 6 mg/h 持续45 小时。不良反应轻微，无明确禁忌，但价格较昂贵。

（5）不推荐 48 小时后的持续宫缩抑制剂治疗。

（6）尽量避免联合使用 2 种或以上宫缩抑制剂。

2. 硫酸镁的应用

推荐妊娠 32 周前早产者常规应用硫酸镁作为胎儿中枢神经系

统保护剂治疗。硫酸镁不但能降低早产儿脑瘫的风险，而且能减轻妊娠 32 周早产儿的脑瘫程度。32 周前的早产临产，宫口扩张后用药，负荷剂量 4.0 g 静脉点滴，30 分钟滴完，然后以 1 g/h 维持至分娩。美国 ACOG 指南无明确剂量推荐，但建议应用硫酸镁时间不超过 48 小时。

禁忌证：孕妇患肌无力、肾衰竭。应用前及使用过程中应监测呼吸、膝反射、尿量（同妊娠期高血压疾病），24 小时总量不超过 30 g。

3. 糖皮质激素促胎肺成熟

所有妊娠 $28\sim34^{+6}$ 周的先兆早产应当给予一个疗程的糖皮质激素。应用地塞米松 6 mg 肌内注射，每 12 小时重复 1 次，共 4 次；若早产临产，来不及完成整个疗程，也应给药。降低新生儿死亡率、呼吸窘迫综合征、脑室周围出血、坏死性小肠炎的发病率以及缩短新生儿入住 ICU 的时间。

4. 抗感染治疗

对胎膜完整的早产，使用抗生素不能预防早产，除非分娩在即而下生殖道 β 型溶血性链球菌检测阳性，否则不推荐应用抗生素；对未足月胎膜早破者，预防性使用抗生素。

（四）心理护理

（1）为孕产妇提供心理支持，加强陪伴以减少产程中的孤独感、无助感。

（2）积极应对，可安排时间与孕妇进行开放式讨论。

（3）帮助建立母亲角色，接纳婴儿，为母乳喂养作准备。

四、健康指导

（1）保胎期间，卧床休息，尽量左侧卧位，注意个人卫生，预防感染。

（2）告知孕妇相关治疗药物的作用及不良反应。

（3）指导自测胎动的方法，定期间断低流量吸氧。

（4）讲解临产征兆，指导孕妇如何积极配合治疗，预防早产。

（5）讲解早产儿母乳喂养的重要性，指导产妇进行母乳的喂养。

（6）讲解产后自我护理和护理早产儿的相关知识。

五、注意事项

分娩时，适当延长 30～120 秒后断脐带，以减少新生儿输血的需要，预防新生儿脑室内出血。

分娩后，如果新生儿情况允许，应进行早期皮肤接触和早吸吮，注意早产新生儿保暖。

应急处理：早产儿窒息复苏，需要转诊时，作好转诊准备。

第二节　前置胎盘

一、概述

（一）定义及发病率

正常妊娠时胎盘附着于子宫体部的前壁、后壁或侧壁。妊娠 28 周后，若胎盘附着于子宫下段、下缘达到或覆盖宫颈内口，位置低于胎先露部，称为前置胎盘。前置胎盘是妊娠晚期严重并发症之一，也是妊娠晚期阴道流血最常见的原因。其发病率国外报道 0.5%，国内报道前置胎盘发生率为 0.24%～1.57%。按胎盘边缘与宫颈内口的关系，将前置胎盘分为 4 种类型：完全性前置胎盘、部分性前置胎盘、边缘性前置胎盘、低置胎盘。妊娠中期超声检查发现胎盘接近或覆盖宫颈内口时，称为胎盘前置状态。

（二）主要发病机制

由于人工流产、多胎妊娠、经产妇等原因胎盘需要扩大面积吸取营养以供胎儿需求的胎盘面积扩大导致的前置胎盘以及孕卵着床部位下移导致胎盘前置。

（三）处理原则

抑制宫缩、止血、纠正贫血和预防感染。根据阴道流血量、有无休克、妊娠周数、产次、胎位、胎儿是否存活、是否临产及前置胎盘类型等综合作出决定。凶险性前置胎盘处理，应当在有条件的医院。

二、护理评估

（一）健康史

除个人健康史外，在孕产史中尤其注意识别有无剖宫产术、人工流产术及子宫内膜炎等前置胎盘的易发因素；此外，妊娠经过中特别孕 28 周后，是否出现无痛性、无诱因、反复阴道流血症状，并详细记录具体经过及医疗处理情况。

（二）生理状况

1. 症状

典型症状为妊娠晚期或临产时，发生无诱因、无痛性反复阴道流血。初次出血量一般不多，剥离处血液凝固后，出血停止；也有初次即发生致命性大出血而导致休克。阴道流血发生孕周迟早、反复发生次数、出血量多少与前置胎盘类型有关。

2. 体征

患者一般情况与出血量有关，大量出血呈现面色苍白、脉搏增快微弱、血压下降等休克表现。腹部检查：子宫软，无压痛，大小与妊娠周数相符。由于子宫下段有胎盘占据，影响先露入盆，故胎先露高浮，常并发胎位异常。反复出血或一次出血量过多可使胎儿宫内缺氧，严重者胎死宫内。当前置胎盘附着于子宫前壁时，可在耻骨联合上方闻及胎盘杂音。临产时检查见宫缩为阵发性，间歇期子宫完全松弛。

3. 辅助检查

（1）超声检查：推荐使用经阴道超声进行检查。其准确性明显高于经腹超声，并具有安全性。当胎盘边缘未达到宫颈内口，测量胎盘边缘距宫颈内口的距离；当胎盘边缘覆盖了宫颈内口，测量超过宫颈内口的距离，精确到毫米。

（2）MRI 检查：有条件的医院，怀疑合并胎盘植入者，可选择 MRI 检查。与经阴道超声检查相比，MRI 对胎盘定位无明显优势。

（三）高危因素

前置胎盘的高危因素包括流产史、宫腔操作史、产褥期感染史、高龄、剖宫产史；吸烟；双胎妊娠；妊娠 28 周前超声检查提示胎盘前置状态等。

（四）心理—社会因素

患者的一般情况与出血量的多少密切相关。大量出血时可见面色苍白、脉搏细速、血压下降等休克症状。孕妇及其家属可因突然阴道流血而感到恐惧或焦虑，既担心孕妇的健康，更担心胎儿的安危，可能显得恐慌、紧张、手足无措等。

三、护理措施

（一）一般护理

1. 保证休息，减少刺激

孕妇需住院观察，阴道流血期间绝对卧床休息，尤以左侧卧位为佳，血止后可适当活动。并定时间断吸氧，每天 3 次，每次 1 小时，以提高胎儿血氧供应。此外，还需避免各种刺激，以减少出血机会。医护人员进行腹部检查时动作要轻柔，禁做阴道检查及肛查。

2. 检测生命体征，及时发现病情变化

严密观察并记录孕妇生命体征，阴道流血的量、色、流血时间及一般状况，监测胎儿宫内状态，按医嘱及时完成实验室检查项目，并交叉配血备用。发现异常及时报告医师并配合处理。

（二）症状护理

1. 纠正贫血

除口服硫酸亚铁、输血等措施外，还应加强饮食营养指导，建议孕妇多食高蛋白以及含铁丰富的食物，如动物肝脏、绿叶蔬菜以及豆类等。一方面有助于纠正贫血，另一方面还可增强机体抵抗力，同时也促进胎儿发育。

2. 预防产后出血和感染

（1）产妇回病房休息时严密观察产妇的生命体征及阴道流血情况，发现异常及时报告医师处理，以防止或减少产后出血。

（2）及时更换会阴垫，以保持会阴部清洁、干燥。

（3）胎儿娩出后，及早使用宫缩剂，以预防产后大出血；对新生儿严格按照高危儿护理。

3. 紧急转运

如患者阴道流血多，怀疑凶险性前置胎盘，本地无医疗条件处理，应建立静脉通道，输血输液，止血，抑制宫缩，由有经验的医师护送，迅速转诊到上级医疗机构。

（三）用药护理

在期待治疗过程中，常伴发早产。对于有早产风险的患者可酌情给予宫缩抑制剂，防止因宫缩引起的进一步出血，赢得促胎肺成熟的时间。常用药物有硫酸镁、β-受体激动剂、钙通道阻滞剂、非甾体类抗感染药、缩宫素受体抑制剂等。

在使用宫缩抑制剂的过程中，仍有阴道大出血的风险，应做好随时剖宫产手术的准备。值得注意的是，宫缩抑制剂与肌松剂有协同作用，可加重肌松剂的神经肌肉阻滞作用，增加产后出血的风险。

糖皮质激素的使用：若妊娠<34周，应促胎肺成熟。应参考早产的相关诊疗指南。

除口服硫酸亚铁、输血等措施外，还应加强饮食营养指导，建议孕妇多食高蛋白以及含铁丰富的食物，如动物肝脏、绿叶蔬菜以及豆类等。一方面有助于纠正贫血，另一方面还可增强机体抵抗力，同时也促进胎儿发育。

（四）心理护理

帮助孕妇了解前置胎盘发病机制、症状体征辅助检查内容，引导孕妇能以最佳身心状态接受手术及分娩的过程。

四、健康指导

护士应加强对孕妇的管理和宣教。指导围孕期妇女避免吸烟、酗酒、吸食毒品等不良行为，避免多次刮宫、引产或宫内感染，防止多产，减少子宫内膜损伤或子宫内膜炎。加强孕期管理，按时产前检查及正确的孕期指导，早期诊断，及时处理。对妊娠期出血，无论量多少均应就医，做到及时诊断，正确处理。

五、注意事项

（1）绝对卧床休息，止血后方可轻微活动。如有腹痛、出血等不适症状。

（2）避免进行增加腹压的活动，如用力排便、频繁咳嗽、下蹲等，避免用手刺激腹部，变换体位时动作要轻缓。

（3）禁止性生活、阴道检查及肛查。

（4）备血，做好处理产后出血和抢救新生儿的准备。

（5）长期卧床者应加强营养，适当肢体活动，给予下肢按摩，定时排便，深呼吸练习等，防止并发症的发生。

第三节　胎盘早剥

一、概述

（一）定义及发病率

妊娠 20 周后或分娩期，正常位置的胎盘在胎儿娩出前，部分或全部从宫壁剥离，称为胎盘早剥。发病率在国外为 $1\% \sim 2\%$，国内为 $0.46\% \sim 2.1\%$，属于晚期妊娠并发症，起病急、发展快，若处理不及时可危及母儿生命。

（二）主要发病机制

尚不清楚，可能与以下因素有关：

（1）孕妇血管病变导致蜕膜静脉床瘀血或破裂，形成胎盘后血肿而致部分或全部胎盘剥离。

（2）宫腔压力骤减导致胎盘与宫壁发生错位而剥离。

（3）机械性因素：外伤、脐带过短等引起胎盘后血肿导致胎盘剥离。

（4）滥用可卡因、孕妇代谢异常、血栓形成等其他原因导致的胎盘剥离。

（三）治疗原则

根据孕周、早剥的严重程度、有无并发症、宫口开大情况、胎儿宫内状况等决定。包括纠正休克；监测胎儿宫内情况；阴道分娩或剖宫产终止妊娠；保守治疗；处理产后出血及 DIC 等严重并发症。

二、护理评估

（一）健康史

本次妊娠经过，孕产史、家族史等。

（二）生理状况

1. 症状

轻型胎盘早剥症状不明显，典型症状是阴道出血、腹痛、子宫收缩和子宫压痛。出血特征为陈旧性不凝血。绝大多数发生在孕 34 周以后。往往是胎盘早剥的严重程度与阴道出血量不相符。后壁胎盘的隐性剥离多表现为腰背部疼痛，子宫压痛可不明显。部分胎盘早剥伴有宫缩，但宫缩频率高、幅度低，间歇期也不能完全放松。

2. 体征

常常是胎心率首先发生变化，宫缩后子宫弛缓欠佳。触诊时子宫张力增大，宫底增高，严重时子宫呈板状，腹部肌紧张，压痛明显，胎位触及不清；胎心率改变或消失。

3. 辅助检查

（1）超声检查：超声检查不是诊断胎盘早剥的敏感手段，准确率在 25％左右。超声检查无异常发现也不能排除胎盘早剥，但可用于前置胎盘的鉴别诊断及保守治疗的病情监测。

（2）胎心监护：胎心监护用于判断胎儿的宫内状况，胎盘早剥时可出现胎心监护的基线变异消失、变异减速、晚期减速、正弦波形及胎心率缓慢等。

（3）实验室检查：主要监测产妇的贫血程度、凝血功能、肝肾功能及电解质等。进行凝血功能检测和纤溶系统确诊试验，以便及时发现 DIC。

（三）高危因素

胎盘早剥的高危因素包括产妇有血管病变、机械因素、子宫静脉压升高、高龄多产、外伤及接受辅助生育技术助孕等。

（四）心理—社会因素

胎盘早剥孕妇发生内出血时，严重者常表现为急性贫血和休克症状，而无阴道流血或有少量阴道流血。因此，对胎盘早剥孕妇除进行阴道流血的量、色评估外，应重点评估腹痛的程度、性质、孕妇的生命体征和一般情况，以及时、正确地了解孕妇的身体状况。胎盘早剥孕妇入院时情况危急，孕妇及其家属常常感到高度紧张和恐惧。

三、护理措施

（一）一般护理

实时观测生命体征变化；产科检查通过四步触诊判定胎方位，注意监护胎心情况、宫高变化、腹部压痛范围和程度，阴道流血等。

（二）症状护理

（1）患者入院时，情况危重、处于休克状态，应积极补充血容量，及时输入新鲜血液，尽快改善患者状况。胎盘早剥一旦确诊，必须及时终止妊娠。终止妊娠的方法根据胎次、早剥的严重程度、胎儿宫内状况及宫口开大等情况而定。此外，对并发症如凝血功能障碍、产后出血和急性肾衰竭等进行处理。

（2）严密观察病情变化，及时发现并发症。凝血功能障碍表现为皮下、黏膜或注射部位出血，子宫出血不凝，有时有尿血、咯血及呕血等现象；急性肾衰竭可表现为尿少或无尿。护士应高度重视上述症状，一旦发现，及时报告医师并配合处理。

（3）对于有外伤史的产妇或疑有胎盘早剥时，应至少行4小时的胎心监护，以早期发现胎盘早剥。

（三）用药护理

（1）对于孕32～34周0～Ⅰ级胎盘早剥者，可予以保守治疗。孕34周以前者需给予皮质类固醇激素促胎肺成熟。

（2）纠正休克，改善患者一般情况。护士应迅速开放静脉，积极补充血容量，及时输入新鲜输血，既能补充血容量，又可补充凝血因子。同时密切监测胎儿状态。

（3）由于凝血功能障碍及子宫收缩乏力，胎盘早剥患者常发生产后出血。应给予促宫缩药物，针对性补充血制品。

（四）心理护理

胎盘早剥孕妇入院时情况危急，注意产妇及家人的情绪变化，及时予以疏导，对产妇及家人讲解各种治疗过程取得配合。

四、健康指导

患者在产褥期应注意加强营养，纠正贫血。更换消毒会阴垫，保持会阴清洁，防止感染。根据孕妇身体情况给予母乳喂养指导。死产者及时给予退乳措施，可在分娩后24小时内尽早服用大剂量雌激素，同时紧束双乳，少进汤类；水煎生麦芽当茶饮；针刺足临泣、悬钟等穴位等。

五、注意事项

注意非典型胎盘早剥症状体征观察，早发现、早治疗、及时终止妊娠。

为终止妊娠作好准备。一旦确诊，应及时终止妊娠，依孕妇病情轻重、胎儿宫内状况、产程进展、胎产式等具体状态决定分娩方式，护士需为此做好相应的准备。

第四节　胎膜早破

一、概述

（一）定义及发病率

临产前发生胎膜破裂，称为胎膜早破。发生率国外报道为 $5\%\sim15\%$，国内报道为 $2.7\%\sim7\%$。未足月胎膜早破指在妊娠 20 周以后、未满 37 周胎膜在临产前破裂。妊娠满 37 周后的胎膜早破发生率 10%；妊娠不满 37 周的胎膜早破发生率 $2\%\sim3.5\%$。单胎妊娠胎膜早破的发生率为 $2\%\sim4\%$，双胎妊娠为 $7\%\sim20\%$。孕周越小，围产儿预后越差，胎膜早破可引起早产、胎盘早剥、羊水过少、脐带脱垂、胎儿窘迫和新生儿呼吸窘迫综合征，孕产妇及胎儿感染率和围产儿病死率显著升高。

（二）主要发病机制

生殖道感染，病原微生物产生的蛋白酶、胶质酶、弹性蛋白酶等直接降解胎膜的基质和胶质以及缺乏维生素 C、锌、铜等可使胎膜局部抗张能力下降而破裂；双胎妊娠、羊水过多、巨大儿、头盆不称、胎位异常等引起的羊膜腔压力增高和胎膜受力不均，使覆盖于宫颈内口处的胎膜自然成为薄弱环节而容易发生破裂。

（三）处理原则

妊娠＜24 周的孕妇应终止妊娠；妊娠 28～35 周的孕妇若胎肺不成熟，无感染征象，无胎儿窘迫可期待治疗，但必须排除绒毛膜羊膜炎；若胎肺成熟或有明显感染时，应立即终止妊娠；对胎儿窘迫的孕妇，妊娠＞36 周，终止妊娠。

（1）足月胎膜早破一般在破膜 12 小时内自然临产。若 12 小时未临产，可予以药物引产。

（2）未足月胎膜早破于妊娠 28～35 周、胎膜早破不伴感染、羊水池深度≥3 cm 时采取绝对卧床休息、预防感染、抑制宫缩、促胎肺成熟等期待疗法；羊水池深度≤2 cm，妊娠＜35 周纠正羊水过少。妊娠 35 周后或明显羊膜腔感染，伴有胎儿窘迫，抗感染同时终止妊娠。

二、护理评估

（一）健康史

详细询问病史，了解诱发胎膜早破的原因，确定胎膜破裂的时间、妊娠周数，是否有宫缩及感染的征象。

（二）生理状况

1. 症状和体征

孕妇主诉突然出现阴道流液或无控制的"漏尿"，少数孕妇仅感觉到外阴较平时湿润，窥阴器检查见混有胎脂的羊水自子宫颈口流出，即可作出诊断。

2. 辅助检查

（1）阴道酸碱度测定：正常阴道液 pH 值为 4.5～5.5，羊水 pH 值为 7.0～7.5。胎膜破裂后，阴道液 pH 值升高（pH 值≥6.5）。pH 值诊断胎膜早破的敏感度为 90%，血液、尿液、宫颈黏液、精液及细菌污染可出现假阳性。

（2）阴道液涂片：取阴道液涂于玻片上，干燥后显微镜下观察，出现羊齿状结晶，用 0.5% 硫酸尼罗蓝染色，显微镜下见橘黄色胎儿上皮细胞，用苏丹Ⅲ染色见黄色脂肪小粒，均可确定为羊水，准确率达 95％。

（3）胎儿纤连蛋白（fFN）测定：胎儿纤连蛋白是胎膜分泌的细胞外基质蛋白。当宫颈及阴道分泌物内胎儿纤连蛋白含量＞0.05 mg/L 时，胎膜抗张能力下降，易发生胎膜早破。

（4）胰岛素样生长因子结合蛋白-1（IGFBP-1）：检测人羊水中胰岛素样生长因子结合蛋白-1，特异性强，不受血液、精液、尿液和宫颈黏液的影响。

（5）羊膜腔感染检测：①羊水细菌培养；②羊水涂片革兰氏染色检查细菌；③羊水白细胞 IL-6≥7.9 ng/mL，提示羊膜腔感染；④血 C-反应蛋白＞8 mg/L，提示羊膜腔感染；⑤降钙素原轻度升高表示感染存在。

（6）羊膜镜检查：可直视胎儿先露部，看见头发或其他胎儿部分，看不到前羊膜囊即可诊断为胎膜早破。

（7）B 超检查：羊水量减少可协助诊断。

（三）高危因素

1. 母体因素

反复阴道流血、阴道炎、长期应用糖皮质激素、腹部创伤、腹腔内压力突然增加（剧烈咳嗽、排便困难）、吸烟、药物滥用、营养不良、前次妊娠发生早产胎膜早破史、妊娠晚期性生活频繁等。

2. 子宫及胎盘因素

子宫畸形、胎盘早剥、子宫颈功能不全、子宫颈环扎术后、子宫颈锥切术后、子宫颈缩短、先兆早产、子宫过度膨胀（羊水过多、多胎妊娠）、头盆不称、胎位异常（臀位、横位）、绒毛膜羊膜炎、亚临床宫内感染等。

（四）心理—社会因素

孕妇突然发生不可自控的阴道流液，可能惊惶失措，担心会影响胎儿及自身的健康，有些孕妇可能开始设想胎膜早破会带来的种种后果，甚至会产生恐惧心理。

三、护理措施

（一）脐带脱垂的预防及护理

嘱胎膜早破胎先露未衔接的住院待产妇应绝对卧床，采取左侧卧位，注意抬高臀部防止脐带脱垂造成胎儿缺氧或宫内窘迫。护理时注意监测胎心变化，进行阴道检查确定有无隐性脐带脱垂，如有脐带先露或脐带脱垂，应在数分钟内结束分娩。

（二）严密观察胎儿情况

密切观察胎心率的变化，检测胎动及胎儿宫内安危。定时观察羊水性状、颜色、气味等。头先露者，如为混有胎粪的羊水流出，则是胎儿宫内缺氧的表现，应及时给予吸氧等处理。对于＜35孕周的胎膜早破者，应遵医嘱给地塞米松 6 mg 肌内注射（国内常用剂量为 5 mg），每 12 小时一次，共四次，以促胎肺成熟。若孕龄＜37 周，已临产，或孕龄达 37 周，如无明确剖宫产指征，则宜在破膜后 2～12 小时积极引产。后尚未临产者，均可按医嘱采取措施，尽快结束分娩。

（三）积极预防感染

嘱孕妇保持外阴清洁，每天用苯扎溴铵棉球擦洗会阴部两次，放置吸水性好的消毒会阴垫于外阴，勤换会阴垫，保持清洁干燥，防止上行性感染；严密观察产妇的生命体征，进行白细胞计数，了解是否存在感染；按医嘱一般于胎膜破裂后 12 小时给予抗生素预防感染。

（四）用药护理

对于＜34 孕周的胎膜早破者，应遵医嘱给予糖皮质激素以促胎肺成熟。按医嘱一般于胎膜破裂后 12 小时给抗生素预防感染。

1. 促胎肺成熟

产前应用糖皮质激素促胎肺成熟能减少新生儿呼吸窘迫综合征（RDS）、颅内出血（IVH）、坏死性小肠结肠炎（NEC）的发生，且不会增加母儿感染的风险。

（1）应用指征：＜34周无期待保胎治疗禁忌证者，均应给予糖皮质激素治疗。但孕26周前给予糖皮质激素的效果不肯定，建议达孕26周后再给予糖皮质激素。≥34孕周分娩的新生儿中，仍有5％以上的新生儿呼吸窘迫综合征RDS发生率，鉴于我国当前围产医学状况和最近中华医学会妇产科学分会产科学组制定的早产指南，建议对孕34～34^{+6}周的未足月胎膜早破孕妇，依据其个体情况和本地的医疗水平来决定是否给予促胎肺成熟的处理，但如果孕妇合并妊娠期糖尿病，建议进行促胎肺成熟处理。

（2）具体用法：地塞米松6 mg孕妇肌内注射（国内常用剂量为5 mg），每12小时1次，共4次，或倍他米松12 mg孕妇肌内注射，每天1次，共2次。给予首剂后，24～48小时内起效并能持续发挥作用至少7天。即使估计不能完成1个疗程的孕妇也建议使用，能有一定的作用，但不宜缩短使用间隔时间。孕32周前使用了单疗程糖皮质激素治疗，孕妇尚未分娩，在应用一个疗程2周后，孕周仍不足32^{+6}周，估计短期内终止妊娠者可再次应用1个疗程，但总疗程不能超过2次。对于糖尿病合并妊娠或妊娠期糖尿病孕妇处理上无特殊，但要注意监测血糖水平，防止血糖过高而引起酮症。

2. 抗生素的应用

导致未足月胎膜早破（PPRDM）的主要原因是感染，多数为亚临床感染，30％～50％的未足月胎膜早破羊膜腔内可以找到感染的证据。即使当时没有感染，在期待保胎过程中也因破膜容易发生上行性感染。对于未足月胎膜早破预防性应用抗生素的价值是肯定的，可有效延长PPROM的潜伏期，减少绒毛膜羊膜炎的发生率，降低破膜后48小时内和7天内的分娩率，降低新生儿感染率以及新生儿头颅超声检查的异常率。

具体应用方法：美国ACOG推荐的有循证医学证据的有效抗生素，主要为氨苄西林联合红霉素静脉滴注48小时，其后改为口服阿莫西林联合肠溶红霉素连续5天。

具体用量为：氨苄西林 2 g＋红霉素 250 mg 每 6 小时 1 次静脉注射，连续 48 小时；阿莫西林 250 mg 联合肠溶红霉素 333 mg 每 8 小时1 次口服，连续 5 天。

青霉素过敏的孕妇，可单独口服红霉素 10 天。应避免使用氨苄西林＋克拉维酸钾类抗生素，因其有增加新生儿发生坏死性小肠结肠炎的风险。但由于我国抗生素耐药非常严重，在参考美国 ACOG 推荐的抗生素方案的前提下要依据个体情况选择用药和方案。

3. 宫缩抑制剂的使用

胎膜早破发生后会出现不同程度的宫缩，胎膜早破引起的宫缩多与亚临床感染诱发前列腺素大量合成及分泌有关，如果有规律宫缩，建议应用宫缩抑制剂 48 小时，完成糖皮质激素促胎肺成熟的处理，减少新生儿呼吸窘迫综合征的发生，或及时转诊至有新生儿监护病房的医院，完成上述处理后，如果仍有规律宫缩应重新评估绒毛膜羊膜炎和胎盘早剥的风险，如有明确感染或已经进入产程不宜再继续保胎，临产者应用宫缩抑制剂不能延长孕周，此外，长时间使用宫缩抑制剂对于胎膜早破者不利于母儿结局。

常用的宫缩抑制剂有 β 受体兴奋剂、前列腺素合成酶抑制剂、钙离子拮抗剂、缩宫素受体拮抗剂等。个体化选择宫缩抑制剂，同时应注意对孕妇及胎儿带来的不良反应。

4. 硫酸镁的使用

随机对照研究提示孕 32 周前有分娩风险孕妇应用硫酸镁可以降低存活儿的脑瘫率。所以，对于孕周小于 32 周的未足月胎膜早破孕妇，有随时分娩风险者可考虑应用硫酸镁保护胎儿神经系统，但无统一方案，遵医嘱给药。

（五）心理护理

引导孕产妇积极参与护理过程，缓解焦虑、紧张、恐惧等不良情绪，积极面对胎膜早破可能带来的母儿危害，配合医护人员治疗护理。

四、健康教育

为孕妇讲解胎膜早破的影响，使孕妇重视妊娠期卫生保健并积极参与产前保健指导活动；嘱孕妇妊娠期注意个人卫生；避免负重及腹部受碰撞；宫颈内口松弛者，应卧床休息，并遵医嘱于妊娠14～16周行宫颈环扎术。同时注意指导其补充足量的维生素及钙、锌、铜等元素。

五、注意事项

注意早期感染征象的识别及感染检测；防止运送过程中脐带脱垂；维持已脱垂脐带血液循环。

第五节　胎儿窘迫

一、概述

（一）定义

胎儿窘迫是指胎儿在子宫内因急性或慢性缺氧危及其健康和生命的综合症状。分为急性和慢性两种，急性胎儿窘迫多发生在分娩期，慢性胎儿窘迫多发生在妊娠晚期，但临产后常表现为急性胎儿窘迫，所以应予以重视。

（二）病因

导致胎儿窘迫的因素可归纳为三大类，母体血氧含量不足、母胎间血氧运输及交换障碍、胎儿自身因素异常。

（1）急性胎儿窘迫的常见原因：①前置胎盘、胎盘早剥；②脐带异常，如脐带绕颈、脐带扭转、脐带脱垂、脐带真结等；③母体休克导致胎盘灌注急剧减少；④缩宫素使用不当致过强及不协调宫缩；⑤过量应用麻醉剂及镇静剂，抑制呼吸。

（2）慢性胎儿窘迫的常见原因：①母体血氧含量不足，如合并心脏病或心功能不全、重度贫血、肺部感染等；②子宫胎盘血管硬化、狭窄、梗死等，如过期妊娠、妊娠期高血压疾病等；③胎儿异常，如心血管疾病、呼吸系统疾病、胎儿畸形、胎儿宫内感染等。

（三）治疗原则

急性胎儿窘迫者，应积极寻找原因，改善胎儿缺氧状态，尽快终止妊娠。慢性胎儿窘迫者，应根据孕周、胎儿成熟度和窘迫程度决定处理方案。

二、护理评估

（一）健康史

详细了解妊娠经过及临产后的处理措施，了解孕妇有无心脏病、糖尿病、高血压、重度贫血等合并症，了解胎儿有无畸形、母儿血型不合、宫内感染等，了解有无脐带异常，了解临产后有无过量使用麻醉剂或镇静剂、缩宫素使用不当等。

（二）生理状况

1. 症状

孕妇自觉胎动变化，在胎儿窘迫早期可表现为胎动过频，若缺氧未纠正或加重则胎动转弱且次数减少，进而消失。

2. 体征

（1）胎心率异常：此为胎儿窘迫最重要的征象，缺氧早期胎心率加快，持续缺氧则胎心率变慢，胎儿电子监护出现晚期减速或重度变异减速。

（2）羊水胎粪污染：但目前认为羊水胎粪污染并不是胎儿窘迫的征象。胎儿可在宫内排出胎粪，孕周越大羊水胎粪污染的几率越高，但某些高危因素如妊娠期肝内胆汁瘀积症也会增加胎粪排出的几率。

（3）胎儿酸中毒：取胎儿头皮血进行血气分析，pH 值＜

7.20，PO_2＜10 mmHg，PCO_2＞60 mmHg。

（4）胎儿生物物理评分降低：8～6 分可能有急或慢性缺氧，6～4 分有急性或慢性缺氧，4～2 分有急性缺氧伴慢性缺氧，0 分有急慢性缺氧。

3. 辅助检查

（1）胎儿电子监护：基线胎心率＞160 次/分或＜110 次/分，并伴有晚期减速或重度变异减速。

（2）胎儿头皮血气分析：pH 值＜7.20 提示酸中毒。

（3）胎儿生物物理评分：≤4 分提示胎儿窘迫。

（4）脐动脉多普勒超声血流检查：进行性舒张期血流降低、脐血流指数升高提示胎盘灌注不足。

（5）B 型超声检查：了解有无胎儿畸形及胎盘功能分级。

（三）心理—社会因素

评估孕产妇及家属有无焦虑、恐惧、无助感等，对胎儿窘迫的认识程度及家庭支持度。

（四）高危因素

（1）妊娠期肝内胆汁瘀积症者。

（2）妊娠期高血压疾病或合并肾炎、糖尿病等导致子宫胎盘血管硬化、狭窄、梗死者。

（3）妊娠合并心脏病、肺部疾病等导致母体血氧含量不足者。

（4）缩宫素应用不当导致子宫过强收缩或不协调性子宫收缩者。

（5）过多使用麻醉剂、镇静剂，导致呼吸抑制者。

（6）胎盘早剥、前置胎盘者。

（7）脐带异常，如脐带真结、脐带先露等，导致母胎血氧运输障碍者。

（8）胎儿患有严重心脏病、呼吸系统疾病或宫内感染，导致胎儿运输及利用氧的能力下降者。

三、护理措施

(一)症状护理

（1）严密监测胎心变化，行胎儿电子监护，发现胎心异常及时通知医师，并协助处理。

（2）指导孕妇自数胎动，主诉胎动减少者，应立即行全面检查，以评估母儿状态。

(二)终止妊娠的护理

除少数孕周小，估计胎儿娩出后存活可能性小者，可考虑采取期待治疗延长胎龄外，其余均需要尽快终止妊娠，并做好新生儿抢救准备。

（1）宫口开全，胎先露部已达坐骨棘水平以下者，可经阴道助产尽快娩出胎儿。

（2）宫口未开全或预计短时间内不能阴道分娩者，应尽快做好剖宫产术前准备，行剖宫产终止妊娠。

(三)心理护理

（1）提供相关信息，鼓励孕产妇配合治疗护理。

（2）鼓励家属陪伴孕产妇，为其提供心理社会支持，缓解紧张、焦虑情绪。

（3）对于胎儿宫内死亡或新生儿死亡者，尽量将其安排在远离其他产妇和新生儿的房间，鼓励其表达悲伤情绪，指导其选择合适的应对措施。

四、健康指导

（1）教会孕妇自数胎动，以便早期发现胎动异常。

（2）督促其定期产前检查，及早发现胎儿窘迫的高危因素，并予以纠正。

五、注意事项

（1）重视孕妇自数胎动：胎动异常是最先出现的胎儿缺氧征象，应指导孕妇正确自数胎动，发现异常及时处理。

（2）能初步识别胎儿电子监护图形：常规做胎儿电子监护者，应尽早发现胎儿电子监护图形的异常，及时处理胎儿宫内缺氧。

第六节　妊娠期高血压疾病

一、概述

（一）定义及发病率

妊娠高血压疾病是妊娠与血压升高并存的一组疾病，发病率约为 5％～12％。该组疾病严重影响母婴健康，是孕产妇和围产儿病死率升高的主要原因，包括妊娠期高血压、子痫前期、子痫以及慢性高血压并发子痫前期和慢性高血压合并妊娠。前三种疾病与后两种在发病机制及临床处理上略有不同。本节重点阐述前三种疾病。

（二）主要发病机制

迄今为止本病的发病机制尚未完全阐明。有学者提出子痫前期发病机制第一阶段为临床前期，即子宫螺旋动脉滋养细胞重铸障碍，导致胎盘缺血、缺氧，释放多种胎盘因子；第二阶段胎盘因子进入母体血液循环，则促进系统性炎症反应的激活及血管内皮损伤，引起子痫前期、子痫各种临床症状。

（三）分类

1. 妊娠期高血压

妊娠期出现高血压，收缩压≥140 mmHg 和（或）舒张压≥90 mmHg，于产后 12 周内恢复正常；蛋白尿（－）；产后方可确诊。少数患者可伴有上腹不适或血小板减少。

2. 子痫前期

（1）轻度：妊娠 20 周后出现收缩压≥140 mmHg 和（或）舒张压≥90 mmHg 伴蛋白尿≥0.3 g/24 h，或随机尿蛋白（＋）。

（2）重度：血压和尿蛋白持续升高，发生母体脏器功能不全或胎儿并发症。出现下述任一不良情况可诊断为重度子痫前期：①血压持续升高，收缩压≥160 mmHg 和（或）舒张压≥110 mmHg。②蛋白尿≥5 g/24 h 或随机蛋白尿（＋＋＋）。③持续性头痛或视觉障碍或其他脑神经症状。④持续性上腹部疼痛，肝包膜下血肿或肝破裂症状。⑤肝功能异常，肝酶 ALT 或 AST 水平升高。⑥肾脏功能异常：少尿（24 小时尿量＜400 mL 或每小时尿量＜17 mL）或血肌酐＞106 μmol/L。⑦低蛋白血症伴胸腔积液或腹腔积液。⑧血液系统异常：血小板呈持续性下降并低于 $100×10^9$/L；血管内溶血、贫血、黄疸或血 LDH 升高。⑨心力衰竭、肺水肿。⑩胎儿生长受限或羊水过少。⑪早发型即妊娠 34 周前发病。

3. 子痫

子痫前期基础上发生不能用其他原因解释引起的抽搐。

子痫发生前可有不断加重的重度子痫前期，但也可以发生于血压升高不显著、无蛋白尿病例。

4. 慢性高血压并发子痫前期

慢性高血压妊娠前无蛋白尿，妊娠后出现蛋白尿，蛋白尿≥0.3 g/24 h；或妊娠前有蛋白尿，妊娠后明显增加或血压进一步升高或出现血小板＜$100×10^9$/L。

5. 妊娠合并慢性高血压

妊娠 20 周前收缩压≥140 mmHg 和（或）舒张压≥90 mmHg（除外滋养细胞疾病），妊娠期无明显加重；或妊娠 20 周后首次诊断高血压并持续到产后 12 周以后。

（四）治疗原则

治疗的目的是控制病情、延长孕周、确保母儿安全。治疗基本原则是休息、镇静、解痉，有指征的降压、利尿，密切监测母胎情况，适时终止妊娠。应根据病情轻重分类，进行个体化治疗。

（1）妊娠期高血压：休息、镇静、监测母胎情况，酌情降压治疗。

（2）子痫前期：镇静、解痉，有指征的降压、利尿，密切监测母胎情况，适时终止妊娠。

（3）子痫：控制抽搐，病情稳定后终止妊娠。

（4）妊娠合并慢性高血压：以降压治疗为主，注意子痫前期的发生。

（5）慢性高血压并发子痫前期：兼顾慢性高血压和子痫前期的治疗。

二、护理评估

（一）健康史

了解有无头痛、胸闷、眼花、上腹部疼痛等自觉症状。检查血压、血常规、尿常规。注意体重指数、尿量、胎动、胎心监护。

（二）生理状况

（1）高血压、尿蛋白，应注意有无并发症及凝血机制障碍，特别注意有无头痛、视力改变、上腹不适等。

（2）子痫前期：①子痫前期轻度，见分类。②子痫前期重度，见分类。

（3）子痫：子痫抽搐进展迅速，前驱症状短暂，表现为抽搐、面部充血、口吐白沫、深昏迷；随之深部肌肉僵硬，很快发展成典型的全身高张阵挛惊厥、有节律的肌肉收缩和紧张，持续约 1～1.5 分钟，期间患者无呼吸动作；此后抽搐停止，呼吸恢复，但患者仍昏迷，最后意识恢复，但困惑、易激惹、烦躁。

（三）心理—社会因素

孕妇的心理状态与病情的严重程度密切相关。轻度妊娠高血压疾病孕妇由于身体上未感明显不适，心理上往往易忽略，不予重视。随着病情的发展，当血压明显升高，出现自觉症状时，孕妇紧张、焦虑、恐惧的心理也会随之加重。此外，孕妇的心理状态还与孕妇对疾病的认识以及其支持系统的认知与帮助有关。

（四）高危因素

流行病学调查发现孕妇年龄≥40 岁；子痫前期病史；抗磷脂抗体阳性；高血压、慢性肾炎、糖尿病；初次产检时 BMI≥35 kg/m² ；子痫前期家族史（母亲或姐妹）；本次妊娠为多胎妊娠、首次怀孕、妊娠间隔时间≥10 年以及孕早期收缩压≥130 mmHg 或舒张压≥80 mmHg 等均与该病发生密切相关。

（五）辅助检查

（1）妊娠期高血压应定期进行以下常规检查：①血常规；②尿常规；③肝功能、血脂；④肾功能、尿酸；⑤凝血功能；⑥心电图；⑦胎心监测；⑧B 型超声检查胎儿、胎盘、羊水。

（2）子痫前期、子痫视病情发展和诊治需要应酌情增加以下有关的检查项目：①眼底检查；②凝血功能系列［血浆凝血酶原时间、凝血酶原时间、部分活化凝血酶原时间、血浆纤维蛋白原、凝血酶原国际化标准比率、纤维蛋白（原）降解产物、D-二聚体、3P 试验、AT-Ⅲ］；③B 型超声影像学检查肝、胆、胰、脾、肾等脏器；④电解质；⑤动脉血气分析；⑥心脏彩超及心功能测定；⑦脐动脉血流指数、子宫动脉等血流变化、头颅 CT 或 MRI 检查。

三、护理措施

（一）一般护理

（1）妊娠期高血压患者可在家或住院治疗，轻度子痫前期应住院评估决定是否院内治疗，重度子痫前期及子痫患者应住院治疗。

（2）应注意休息并取侧卧位，但子痫前期患者住院期间不建议绝对卧床休息。保证充足的蛋白质和热量，不建议限制食盐摄入。

（3）注意胎心变化以及胎动、子宫敏感性（肌张力）有无改变。

（二）症状护理

（1）每 4 小时测 1 次血压，如舒张压渐上升，提示病情加重。并随时观察和询问孕妇有无头晕、头痛、恶心等自觉症状。

（2）保证充足睡眠，必要时可睡前口服地西泮 2.5～5 mg。

（3）每天或隔天测体重，每天记液体出入量、测尿蛋白，必要时测 24 小时尿蛋白定量，查肝肾功能、二氧化碳结合力等项目。

（三）子痫抽搐急救处理

子痫是妊娠期高血压疾病最严重的阶段，是妊娠期高血压疾病所致母儿死亡的最主要原因，应积极处理。处理原则为控制抽搐，纠正缺氧和酸中毒，控制血压，抽搐控制后终止妊娠。

护士还应准备下列物品：呼叫器、床档、急救车、吸引器、氧气、开口器、产包以及急救药品，如硫酸镁、葡萄糖酸钙等。

1. 一般急诊处理

子痫发作时需保持气道通畅，维持呼吸、循环功能稳定，密切观察生命体征、尿量（应留置尿管监测）等。避免声、光等刺激。预防坠地外伤，用开口器或于上、下磨牙间放置一缠好纱布的压舌板，用舌钳固定舌头以防唇舌咬伤或舌后坠；取头低侧卧位，以防黏液吸入呼吸道或舌头阻塞呼吸道，也可避免发生低血压综合征。必要时，用吸引器吸出喉部黏液或呕吐物，以免窒息。在患者昏迷或未完全清醒时，禁止给予一切饮食和口服药，防止误入呼吸道而致吸入性肺炎。

2. 控制抽搐

硫酸镁是治疗子痫及预防复发的首选药物。当患者存在硫酸镁应用禁忌或硫酸镁治疗无效时，可考虑应用地西泮、苯妥英钠或冬眠合剂控制抽搐。子痫患者产后需继续应用硫酸镁 24～48 小时，至少住院密切观察 4 天。

用药方案：①25%硫酸镁 20 mL 加于 25%葡萄糖液 20 mL 静

脉推注（＞5分钟），继之用以2～3 g/h静脉滴注，维持血药浓度，同时应用有效镇静药物，控制抽搐。②20％甘露醇 250 mL 快速静脉滴注降低颅压。

3. 控制血压

脑血管意外是子痫患者死亡的最常见原因。当收缩压≥160 mmHg、舒张压≥110 mmHg 时要积极降压以预防心脑血管并发症。

4. 纠正缺氧和酸中毒

面罩和气囊吸氧，根据二氧化碳结合力及尿素氮值，给予适量 4％碳酸氢钠纠正酸中毒。

5. 适时终止妊娠

一般抽搐控制后 2 小时可考虑终止妊娠。

（四）用药护理

1. 降压治疗

降压治疗的目的是预防子痫、心脑血管意外和胎盘早剥等严重母胎并发症。收缩压≥160 mmHg 和（或）舒张压≥110 mmHg 的高血压孕妇应降压治疗；收缩压≥140 mmHg 和（或）舒张压≥90 mmHg 的高血压患者可使用降压治疗。目标血压：孕妇无并发脏器功能损伤，收缩压应控制在 130～155 mmHg，舒张压应控制在 80～105 mmHg；孕妇并发脏器功能损伤，则收缩压应控制在 130～139 mmHg，舒张压应控制在 80～89 mmHg。降压过程力求下降平稳，不可波动过大，且血压不可低于 130/80 mmHg，以保证子宫胎盘血流灌注。

常用的口服降压药物有拉贝洛尔、硝苯地平短效或缓释片。如口服药物血压控制不理想，可使用静脉用药，常用有拉贝洛尔、尼卡地平、酚妥拉明。孕期一般不使用利尿剂降压，以防血液浓缩、有效循环血量减少和高凝倾向。不推荐使用阿替洛尔和哌唑嗪。硫酸镁不可作为降压药使用。禁止使用血管紧张素转换酶抑制剂和血管紧张素 II 受体拮抗剂。

（1）拉贝洛尔。为 α、β-肾上腺素能受体阻滞剂。用法：

①50～150 mg 口服，3～4 次/天。②静脉注射，初始剂量 20 mg，10 分钟后如未有效降压则剂量加倍，最大单次剂量 80 mg，直至血压被控制，每天最大总剂量 220 mg。③静脉滴注，50～100 mg 加入 5％葡萄糖溶液 250～500 mL，根据血压调整滴速；血压稳定后改口服。

（2）硝苯地平。为二氢吡啶类钙离子通道阻滞剂。用法：5～10 mg 口服，3～4 次/天，24 小时总量不超过 60 mg。紧急时舌下含服 10 mg，起效快，但不推荐常规使用。

（3）尼莫地平。二氢吡啶类钙离子通道阻滞剂，可选择性扩张脑血管。用法：①20～60 mg 口服，2～3 次/天；②静脉滴注，20～40 mg 加入 5％葡萄糖溶液 250 mL，每天总量不超过 360 mg。

（4）尼卡地平。二氢吡啶类钙离子通道阻滞剂。用法：①口服初始剂量 20～40 mg，3 次/天。②静脉滴注，1 mg/h 起，根据血压变化每 10 分钟调整剂量。

（5）酚妥拉明。为 α-肾上腺素能受体阻滞剂。用法：10～20 mg 溶入 5％葡萄糖溶液 100～200 mL，以 10 μg/min 的速度静脉滴注；必要时根据降压效果调整滴注剂量。

（6）甲基多巴。为中枢性肾上腺素能神经阻滞剂。用法：250 mg 口服，每天 3 次，以后根据病情酌情增减，最高不超过 2 g/d。

（7）硝酸甘油。作用于氧化亚氮合酶，可同时扩张静脉和动脉，降低前、后负荷，主要用于合并急性心力衰竭和急性冠脉综合征时高血压急症的降压治疗。起始剂量 5～10 μg/min 静脉滴注，每 5～10 分钟增加滴速至维持剂量 20～50 μg/min。

（8）硝普钠。强效血管扩张剂。用法：50 mg 加入 5％葡萄糖溶液 500 mL 按 0.5～0.8 μg/（kg·min）缓慢静脉滴注。孕期仅适用于其他降压药物应用无效的高血压危象孕妇。产前应用不超过 4 小时。

2. 硫酸镁防治子痫

硫酸镁是子痫治疗的一线药物，也是重度子痫前期预防子痫发作的预防用药。硫酸镁控制子痫再次发作的效果优于地西泮、苯巴比妥和冬眠合剂等镇静药物。除非存在硫酸镁应用禁忌证或者硫酸镁治疗效果不佳，否则不推荐使用苯巴比妥和苯二氮䓬类（如地西泮）用于子痫的预防或治疗。对于轻度子痫前期患者也可考虑应用硫酸镁。

（1）用法：①控制子痫。静脉用药，负荷剂量 2.5～5.0 g，溶于 10% 葡萄糖溶液 20 mL 静脉推注（15～20 分钟），或 5% 葡萄糖溶液 100 mL 快速静脉滴注，继而 1～2 g/h 静脉滴注维持。或者夜间睡眠前停用静脉给药，改用肌内注射，25% 硫酸镁 20 mL ＋2% 利多卡因 2 mL 臀部肌内注射。24 小时硫酸镁总量 25～30 g。②预防子痫发作（适用于子痫前期和子痫发作后）。负荷和维持剂量同控制子痫处理。用药时间长短根据病情需要调整，一般每天静脉滴注 6～12 小时，24 小时总量不超过 25 g。用药期间每天评估病情变化，决定是否继续用药。

（2）注意事项：血清镁离子有效治疗浓度为 1.8～3.0 mmol/L，超过 3.5 mmol/L 即可出现中毒症状。使用硫酸镁的必备条件：①膝腱反射存在；②呼吸≥16 次/分；③尿量≥25 mL/h（即≥600 mL/d）；④备有 10% 葡萄糖酸钙。镁离子中毒时停用硫酸镁并缓慢（5～10 分钟）静脉推注 10% 葡萄糖酸钙 10 mL，必要时可每小时重复 1 次，直至呼吸、排尿和神经抑制恢复正常，但 24 小时内不超过 8 次。如患者同时合并肾功能不全、心肌病、重症肌无力等，则硫酸镁应慎用或减量使用。条件许可，用药期间可监测血清镁离子浓度。

3. 扩容疗法

子痫前期孕妇需要限制补液量以避免肺水肿，不推荐扩容治疗。扩容疗法可增加血管外液体量，导致一些严重并发症的发生，如肺水肿、脑水肿等。除非有严重的液体丢失（如呕吐、腹泻、分娩失血）或高凝状态者。子痫前期患者出现少尿如无肌酐升高不建议常规补液，持续性少尿不推荐使用多巴胺或呋塞米。

4. 镇静药物的应用

应用镇静药物的目的是缓解孕产妇的精神紧张、焦虑症状，改善睡眠，预防并控制子痫。

（1）地西泮：2.5～5.0 mg 口服，2～3 次/天，或者睡前服用，可缓解患者的精神紧张、失眠等症状，保证患者获得足够的休息。地西泮 10 mg 肌内注射或静脉注射（＞2 分钟）有助于控制子痫发作和再次抽搐。

（2）苯巴比妥：镇静时口服剂量为每次 30 mg，3 次/天。控制子痫时肌内注射 0.1 g。

（3）冬眠合剂：冬眠合剂由氯丙嗪（50 mg）、哌替啶（100 mg）和异丙嗪（50 mg）3 种药物组成，可抑制中枢神经系统，有助于解痉、降压、控制子痫抽搐。通常以 1/3～1/2 量肌内注射，或以半量加入 5% 葡萄糖溶液 250 mL 静脉滴注。由于氯丙嗪可使血压急剧下降，导致肾及胎盘血流量降低，而且对母胎肝脏有一定损害，故仅应用于硫酸镁治疗效果不佳者。

5. 利尿治疗

子痫前期患者不主张常规应用利尿剂，仅当患者出现全身性水肿、肺水肿、脑水肿、肾功能不全、急性心力衰竭时，可酌情使用呋塞米等快速利尿剂。甘露醇主要用于脑水肿，甘油果糖适用于肾功能有损伤的患者。严重低蛋白血症有腹水者应补充清蛋白后再应用利尿剂效果较好。

6. 促胎肺成熟

孕周＜34 周的子痫前期患者产前预计 1 周内可能分娩者均应接受糖皮质激素促胎肺成熟治疗。用法：地塞米松 5 mg，肌内注射，每 12 小时 1 次，连续 2 天；或倍他米松 12 mg，肌内注射，每天 1 次，连续 2 天；或羊膜腔内注射地塞米松 10 mg，1 次。

目前尚无足够证据证明地塞米松、倍他米松以及不同给药方式促胎肺成熟治疗的优劣。不推荐反复、多疗程产前给药。临床已有宫内感染证据者禁忌使用糖皮质激素。

（五）分娩期护理、产后处理

（1）子痫前期患者经持续治疗母胎状况无改善或者病情持续进展时，终止妊娠是唯一有效的治疗措施。

（2）妊娠期高血压疾病患者，如无产科剖宫产指征，原则上考虑阴道试产。但如果不能短时间内阴道分娩，病情有可能加重，可考虑放宽剖宫产指征。

（3）分娩期间注意观察自觉症状变化；监测血压并继续降压治疗，应将血压控制在≤160/110 mmHg；监测胎心变化；积极预防产后出血；产时不可使用任何麦角新碱类药物。

（4）重度子痫前期患者产后应继续使用硫酸镁 24～48 小时预防产后子痫。子痫前期患者产后 3～6 天是产褥期血压高峰期，高血压、蛋白尿等症状仍可能反复出现甚至加剧，因此这期间仍应每天监测血压及尿蛋白。如血压≥160/110 mmHg 应继续给予降压治疗。哺乳期可继续应用产前使用的降压药物，禁用 ACEI 和 ARB 类（卡托普利、依那普利除外）。注意监测和记录产后出血量，患者应在重要器官恢复正常后方可出院。

（六）心理护理

详细讲解妊娠期高血压疾病发生发展过程以及医护团队协作的重视程度，降低患者的紧张、焦虑、恐惧等不良情绪，积极配合治疗。

四、健康指导

（1）孕期向孕妇及家属讲解妊娠期高血压疾病相关知识，便于病情发展时，孕妇能及时汇报，并督促孕妇每天数胎动，监测体重，及时发现异常，从而提高孕妇的自我保健意识，并取得家属的支持和理解。

（2）休息充分、睡眠良好、饮食合理，待病情缓解。

（3）积极宣教以促进妊娠期高血压疾病孕妇了解病情并积极配合治疗，使病情得以控制以达成更加良好的母儿结局。

五、注意事项

（1）注意饮食控制体重，控制热量摄取，控制钠盐摄入；注意休息，睡眠时尽可能取左侧卧位；防止水肿发生或减轻水肿。

（2）同一手臂至少 2 次测量，收缩压≥140 mmHg 和（或）舒张压≥90 mmHg 定义为高血压。若血压较基础血压升高 30/15 mmHg，但低于 140/90 mmHg 时，不作为诊断依据，但须严密观察。

（3）对首次发现血压升高者，应间隔 4 小时或以上复测血压。

（4）对严重高血压患者［收缩压≥160 mmHg 和（或）舒张压≥110 mmHg］，为观察病情指导治疗，应密切观察血压。

（5）为确保测量准确性，应选择型号合适的袖带（袖带长度应该是上臂围的 1.5 倍）。

第七节　妊娠期糖尿病

一、概述

（一）定义及发病率

妊娠合并糖尿病有两种情况：一种为原有糖尿病（DM）的基础上合并妊娠，又称糖尿病合并妊娠；另一种为妊娠前糖代谢正常，妊娠期才出现的糖尿病，称为妊娠期糖尿病（GDM）。糖尿病孕妇中 90％以上是 GDM，糖尿病合并妊娠者不足 10％。GDM 发生率世界各国报道为 1％～14％。我国 GDM 发生率为 1％～5％，近年有明显增高趋势。GDM 患者糖代谢多数于产后可以恢复正常，但将来患 2 型糖尿病机会增加。糖尿病孕妇的临床经过复杂，对母儿结局均有较大危害，必须引起重视。

（二）主要发病机制

妊娠中后期孕妇对胰岛素的敏感性逐渐下降，为维持正常糖代谢水平，胰岛素需求量必须相应增加，对于胰岛素分泌受限的孕妇，妊娠期不能代偿这一生理变化而使血糖升高，使原有糖尿病加重或出现妊娠期糖尿病。

（三）治疗原则

妊娠期管理，包括血糖控制、医学营养治疗、胰岛素等药物治疗、妊娠期糖尿病酮症酸中毒的处理以及母儿监护等。

妊娠期血糖控制目标：GDM 患者妊娠期血糖应控制在餐前及餐后 2 小时血糖值分别≤5.3 mmol/L、6.7 mmol/L（95 mg/dL、120 mg/dL），特殊情况下可测餐后 1 小时血糖值≤7.8 mmol/L（140 mg/dL）；夜间血糖不低于 3.3 mmol/L（60 mg/dL）；妊娠期糖化血红蛋白 HbA1c 宜＜5.5%。

二、护理评估

（一）健康史

由于胰岛素分泌缺陷和（或）胰岛素作用缺陷而引起的糖、蛋白质、脂肪代谢异常。久病可引起眼、肾、神经、血管、心脏等组织的慢性进行性病变，导致功能缺陷及衰竭。

（二）生理状况

1. 症状体征

GDM 孕妇妊娠期有三多症状（多饮、多食、多尿），或外阴阴道假丝酵母菌感染反复发作，孕妇体重＞90 kg，本次妊娠并发羊水过多或巨大胎儿者，应警惕合并糖尿病的可能。但大多数妊娠期糖尿病患者无明显的临床症状。

2. 辅助检查

（1）有条件的医疗机构应该做 OGTT（75 g 糖耐量试验）：妊娠 24～28 周 OGTT 前禁食至少 8 小时，最迟不超过上午 9 点，试验前连续 3 天正常饮食，即每天进食碳水化合物不少于 150 g，检查期间静坐、禁烟。检查时，5 分钟内口服含 75 g 葡萄糖的液体 300 mL，分别抽取孕妇服糖前空腹及服糖后 1 小时、2 小时的静脉血（从开始饮用葡萄糖水计算时间），放入含有氟化钠的试管中，采用葡萄糖氧化酶法测定血糖水平。75 g 糖 OGTT 的诊断标准，服糖前空腹及服糖后 1 小时、2 小时，3 项血糖值应分别低于 5.1 mmol/L、10.0 mmol/L、8.5 mmol/L（92 mg/dL、180 mg/dL、153 mg/dL）。任何一项血糖值达到或超过上述标准即诊断为 GDM。

（2）孕妇具有 GDM 高危因素或者医疗资源缺乏地区，建议妊娠 24～28 周首先检查空腹血糖 FPG。FPG＞5.1 mmol/L，可以直接诊断 GDM，不必行 OGTT；FPG＜4.4 mmol/L（80 mg/dL），发生 GDM 可能性极小，可以暂时不行 OGTT。FPG＞4.4 mmol/L 且＜5.1 mmol/L 时，应尽早行 OGTT。

（3）糖化血红蛋白 HbA1c 水平的测定：HbA1c 反映取血前 2～3 个月的平均血糖水平，可作为评估糖尿病长期控制情况的良好指标，多用于 GDM 初次评估。应用胰岛素治疗的糖尿病孕妇，推荐每 2 个月检测 1 次。

（4）尿酮体的监测：尿酮体有助于及时发现孕妇碳水化合物或能量摄取的不足，也是早期糖尿病酮症酸中毒（diabetes mellitus ketoacidosis，DKA）的一项敏感指标，孕妇出现不明原因恶心、呕吐、乏力等不适或者血糖控制不理想时应及时监测尿酮体。

（5）尿糖的监测：由于妊娠期间尿糖阳性并不能真正反映孕妇的血糖水平，不建议将尿糖作为妊娠期常规监测手段。

（6）肝肾功能检查，24 小时尿蛋白定量，眼底等相关检查。

（三）高危因素

（1）孕妇因素：年龄≥35 岁、妊娠前超重或肥胖、糖耐量异常史、多囊卵巢综合征。

（2）家族史：糖尿病家族史。

（3）妊娠分娩史：不明原因的死胎、死产、流产史、巨大儿分娩史、胎儿畸形和羊水过多史、妊娠期糖尿病史。

（4）本次妊娠因素：妊娠期发现胎儿大于孕周、羊水过多、反复外阴阴道假丝酵母菌病者。

（四）心理—社会因素

由于糖尿病疾病的特殊性，孕妇及家人对疾病知识的了解程度、认知态度问题，出现焦虑、恐惧心理，应该关注社会及家庭支持系统是否完善等。

三、护理措施

（一）一般护理

（1）评估妊娠期糖尿病既往史、家族史、不良孕产史、本次妊娠经过、存在的高危因素、合并症、病情控制及用药情况等。

（2）营养摄入量推荐包括每天摄入总能、碳水化合物、蛋白质、脂肪、膳食纤维、维生素、矿物质及非营养性甜味剂的使用。

（3）餐次的合理安排，少量多餐、定时定量进餐，控制血糖升高。

（二）症状护理

（1）评估孕妇有无糖代谢紊乱综合征，即三多一少症状（多饮，多食，多尿，体重下降），重症者症状明显。孕妇有无皮肤瘙痒，尤其外阴瘙痒。因高血糖可导致眼房水，晶体渗透压改变而引起眼屈光改变，患病孕妇可出现视力模糊。

（2）评估糖尿病孕妇有无产科并发症，如低血糖、高血糖、妊娠期高血压疾病、酮症酸中毒、感染等。

（3）确定胎儿宫内发育情况，注意有无巨大儿或胎儿生长受限。

（4）分娩期重点评估孕妇有无低血糖及酮症酸中毒症状，如心悸、出汗、面色苍白、饥饿感或出现恶心、呕吐、视力模糊、呼吸快且有烂苹果味等。

（5）产褥期主要评估有无低血糖或高血糖症状，有无产后出血及感染征兆，评估新生儿状况。

（6）妊娠期糖尿病酮症酸中毒的处理：在检测血气、血糖、电解质并给予相应治疗的同时，主张应用小剂量胰岛素 0.1 U/（kg·h）静脉滴注。每 1～2 小时监测血糖一次。血糖 ≥13.9 mmol/L，应将胰岛素加入 0.9％氯化钠注射液静脉滴注，血糖≤13.9 mmol/L，开始将胰岛素加入 5％葡萄糖氯化钠注射液中静脉滴注，酮体转阴后可改为皮下注射。

（三）用药护理

1. 常用的胰岛素制剂及其特点

（1）超短效人胰岛素类似物：门冬胰岛素已被我国国家食品药品监督管理局（State Food and Drug Administration，SFDA）批准可用于妊娠期。其特点是起效迅速，药效维持时间短。具有最强或最佳的降低餐后血糖的作用，不易发生低血糖，用于控制餐后血糖水平。

（2）短效胰岛素：其特点是起效快，剂量易于调整，可皮下、肌内和静脉注射使用。

（3）中效胰岛素：是含有鱼精蛋白、短效胰岛素和锌离子的混悬液，只能皮下注射而不能静脉使用。注射后必须在组织中蛋白酶的分解作用下，将胰岛素与鱼精蛋白分离，释放出胰岛素再发挥生物学效应。其特点是起效慢，药效持续时间长，其降低血糖的强度弱于短效胰岛素。

（4）长效胰岛素类似物：地特胰岛素也已经被国家食品药品监督管理局 SFDA 批准应用于妊娠期，可用于控制夜间血糖和餐前血糖。

静脉注射胰岛素后能使血糖迅速下降，半衰期 5～6 分钟，故可用于抢救糖尿病酮症酸中毒 DKA。

（5）妊娠期胰岛素应用的注意事项：①胰岛素初始使用应从小剂量开始，0.3～0.8 U/（kg·d）。每天计划应用的胰岛素总量应分配到三餐前使用，分配原则是早餐前最多，中餐前最少，晚餐前用量居中。每次调整后观察 2～3 天判断疗效，每次以增减 2～4 U 或不超过胰岛素每天用量的 20％为宜，直至达到血糖控制目标。②胰岛素治疗期间清晨或空腹高血糖的处理。夜间胰岛素作用不足、黎明现象和 Somgyi 现象均可导致高血糖的发生。前两种情况必须在睡前增加中效胰岛素用量，而出现 Somgyi 现象是应减少睡前中效胰岛素的用量。③妊娠过程中机体对胰岛素需求的变化。妊娠中、晚期对胰岛素需求量有不同程度的增加；妊娠 32～36 周胰岛素需要量达高峰，妊娠36 周后稍有下降，应根据个体血糖监测结果，不断调整胰岛素用量。

2. 口服降糖药在 GDM 孕妇中的应用

（1）格列本脲：是临床应用最广泛的治疗 GDM 的口服降糖药，作用靶器官为胰腺，99％以蛋白结合形式存在，极少通过胎盘屏障。目前临床研究显示，妊娠中、晚期 GDM 孕妇应用格列本脲与胰岛素治疗相比，疗效一致，但前者使用方便，且价格便宜。但用药后发生子痫前期和新生儿黄疸需光疗的风险升高，少部分孕妇有恶心、头痛及低血糖反应。

（2）二甲双胍：可增加胰岛素的敏感性，目前的资料显示，妊娠早期应用对胎儿无致畸性，在多囊卵巢综合征的治疗过程中对早期妊娠的维持有重要作用。由于该药可以透过胎盘屏障，妊娠中晚期应用对胎儿的远期安全性尚有待证实。

因磺脲类及双胍类降糖药均能通过胎盘，对胎儿产生毒性反应，因此孕妇不宜口服降糖药物治疗。对通过饮食治疗不能控制的妊娠期的糖尿病患者，为避免低血糖或酮症酸中毒的发生，胰岛素是其主要的治疗药物。显性糖尿病患者应在孕前即改为胰岛素治疗，在使用胰岛素治疗的过程中特别注意用药的时间、剂量、使用方法等指导。

（四）分娩期护理

（1）妊娠合并糖尿病本身不是剖宫产指征，如有胎位异常、巨大儿、病情严重需终止妊娠时，常选择剖宫产，做好术前准备。若胎儿发育正常，宫颈条件较好，则适宜经阴道分娩。

（2）分娩时机及方式：分娩时，应严密监测血糖、密切监护胎儿状况，妊娠期糖尿病孕妇在分娩过程中，仍需维持身心舒适，给予支持以减缓分娩压力。

分娩时机：①无需胰岛素治疗而血糖控制达标的 GDM 孕妇，如无母儿并发症，在严密监测下可待预产期，到预产期仍未临产者，可引产终止妊娠。②PGDM 及胰岛素治疗的 GDM 孕妇，如血糖控制良好且无母儿并发症，在严密监测下，妊娠 39 周后可终止妊娠；血糖控制不满意或出现母儿并发症，应及时收入院观察，根据病情决定终止妊娠时机。③糖尿病伴发微血管病变或既往有不良产史者，需严密监护，终止妊娠时机应个体化。

分娩方式：糖尿病本身不是剖宫产指征。决定阴道分娩者，应制订分娩计划，产程中密切监测孕妇的血糖、宫缩、胎心率变化，避免产程过长。择期剖宫产的手术指征为糖尿病伴严重微血管病变，或其他产科指征。妊娠期血糖控制不好、胎儿偏大（尤其估计胎儿体重≤4250 g 者）或既往有死胎、死产史者，应适当放宽剖宫产指征。

（五）心理护理

妊娠期糖尿病孕妇由于了解糖尿病对母儿的危害后，可能会因无法完成"确保自己及胎儿安全顺利地度过妊娠期和分娩期"这一母性心理发展任务而产生焦虑、恐惧及低自尊的反应，严重者造成身体意象紊乱。如妊娠分娩不顺利，胎婴儿产生不良后果，则孕妇心理压力更大，护理人员应提供各种交流的机会，鼓励其讨论面临的问题及心理感受。以积极的心态面对压力，并协助澄清错误的观念和行为，促进身心健康。

四、健康指导

（1）宣教妊娠、分娩经过，提高母婴健康共识。

（2）指导实施有效的血糖控制方法，保持良好的自我照顾能力。

（3）预防产褥感染，鼓励母乳喂养。

（4）指导产妇定期接受产科和内科复查，重新确诊。

五、注意事项

（1）注意妊娠期糖尿病孕妇的管理，特别是饮食管理和药物治疗。

（2）重视酮症酸中毒的预防及早期识别。

（3）胰岛素使用的各项注意事项。

（4）注意对胎儿发育、胎儿成熟度、胎儿状况和胎盘功能等检测，必要时及早住院。

第八章　正常分娩孕妇的护理

第一节　影响分娩的因素

决定分娩的因素包括产力、产道、胎儿和孕妇的精神心理因素。若这四个因素均正常并能相互适应，则胎儿可顺利地经阴道自然娩出，称正常分娩。

一、产力

将胎儿及其附属物从子宫内逼出的力量称为产力，其主要力量为子宫收缩力，辅助力量为腹肌、膈肌和肛提肌收缩力。

（一）子宫收缩力

子宫收缩力是临产后迫使子宫颈口扩张，胎儿及其附属物娩出的主要力量。其贯穿于分娩全过程，并具有以下特点。

1. 节律性

节律性是指临产后子宫平滑肌产生有规律的阵发性收缩。每次子宫收缩（宫缩）由弱到强（进行期），维持一段时间（极期）后又逐渐减弱（退行期）直至消失并维持一定时间（间歇期），随后再开始收缩，如此反复交替至分娩结束（图8-1）。

2. 对称性

与极性正常宫缩从两侧子宫角处开始，先向子宫底中线集中，再向下扩散，左右对称，为宫缩的对称性（图8-2）。宫缩在子宫底部最强、最持久，向下依次递减，为宫缩的极性。

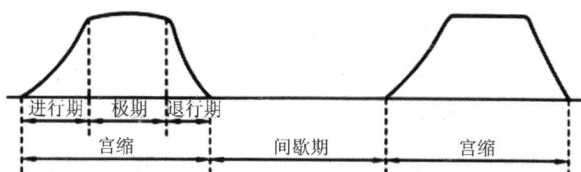

图 8-1 正常宫缩节律性示意图

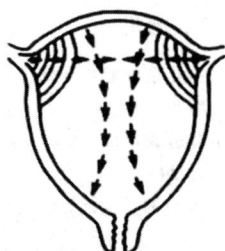

图 8-2 宫缩的对称性

3. 缩复作用

宫缩时子宫肌纤维缩短变宽，间歇期肌纤维放松，但不能恢复至原来的长度，此现象称缩复作用。此作用使子宫肌层逐渐增厚，子宫腔容积逐渐缩小，随着产程进展迫使胎先露不断下降，子宫颈管逐渐消失，子宫颈口逐渐开大。

（二）腹肌、膈肌及肛提肌收缩力

腹肌、膈肌及肛提肌收缩力是第二产程胎儿娩出的重要辅助力量。子宫口开全后，宫缩推动胎先露下降压迫盆底组织及直肠前壁，反射性地引起排便感，产妇主动屏气用力，使腹肌和膈肌有力地收缩，腹压增加，协同宫缩迫使胎儿娩出。肛提肌收缩力协助胎先露在盆腔内旋转、仰伸，最后胎儿、胎盘娩出。

二、产道

产道是胎儿娩出的通道，分为骨产道及软产道两部分。软产道是由子宫下段、子宫颈、阴道及盆底软组织所构成的弯曲通道。

（一）子宫下段的形成

子宫下段由子宫峡部形成。非孕期子宫峡部长约 1 cm，妊娠 12 周后至妊娠末期逐渐扩展拉长形成子宫下段。临产时规律宫缩使其进一步伸展拉长达 7～10 cm，成为软产道的一部分。由于子宫肌纤维缩复作用，子宫上段越来越厚，子宫下段被动扩张越来越薄，在两者之间的子宫内面有一环状突起，称为生理性缩复环。正常情况下腹部不易见到此环。图 8-3 所示为子宫口扩张及子宫下段的形成。

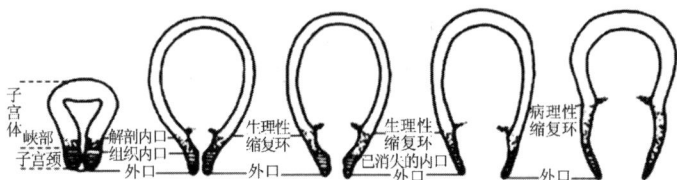

图 8-3　子宫口扩张及子宫下段的形成

（二）子宫颈的变化

临产前子宫颈管长约 2 cm，临产后由于宫缩牵拉了宫颈内口的肌纤维，子宫腔内压力升高，胎先露下降使前羊膜囊呈楔状，使子宫颈内口向上、向外扩张，子宫颈管逐渐变短消失，最后展平。子宫颈管消失后，初产妇子宫颈外口仅容纳一指尖，经产妇则能容纳一指。初产妇多是子宫颈管先消失而后子宫口扩张，经产妇则多是子宫颈管消失与子宫口扩张同时进行。

（三）骨盆底、阴道及会阴的变化

子宫口开全后，子宫腔、子宫下段及阴道形成一前壁短、后壁长的弯曲状通道。宫缩使胎先露由子宫腔下降至阴道，与前羊膜囊一起将阴道撑开，破膜后胎先露直接压迫软产道，阴道黏膜皱襞展平使腔道变宽，盆底肌肉向下及向两侧扩展，肌纤维拉长，会阴体变薄。胎先露即将到达阴道口时，会阴体组织由原来的 4～5 cm 伸展变薄至 2～4 mm，分娩时若保护不当，易造成会阴裂伤。

三、胎儿

胎儿是否能顺利娩出，除产力和产道等因素外，还取决于胎儿大小、胎位以及有无畸形。胎儿发育过大，胎头径线大，胎儿过熟时颅骨较硬、胎头不易变形，亦可引起相对性头盆不称造成难产。

（一）胎头

胎头是胎体的最大部分，也是胎儿通过产道最困难的部分，胎头是由2块额骨、2块顶骨、2块颞骨及1块枕骨构成。颅骨之间的缝隙称为颅缝，两顶骨之间为矢状缝，顶骨与额骨之间为冠状缝，顶骨与枕骨之间为人字缝，两额骨之间为额缝，颞骨与顶骨之间为颞缝。颅缝汇合处的空隙称囟门，位于胎头前方称前囟门或大囟门，位于胎头后方称后囟门或小囟门。分娩时颅缝、囟门可变窄至颅骨发生轻度重叠，使胎头缩小以适应产道，有利于胎头娩出。

（二）胎头径线

1. 枕下前囟径
从前囟门中央至枕骨隆突下方的距离，足月时平均为9.5 cm。
2. 枕额径
从鼻根至枕骨隆突的距离，足月时平均为11.3 cm。
3. 枕颏径
从颏骨下方至后囟门顶部的距离，足月时平均为13.3 cm。
4. 双顶径
两顶骨隆突间的距离，足月时平均为9.3 cm。
图8-4所示为胎头颅骨、颅缝、囟门、径线。

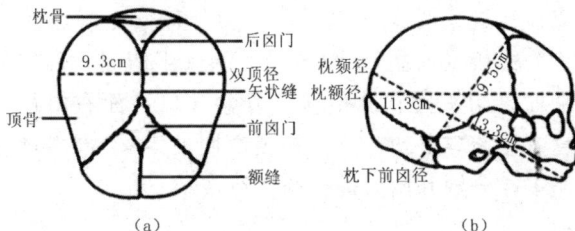

图8-4 胎头颅骨、颅缝、囟门、径线

四、孕妇的精神心理因素

分娩是一个生理过程，但对孕妇却是一个持久而强烈的应激源。相当数量的孕妇对分娩阵痛的刺激及分娩结局产生担忧，普遍有焦虑倾向，加之待产室的环境陌生、分娩室的紧张氛围使孕妇常常处于焦虑不安甚至恐惧的心理状态。这种精神心理状态，可影响产力及影响孕妇的适应力，进而影响产程的进展。

总之，在分娩过程中，产力、产道、胎儿及孕妇的精神心理因素之间相互联系、相互影响。一般来说，骨产道和胎儿大小是相对固定的。产力、胎位及产妇的心理状况是可变的。因此，助产人员需认真、细致地观察，及时调整产力异常，矫正异常胎位，恰当地疏导产妇心理问题，促使分娩顺利进行。

第二节　枕先露的分娩机制

分娩机制是指胎先露部通过产道时，为适应骨盆各平面不同的形态被动地进行一系列转动，以其最小径线通过产道的全过程。不同胎方位有其不同的分娩机制，临床上以枕左前位最为多见，故以枕左前位为例叙述分娩机制（图 8-5）。

一、衔接

胎头双顶径进入骨盆入口平面，颅骨最低点接近或达到坐骨棘水平，称为衔接（入盆）（图 8-6）。胎头半俯屈，以枕额径进入骨盆入口平面，胎头矢状缝衔接于骨盆入口平面右斜径上，胎头枕骨位于骨盆左前方。初产妇可在预产期前 1～2 周内进行胎头衔接，经产妇多在分娩开始后进行胎头衔接。

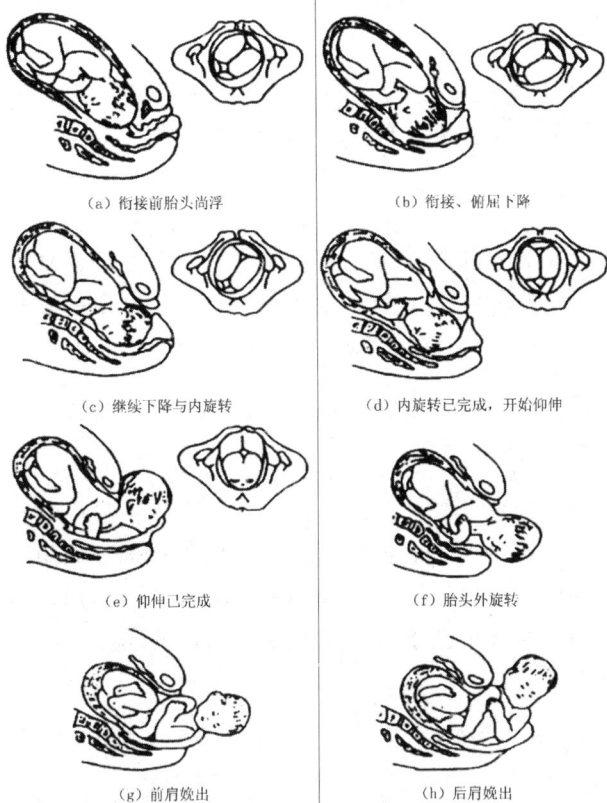

（a）衔接前胎头尚浮　　　　　（b）衔接、俯屈下降

（c）继续下降与内旋转　　　　（d）内旋转已完成，开始仰伸

（e）仰伸已完成　　　　　　　（f）胎头外旋转

（g）前肩娩出　　　　　　　　（h）后肩娩出

图 8-5　枕左前位分娩机制示意图

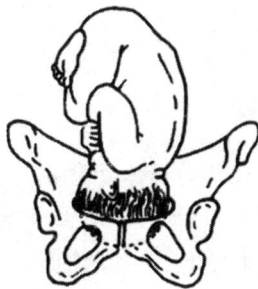

图 8-6　胎头衔接

二、下降

胎头沿骨盆轴前进的动作称为下降。下降贯穿于分娩全过程。胎先露下降程度是临床上判断产程进展的重要标志之一。

三、俯屈

胎头呈半俯屈状态下降至骨盆底时，胎头枕部遇到肛提肌阻力，胎头进一步俯屈，下颏贴近前胸部，胎头由衔接时的枕额径（平均 11.3 cm）变为枕下前囟径（平均 9.5 cm），以最小的径线适应产道进一步下降，称俯屈。

四、内旋转

为适应中骨盆及骨盆出口平面前后径大于横径的特点，胎头俯屈下降至中骨盆时，肛提肌收缩力将胎头枕部推向阻力小、部位宽的前方，使胎头向母体骨盆右前方旋转 45°，后囟转至耻骨弓下方，以利于胎头继续下降。一般胎头内旋转动作于第一产程末完成。

五、仰伸

胎头完成内旋转后，继续下降达阴道外口，宫缩和腹压使胎头继续下降，肛提肌反射性收缩使胎头向前推进，两者合力使胎头继续向下、向前，当胎头枕骨下部到达耻骨联合下缘时，以耻骨弓为支点，胎头逐步仰伸，顶、额、鼻、口、颏相继娩出。

六、复位及外旋转

胎头娩出后，胎头枕部向母体骨盆左前方回转 45°，使头与肩恢复正常关系，称为复位。此时，胎儿双肩在骨盆内继续下降。为适应骨盆形态，胎前肩（右）向母体前方中线旋转 45°，使胎儿双肩径与骨盆出口平面前后径相一致，胎头枕部随之在外继续向左旋转 45°，以保持头与肩的关系，称为外旋转。

七、胎肩、胎体娩出

外旋转动作完成后，前肩（右）先从耻骨弓下娩出，继之后肩（左）娩出，随后胎体及四肢相继娩出。

第三节 临产的诊断与产程分期

一、分娩先兆

分娩发动前，往往出现一些预示孕妇不久即将临产的症状，称为分娩先兆。

（一）不规律宫缩

孕妇临产前1～2周常出现不规则宫缩，其特点是持续时间较短而不恒定，间歇时间不规律，不能使子宫口扩张及胎先露下降，故又称假临产。

（二）胎儿下降感

由于胎先露下降进入骨盆入口平面，使子宫底下降，多数孕妇常感到上腹部较前舒适。因胎先露入盆压迫膀胱，常出现尿频症状。

（三）阴道血性分泌物

临产前24～48 h，阴道排出少量血性分泌物，俗称见红，此为分娩即将开始比较可靠的征象。

二、临产诊断

临产的标志是出现规律性宫缩，宫缩时间持续30 s及以上，间歇5～6 min，并伴有子宫颈管进行性消失、子宫颈口扩张和胎先露下降。

三、产程分期

分娩全过程是指从出现规律宫缩开始至胎儿、胎盘全部娩出为止，简称总产程。临床上分为三个产程。

（一）第一产程

又称子宫颈扩张期，从有规律宫缩开始到子宫口开全，初产妇为 11～12 h，经产妇为 6～8 h。

（二）第二产程

又称胎儿娩出期，从子宫口开全至胎儿娩出，初产妇为 1～2 h，经产妇约为 1 h 或仅几分钟。

（三）第三产程

又称胎盘娩出期，从胎儿娩出至胎盘娩出，为 5～15 min，一般不超过 30 min。

第四节　第一产程的临床经过及护理

一、临床经过

（一）规律宫缩

分娩开始时，子宫收缩力较弱，持续时间较短（约 30 s），间歇时间较长（5～6 min）。随着产程进展，宫缩持续时间逐渐延长，间歇时间逐渐缩短。子宫口接近开全时，持续时间可达 60 s 及以上，间歇时间 1～2 min，且强度不断增加。

（二）子宫颈口扩张

临产后宫缩规律并逐渐增强，使子宫颈口逐渐扩张，胎先露逐渐下降。子宫颈口扩张规律是先慢后快，分为潜伏期和活跃期。

1. 潜伏期

从规律宫缩开始至子宫颈口扩张 3 cm，此期子宫颈口扩张速度较为缓慢，约需 8 h，最大时限为 16 h。

2. 活跃期

从子宫颈口扩张 3 cm 至子宫颈口开全。此期子宫颈口扩张速度较快，约需4 h，最大时限为 8 h。

（三）胎先露下降

胎先露下降程度作为判断分娩难易的指标之一。潜伏期胎头下降不明显，进入活跃期胎头下降速度加快。判断胎头下降程度是以坐骨棘平面为标志，胎头颅骨最低点达坐骨棘时，记为"0"，在坐骨棘平面上 1 cm 时记为"-1"，在坐骨棘平面下 1 cm 时记为"+1"，依此类推。图 8-7 所示为胎头高低判断示意图。根据每次检查的结果绘制成产程图。产程图是连续描记子宫口扩张和胎先露下降情况的坐标图。它以临产时间（h）为横坐标，以子宫口扩张程度（cm）和胎先露下降程度（cm）为纵坐标，画出子宫口扩张曲线和胎先露下降曲线，便于直观地了解产程进展情况（图 8-8）。

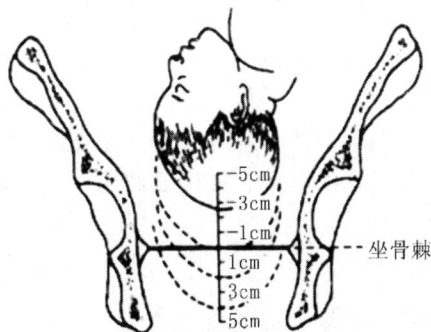

图 8-7　胎头高低判断示意图

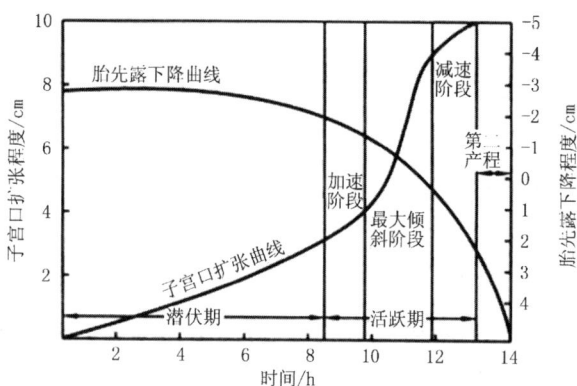

图 8-8　产程图

（四）胎膜破裂

胎膜破裂简称破膜。随着子宫口逐渐开大，胎先露逐渐下降将羊水阻隔为前、后两部分，形成前羊膜囊。胎先露进一步下降使前羊膜囊压力逐渐升高，当压力增高至一定程度时，胎膜自然破裂，多发生在第一产程末期子宫口接近开全或开全时。

二、护理评估

（一）健康史

根据产前检查记录了解待产妇的一般情况，包括年龄、体重、身高、营养情况、既往史、过敏史、月经史、婚育史、分娩史等。了解本次妊娠的经过，孕期有无阴道流血、流液及有无内外科合并症等。了解宫缩出现的时间、强度及频率，了解胎位、胎先露、骨盆测量值及胎心情况。

（二）身体状况

观察生命体征，了解胎心情况、宫缩、子宫口扩张和胎头下降情况，以及是否破膜，羊水颜色、性状及流出量。

（三）心理—社会状况

由于第一产程时间较长，对分娩的认知及对疼痛的耐受性因人而异，且担心胎儿及自身的健康状况，产妇和家属容易产生紧张、焦虑和急躁情绪。

（四）实验室及其他辅助检查

胎心监护仪可记录胎心变化情况和宫缩的情况。

三、护理问题

（一）知识缺乏

缺乏分娩相关知识。

（二）焦虑

与疼痛及担心分娩结局有关。

（三）急性疼痛

与宫缩、子宫口扩张有关。

四、护理措施

（一）心理护理

讲解相关知识，减轻焦虑：主动热情接待产妇，耐心回答产妇提出的有关问题，适当讲解分娩相关知识，鼓励产妇积极配合分娩，减轻产妇及家属的焦虑情绪。

（二）观察产程进展

1. 监测胎心

用胎心听诊器、多普勒仪于宫缩间歇时听胎心。潜伏期每1～2小时听1次，进入活跃期每15～30分钟听1次，并注意心率、心律、心音强弱。若胎心率超过160次/分或低于120次/分或不规律，提示胎儿宫内窘迫，应立即给产妇吸氧并报告医生。

2. 观察宫缩

医护人员将一手掌放于产妇腹壁子宫体近子宫底处，宫缩时子宫体部隆起变硬，宫缩间歇时松弛变软，一般需连续观察3次，每隔 1～2 h 观察 1 次。观察并记录宫缩间歇时间、持续时间及强度。

3. 观察破膜及羊水情况

一旦破膜，应立即监测胎心，记录破膜时间和羊水性状、颜色及量。若破膜后胎头未入盆或胎位异常应嘱产妇卧床并抬高臀部，并注意观察有无脐带脱垂征象。破膜超过 12 h 尚未分娩者，遵医嘱给予抗生素预防感染。

4. 观察生命体征

每隔 4～6 h 测量生命体征 1 次，发现异常应酌情增加测量次数，并予相应处理。

(三) 生活护理

1. 补充能量和水分

鼓励产妇进食易消化、高热量的清淡食物，摄入足量水分，维持水、电解质平衡，保证充足的体力。

2. 活动与休息

临产后胎膜未破且宫缩不强时，鼓励产妇在室内适当进行活动，以促进宫缩，利于子宫口扩张和胎先露下降。初产妇了宫口近开全或经产妇子宫口扩张 4 cm 时应取左侧卧位休息。

3. 清洁卫生

协助产妇擦汗、更衣，保持外阴部清洁、干燥。

4. 排便、排尿

鼓励产妇 2～4 h 排尿 1 次，并及时排便，以免影响宫缩及产程进展。

五、护理评价

(1) 产妇是否了解分娩过程的相关知识。

(2) 在产程中焦虑是否缓解，并主动配合医护人员。

(3) 疼痛不适感是否减轻。

第五节 第二产程的临床经过及护理

一、临床经过

(一) 宫缩增强

此期宫缩强度进一步增强，频率进一步加快，宫缩持续时间可达 1 min 甚至更长，间歇时间仅1～2 min。

(二) 胎儿下降及娩出

子宫口开全后，胎头下降至骨盆出口压迫盆底组织时，产妇出现排便感，不自主向下屏气用力。会阴部逐渐膨隆变薄，阴唇张开，肛门松弛。宫缩时胎头显露于阴道口，间歇时又缩回，称胎头拨露（图 8-9）。经过几次胎头拨露以后，胎头双顶径已超过骨盆出口，宫缩间歇不再回缩，称胎头着冠（图 8-10）。此时，会阴极度扩张，胎头继续下降，当胎头枕骨抵达耻骨弓下方后，以此为支点进行仰伸、复位及外旋转，胎儿前肩、后肩、胎体相继娩出，羊水随即涌出。经产妇的第二产程较短，有时仅仅几阵宫缩即可完成上述过程。

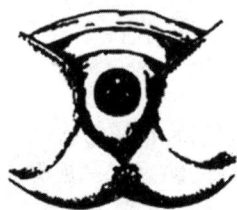

图 8-9 胎头拨露

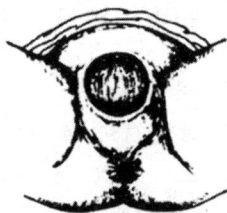

图 8-10 胎头着冠

二、护理评估

(一) 健康史

详细了解第一产程经过及处理情况，并注意了解产妇及胎儿情况。

（二）身体状况

了解宫缩及胎心情况、产妇用力方法，观察胎头拨露及胎头着冠情况，评估有无会阴切开指征。

（三）心理—社会状况

因剧烈疼痛及对分娩缺乏信心，同时担心胎儿安危而焦虑不安。

（四）辅助检查

用胎儿监护仪监测胎心率基线与宫缩的变化。

三、护理问题

（一）焦虑

焦虑与担心分娩是否顺利及胎儿健康有关。

（二）疼痛

疼痛与宫缩及会阴伤口有关。

（三）有受伤的危险

其与可能的会阴裂伤、新生儿产伤有关。

四、护理措施

（一）观察产程

严密观察宫缩强度和频率；了解胎先露下降情况；每 5～10 分钟听胎心 1 次，仔细观察胎儿有无急性缺氧，发现异常及时通知医生并给予相应处理。

（二）缓解焦虑

医护人员应给予产妇安慰和鼓励，并及时告之产程进展情况，同时协助产妇擦汗、饮水等，缓解产妇紧张、焦虑情绪。

（三）正确指导产妇使用腹压

子宫口开全后指导产妇双足蹬在产床上，双手握住产床把手，宫缩时深吸气屏住,随后如排大便样向下屏气用力,宫缩间歇时放松休息,宫缩再现时重复上述动作。至胎头着冠后,指导产妇宫缩时张口哈气,宫缩间歇时稍向下用力使胎儿缓慢娩出。

（四）正确接生,减少产妇及新生儿损伤

1. 接生准备

初产妇子宫口开全或经产妇子宫口扩张至 3～4 cm 时,将产妇送至产房做好消毒接生准备。产妇取膀胱截石位,双腿屈曲分开,臀下置便盆或橡胶单,分三步进行外阴擦洗及消毒（图 8-11）:①先用消毒肥皂水棉球擦洗外阴,顺序为阴阜、大腿内上 1/3、大小阴唇、会阴和肛门周围;擦洗顺序为由上向下、由外向内;②然后将消毒干棉球盖于阴道外口（防止擦洗液进入阴道）,再用温开水冲去肥皂水;③最后用0.5%碘伏棉球消毒,顺序为大小阴唇、阴阜、大腿内上 1/3、会阴和肛门周围。消毒完后移去阴道口棉球及臀下的便盆或橡胶单,铺消毒中于臀下。检查好接生及新生儿抢救所需的所有用品后,接生者按无菌操作规程行外科洗手、穿手术衣、戴无菌手套、打开产包、铺消毒巾,准备接生。

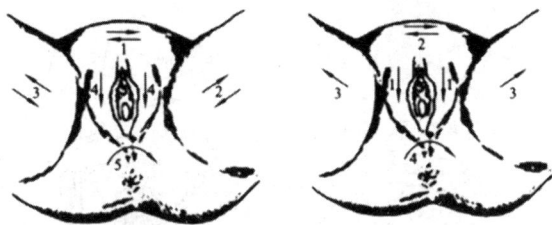

图 8-11　外阴擦洗及消毒
A. 外阴擦洗顺序;B. 消毒顺序

2. 接生前评估

行阴道检查了解胎位是否异常,并了解会阴条件及胎头大小,必要时行会阴切开。

3. 接生步骤

接生者站在产妇右侧，当胎头拨露使阴唇后联合紧张时开始保护会阴。会阴部盖消毒中，接生者右肘支在产床上，右手拇指与其余四指分开，利用手掌大鱼际肌压住会阴部，当宫缩时应向上内方托压，左手适度下压胎头枕部，协助胎头俯屈和缓慢下降，宫缩间歇时右手放松但不离开会阴部，以免压迫过久致会阴水肿。当胎头枕骨在耻骨弓下露出时，嘱产妇宫缩时张口哈气，在宫缩间歇时稍用力，待胎头双顶径娩出时，左手协助胎头仰伸，使胎头缓慢娩出。胎头完全娩出后，右手继续保护会阴，左手拇指自胎儿鼻根向下颏挤压，其余四指自喉部向下颌挤压，挤出口鼻内的黏液和羊水，然后协助胎头复位及外旋转，左手将胎儿颈部向下轻压，使前肩自耻骨弓下完全娩出，再轻托胎颈向上，协助娩出后肩（图 8-12）。双肩娩出后松开右手，然后双手协助胎体及下肢以侧位娩出。

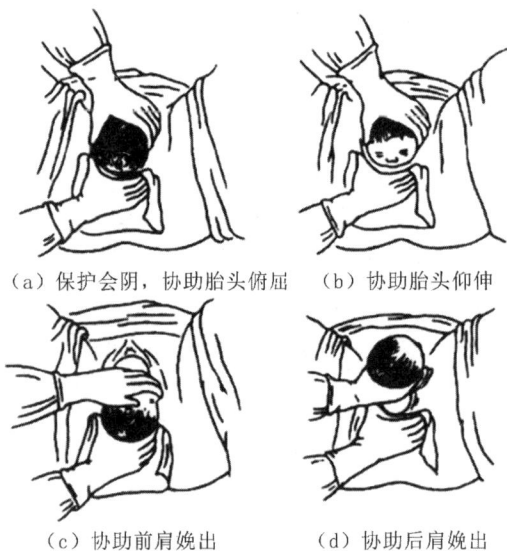

（a）保护会阴，协助胎头俯屈　　（b）协助胎头仰伸

（c）协助前肩娩出　　　　（d）协助后肩娩出

图 8-12　接生步骤

4. 脐带绕颈的处理

胎头娩出后若有脐带绕颈 1 周且较松时，应将脐带顺肩上推或从胎头滑下；若缠绕过紧或绕颈 2 周以上，则用两把止血钳夹住后从中间剪断，注意勿使胎儿受伤。

五、护理评价

（1）产妇情绪是否稳定。

（2）疼痛是否缓解。

（3）产妇是否有严重会阴裂伤，新生儿是否发生产伤。

第六节　第三产程的临床经过及护理

一、临床经过

（一）宫缩胎儿娩出后

子宫底下降至平脐部，宫缩暂停，产妇顿感轻松，几分钟后宫缩再现。

（二）胎盘娩出

由于宫缩，附着于子宫壁的胎盘不能相应缩小而与子宫壁发生错位剥离，剥离面出血形成胎盘后血肿。子宫继续收缩，胎盘剥离面越来越大，最终完全剥离而排出。

二、护理评估

（一）健康史

内容同第一、二产程，并了解第二产程的临床经过及处理。

（二）身体状况

1. 新生儿

（1）Apgar 评分：用于判断新生儿有无窒息及窒息的严重程

度。以出生后 1 min 的心率、呼吸、肌张力、喉反射及皮肤颜色五项体征为依据，每项为 0～2 分（表 8-1）。

表 8-1　新生儿 Apgar 评分法

体征	0 分	1 分	2 分
每分钟心率	0	＜100 次	≥100 次
呼吸	0	浅、慢而不规则	佳
肌张力	松弛	四肢稍屈曲	四肢活动好
喉反射	无反射	有少量动作	咳嗽、恶心
皮肤颜色	全身苍白	躯干红，四肢青紫	全身红润

（2）一般情况评估：测量身长、体重及头径，判断是否与孕周相符，有无胎头水肿及头颅血肿，体表有无畸形如唇裂、多指（趾）、脊柱裂等。

2. 母亲

（1）胎盘娩出评估。

胎盘剥离征象包括以下几种：①子宫底上升至脐上，子宫体变硬呈球形（图 8-13）。②阴道少量流血。③阴道口外露的脐带自行下移延长。④用手掌尺侧按压产妇耻骨联合上方，子宫体上升而外露的脐带不回缩。

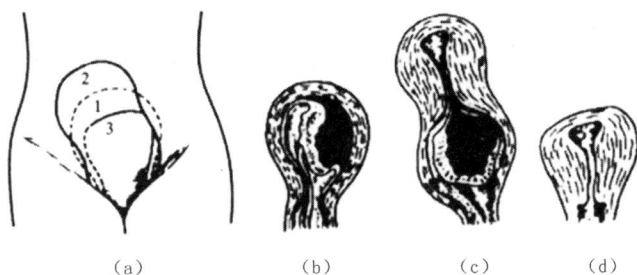

（a）　　　　（b）　　　　（c）　　　（d）

图 8-13　胎盘剥离时子宫位置、形状示意图

胎盘娩出的方式有以下两种：①胎儿面娩出式：胎盘从中央开始剥离，而后向周边剥离，其特点是先胎盘娩出，后有少量阴

道流血，较多见。②母体面娩出式：胎盘从边缘开始剥离，血液沿剥离面流出，其特点是先有较多阴道流血，后胎盘娩出，较少见。

（2）宫缩及阴道流血量评估：正常情况下，胎儿娩出后宫缩迅速，经短暂间歇后，再次收缩致胎盘剥离。胎盘排出后，若宫缩良好，子宫底下降至脐下两横指，子宫壁坚硬，轮廓清楚，呈球形。若子宫轮廓不清、子宫底位置高为宫缩乏力的表现。阴道出血量多者，多由宫缩乏力、软产道损伤或胎盘残留等因素引起。

（3）软产道检查：胎盘娩出后，应仔细检查会阴、小阴唇内侧、尿道口周围、阴道和子宫颈有无裂伤。

三、护理问题

（一）潜在并发症

如新生儿窒息、产后出血等。

（二）有母儿依恋关系改变的危险

与产后疲惫及对新生儿性别不满意有关。

四、护理措施

（一）新生儿处理

1. 清理呼吸道

新生儿娩出后应立即置于辐射台保暖，用吸痰管清除口鼻腔内黏液和羊水，保持呼吸道通畅。若新生儿仍不啼哭，可轻抚背部或轻弹足底使其啼哭。

2. 进行 Apgar 评分

出生后 1 min 进行评分，8～10 分为正常；4～7 分为轻度窒息，缺氧较严重，除一般处理外需采用人工呼吸、吸氧、用药等措施；0～3 分为重度窒息，又称苍白窒息，为严重缺氧，需紧急抢救。缺氧新生儿 5 min、10 min 后应再次评分并进行相应处理，直至连续 2 次大于或等于 8 分为止。

3. 脐带处理

用 75％乙醇或 0.5％碘伏消毒脐根及其周围直径约 5 cm 的皮肤，在距脐根 0.5 cm 处用粗棉线结扎第一道，距脐根 1 cm 处结扎第二道（注意必须扎紧脐带以防出血，但要避免过度用力致脐带断裂），距脐根 1.5 cm 处剪断脐带，挤出残余血，用饱和高锰酸钾溶液消毒断面（药液切勿触及新生儿皮肤，以免灼伤），待干后以无菌纱布覆盖，再用脐带卷包裹。目前还有用气门芯、脐带夹、血管钳等方法结扎脐带。处理脐带时注意新生儿保暖。

4. 一般护理

评估新生儿一般情况后，擦净足底胎脂，盖新生儿的足印及产妇拇指印于新生儿记录单上，系上标明母亲姓名、住院号、床号、新生儿性别及体重和出生时间的手圈。用抗生素眼药水滴眼以预防结膜炎。如无禁忌证，产后半小时内进行母婴皮肤早接触、早吸吮，注意新生儿保暖及安全。

（二）协助胎盘娩出

胎盘未完全剥离前，切忌牵拉脐带或按摩子宫。当出现胎盘剥离征象时，接生者左手轻压子宫底，右手轻拉脐带使其向外牵引，当胎盘下降至阴道口时，双手捧住胎盘向一个方向旋转并缓慢向外牵拉，协助胎盘、胎膜完整娩出（图 8-14）。若这期间发现胎膜部分断裂，用血管钳夹住断裂上端的胎膜，继续沿原方向旋转直至胎膜完全娩出。

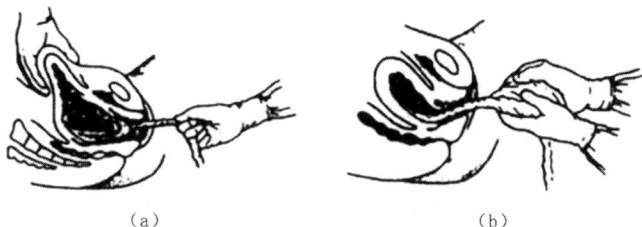

（a）　　　　　　　　　　　（b）

图 8-14　协助胎盘、胎膜完整娩出

（三）检查胎盘、胎膜

胎盘娩出后应立即检查胎盘小叶有无缺损、胎膜是否完整。若疑有副胎盘、胎盘小叶或大部分胎膜残留，应及时行子宫腔探查并取出。

（四）检查软产道

胎盘娩出后，应仔细检查软产道，如有裂伤立即予以缝合。

（五）预防产后出血

胎儿前肩娩出后立即静脉注射缩宫素 $10\sim20$ U，加强宫缩促进胎盘迅速娩出。胎盘娩出后，按摩子宫刺激宫缩，必要时遵医嘱予缩宫素或麦角新碱肌内注射。

（六）心理护理

及时告知产妇分娩情况及新生儿情况，给予心理安慰和鼓励，协助母婴接触，建立母子感情。

（七）产后 2 h 护理

胎盘娩出后产妇继续留在产房内观察 2 h。严密观察血压、脉搏、宫缩、子宫底高度、膀胱充盈及会阴切口情况。如发现宫缩乏力、阴道流血量多、会阴血肿等立即报告医生并给予相应处理。观察 2 h 无异常后，方可送产妇回休养室休息。

五、护理评价

（1）是否发生了产后出血或新生儿窒息等并发症。
（2）产妇是否接受新生儿并进行皮肤接触和早吸吮。

第九章 异常分娩孕妇的护理

第一节 子宫收缩乏力

一、病因

子宫收缩乏力多由几种因素综合作用引起，常见的有以下几种。

(一) 头盆不称或胎位异常

头盆不称或胎位异常均可导致胎儿先露部下降受阻，胎先露部不能紧贴子宫下段及宫颈内口，不能有效刺激子宫阴道神经丛引起反射性的子宫收缩，常导致继发性子宫收缩乏力。

(二) 子宫局部因素

子宫壁过度膨胀（如多胎妊娠、巨大胎儿、羊水过多等），导致子宫肌纤维过度伸展，从而失去正常的收缩功能。经产妇（多次妊娠分娩）、子宫的急慢性炎症使子宫肌纤维变性、结缔组织增生影响子宫收缩。子宫发育不良、子宫畸形（如双角子宫）、子宫肌瘤等，均影响子宫收缩导致子宫收缩乏力。

(三) 精神因素

尽管分娩是正常的生理过程，但对产妇尤其是缺少产前教育和分娩经历的初产妇来说，由于对分娩知识不甚了解，缺乏分娩经历，害怕分娩引起的剧烈疼痛和对分娩安全性的不确定，致使临产后精神紧张，处于焦虑、不安和恐惧的心理状态，使大脑皮质功能紊乱，引起机体产生一系列的变化，如心率加快、呼吸急促、肺内气体交换不足，使子宫缺氧导致收缩乏力。

（四）内分泌失调

临产后，产妇体内雌激素、缩宫素、前列腺素合成与释放减少，不仅使缩宫素受体量减少，还使肌细胞间隙连接蛋白数量减少，这些因素可直接影响子宫收缩。子宫平滑肌细胞 Ca^{2+} 浓度降低。肌浆蛋白轻链激酶及 ATP 酶不足，可影响肌细胞收缩。导致子宫收缩乏力。

（五）药物影响

临产后使用大剂量镇静药、镇痛药及麻醉药，如吗啡、哌替啶、氯丙嗪、硫酸镁、苯巴比妥钠等，均可不同程度的抑制子宫收缩。

（六）其他

营养不良、贫血和一些长期慢性疾病导致的体质虚弱者、临产后进食不足、睡眠减少、过多的体力消耗、水及电解质紊乱、过度疲劳、膀胱直肠充盈、前置胎盘影响胎先露下降等均可导致子宫收缩乏力。

二、临床表现

临床子宫收缩乏力分为协调性与不协调性两种类型，根据发生时间又分为原发性和继发性。类型不同，其临床表现也不同。

（一）协调性子宫收缩乏力

其特点为子宫收缩具有正常的节律性、对称性和极性，但收缩力弱。其宫缩时宫腔内压常低于15 mmHg（1.99 kPa），持续时间短，间歇时间长且不规律，宫缩每10分钟少于2次；宫缩高峰时，宫体隆起不明显，不变硬，用手指按压宫底部肌壁仍可出现凹陷，因此又称为低张性子宫收缩乏力。此种宫缩乏力多属继发性宫缩乏力，即产程开始时子宫收缩正常，产程进行到某一阶段（多在活跃期或第二产程时）宫缩减弱。此类子宫收缩乏力常见于中骨盆与骨盆出口平面狭窄、持续性枕横位或枕后位等，因使胎先露部下降受阻，表现为子宫收缩力较弱、产程进展缓慢。可使产程延长甚至停滞。此种宫缩乏力对胎儿影响不大。

（二）不协调性子宫收缩乏力

多见于初产妇。其特点为子宫收缩的极性倒置，宫缩的兴奋点不是起自两侧子宫角部，而是来自子宫的一处或多处冲动；子宫收缩波由下向上扩散，收缩波小而不规律、频率高、节律不协调；宫腔内压力达 20 mmHg（2.66 kPa），宫缩时宫底不强，而是子宫下段强，宫缩间歇期子宫壁也不完全松弛，因此又称为高张性子宫收缩乏力。这种宫缩不能使宫口如期扩张，胎先露部不能如期下降，属于无效宫缩。此种宫缩乏力多属于原发性宫缩乏力，即产程开始即出现子宫收缩乏力，故需与假临产鉴别。

本型子宫收缩乏力常见于头盆不称和胎位异常，使胎先露部不能紧贴子宫下段及宫颈内口，不能引起反射性子宫收缩；表现为产妇自觉下腹部持续性疼痛、拒按，烦躁不安，严重者出现脱水、电解质紊乱、肠胀气、尿潴留。由于宫腔内压力增高，胎儿－胎盘循环障碍，易出现胎儿宫内窘迫。

（三）产程曲线异常

宫口扩张及胎头下降是产程进展的重要标志。分娩过程中，将产程图中动态监护宫口扩张和胎先露下降的记录连线所形成的曲线图称为产程曲线，观察产程曲线是产程监护和识别难产的重要手段。以上各类子宫收缩乏力导致的产程曲线异常（图9-1）有以下8种。

1. 潜伏期延长（prolonged latent phase）

从临产规律宫缩开始至宫口开大 3.0 cm 称为潜伏期。初产妇潜伏期正常约需 8 小时，最大时限为 16 小时；超过 16 小时者称为潜伏期延长。

2. 活跃期延长（prolonged active phase）

从宫口扩张 3.0 cm 开始至宫口开全称为活跃期。初产妇活跃期正常约需 4 小时，最大时限为 8 小时；若超过 8 小时，而宫口扩张速度初产妇小于 1.2 cm/h、经产妇小于 1.5 cm/h，称为活跃期延长。

3. 活跃期停滞（protracted active phase）

进入活跃期后，宫口不再扩张达 2 小时以上，称为活跃期停滞。

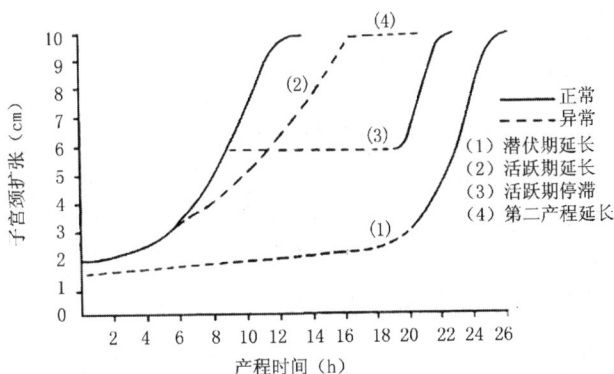

图 9-1　异常的宫颈扩张曲线

4. 第二产程延长（prolonged second stage）

第二产程初产妇超过 2 小时、经产妇超过 1 小时尚未分娩，称为第二产程延长。

5. 第二产程停滞（protracted second stage）

第二产程达 1 小时胎头下降无进展，称为第二产程停滞。

6. 胎头下降延缓（prolonged descent）

活跃期晚期及第二产程，胎头下降速度初产妇小于 1.0 cm/h、经产妇小于 2.0 cm/h，称为胎头下降延缓。

7. 胎头下降停滞（protracted descent）

活跃期晚期胎头停留在原处不下降达 1 小时以上，称为胎头下降停滞。

8. 滞产（prolonged labor）

总产程超过 24 小时。

以上 8 种产程进展异常情况可以单独存在，也可以合并存在。

三、子宫收缩乏力对母儿影响

（一）对产妇的影响

1. 体力损耗

由于产程延长影响产妇休息、进食、睡眠，同时过多的精神与体力消耗导致产妇疲乏无力、肠胀气、排尿困难等，严重时可引起脱水、酸中毒、低钾血症，影响子宫收缩。

2. 产伤

第二产程延长使膀胱或尿道被压迫于胎先露部（特别是胎头）与耻骨联合之间，可导致局部组织充血、水肿、坏死，形成膀胱阴道瘘或尿道阴道瘘。

3. 产后出血

产后子宫收缩乏力影响胎盘剥离、娩出和子宫壁的血窦关闭，易引起产后出血。

4. 产后感染

因子宫收缩乏力，产程延长、滞产、胎膜早破、多次直肠指检或阴道检查、产后出血等均增加产后感染的机会。

5. 其他

手术产率高，产褥期并发症也增多。

（二）对胎儿及新生儿的影响

协调性子宫收缩乏力容易造成胎头在盆腔内旋转异常，使产程延长，导致手术产率高，进而可致新生儿产伤、颅内出血发病率增加。不协调性子宫收缩乏力在宫缩间歇期子宫壁也不能完全放松，对胎盘－胎儿循环影响大，胎盘供血、供氧不足，胎儿在子宫内缺氧，容易发生胎儿窘迫。胎膜早破容易造成脐带受压或脱垂，从而导致胎儿窘迫、新生儿窒息甚至胎死宫内。

四、处理原则

（一）协调性子宫收缩乏力

原则是首先要寻找原因，不论是原发性还是继发性子宫收缩乏力，均要针对原因进行恰当处理。

（二）不协调性子宫收缩乏力

原则是首先恢复不协调性子宫收缩的正常节律性及极性，然后按协调性子宫收缩乏力处理。但在子宫收缩恢复其协调性之前，严禁应用缩宫素。

五、护理评估

（一）健康史

通过产前检查评估产妇的一般情况，重点了解产妇的身体发育状况、身高与骨盆测量值、胎儿大小及头盆关系、既往史、妊娠史、分娩史及妊娠合并症。

（二）身心状况

1. 产力方面

评估子宫收缩的节律性（持续时间、间隔时间和强度）、对称性和极性、宫口开大及胎先露下降情况，从而了解产程的进展。

2. 产道方面

通过直肠指检或阴道检查评估宫颈条件、宫口扩张情况、尾骨活动度、骶尾关节、坐骨棘等，从而了解是否存在骨产道、软产道的异常。

3. 胎儿方面

评估胎儿的胎产式、胎先露、胎方位、胎儿的大小及数目。

4. 心理－社会方面

重点评估精神状态及其影响因素，了解产妇是否对分娩高度焦虑、恐惧；家人和产妇的生育观念及对新生儿的看法；对分娩相关知识的了解程度；是否有良好的社会支持系统。

（三）辅助检查

1. 胎心电子监护

胎儿监护仪不仅可以连续记录胎心率的变化，还可以同时观察胎动、宫缩对胎心率的影响，能较全面、客观地反映宫缩的节律性、强度及频率的变化。根据宫缩变化的特点，胎心电子监护可区别是协调性还是不协调性的子宫收缩乏力。

2. 产程图

根据描绘的产程曲线了解产程进展情况，对产程延长者及时查找原因进行处理。

3. 多普勒胎心听诊仪

多普勒胎心听诊仪可及时发现胎心率的变化。协调性子宫收缩乏力胎心率变化出现较晚，不协调性子宫收缩乏力胎心率变化出现较早。

4. 实验室检查

血液生化检查可有血清钾、血清钠、血清氯等电解质的改变，甚至二氧化碳结合率降低。尿液检查可出现尿酮体阳性。

5. Bishop 宫颈成熟度评分

利用 Bishop 宫颈成熟度评分法（见表 9-1）估计人工破膜加强宫缩的效果。该评分法满分为 13 分，若产妇得分≤3 分，人工破膜均失败，应改用其他方法；4～6 分者成功率约为 50％；7～9 分者成功率约为 80％；>9 分者均成功。

表 9-1　Bishop 宫颈成熟度评分法

评分	判定指标				
	宫口开大（cm）	宫颈管消退（％）（未消退为 2～3 cm）	先露位置（坐骨棘水平＝0）	宫颈硬度	宫口位置
0	0	0～30	-3	硬	朝后
1	1～2	40～50	-2	中	居中
2	3～4	60～70	-1～0	软	朝前
3	≥5	≥80	+1～+2	—	—

六、护理诊断/护理问题

（1）焦虑：与产程延长、担心自身和胎儿安危有关。

（2）疲乏：与产程延长、体力消耗有关。

（3）有感染的危险：与产程延长、胎膜早破及多次直肠指检有关。

七、预期目标

（1）产妇情绪稳定，自诉焦虑减轻，安全度过分娩期。
（2）产妇能在产程中保持良好的体力和宫缩。
（3）产妇不发生感染等并发症。

八、护理措施

（一）协调性子宫收缩乏力的护理

一旦出现协调性子宫收缩乏力，首先应寻找原因。若有明显头盆不称或胎位异常，估计不能经阴道分娩者，应及时做好剖宫产的术前准备；估计可经阴道分娩者做好以下护理：

1. 第一产程的护理

（1）一般护理：①保证休息：设置安静、舒适的待产及分娩环境。目前，国内部分医院设有康乐待产室和家化式病房，给予产妇情感和促进舒适的支持，以消除其精神紧张与恐惧心理。对产程长、产妇过度疲劳或烦躁不安者可遵医嘱给予镇静药，如地西泮 10 mg 缓慢静脉滴注或哌替啶 100 mg 肌内注射，使其休息后体力有所恢复，子宫收缩力也得以恢复。②补充营养：鼓励产妇多进易消化、高热量饮食，对入量不足者遵医嘱静脉补充营养，防止电解质紊乱。有酸中毒时应补充 5% 碳酸氢钠。低钾血症时应给予氯化钾缓慢静脉滴注。补充钙剂可提高子宫肌球蛋白及腺苷酶的活性，增加间隙连接蛋白数量，增强子宫收缩力。③保持膀胱和直肠的空虚状态：排空膀胱和直肠能拓宽产道。自然排尿有困难者先行诱导法，必要时导尿排空膀胱。

（2）加强子宫收缩：经上述一般护理后子宫收缩力仍弱，在排除头盆不称、胎位异常和骨盆狭窄、无胎儿窘迫和剖宫产史后，可遵医嘱加强子宫收缩。常用的方法有以下几种：①刺激乳头可增强子宫收缩。②针刺穴位：通常针刺合谷、三阴交、太冲、关元等穴位，强刺激留针 20～30 分钟，有增强子宫收缩的作用。
③灌肠：初产妇胎膜未破、宫口扩张不足 3 cm 者，除外禁忌证，可给予温肥皂水灌肠，以促进肠蠕动，排除粪便与积气，刺激子宫收缩。④人工破膜：宫口扩张≥3 cm、无头盆不称、除外脐带先露、胎头已衔接者，可在宫缩间歇、下次宫缩将开始时进行人工破膜术。破膜后胎头直接紧贴子宫下段及宫颈内口，可引起反射性子宫收缩，加速产程进展。⑤缩宫素静脉滴注：将缩宫素 2.5 U 加于 5％葡萄糖液 500 mL 内静脉滴注（每滴糖液含缩宫素 0.33 mU），从 4～5 滴/分开始（1～2 mU/min），根据宫缩强弱进行调整，通常不超过 30～45 滴/分（10～15 mU/min），以子宫收缩达到持续 40～60 秒、宫缩间歇 2～3 分钟为宜。在使用缩宫素静脉点滴时必须专人监护，每隔 15 分钟监测 1 次子宫收缩、胎心率、血压和脉搏并记录；随时调节剂量、浓度和滴速，以免子宫收缩过强（持续超过 1 分钟，间歇少于 2 分钟）而发生子宫破裂或胎儿窘迫等严重并发症。若 10 分钟内宫缩超过 5 次，宫缩持续 1 分钟以上或胎心率有变化，应立即停止滴注。外源性缩宫素在母体血中的半衰期为 1～6 分钟，停药后能迅速好转，必要时遵医嘱使用镇静药。若发现血压升高，应减慢滴注速度；同时监测尿量，因缩宫素有抗利尿作用，水的重吸收增加可出现尿少现象，需警惕水中毒的发生。胎儿未分娩前禁止肌内注射缩宫素。

（3）剖宫产准备：经上述处理，产程仍无进展或出现胎儿宫内窘迫征象时，应立即配合医师做好术前准备。

2. 第二产程的护理

于第二产程期间出现子宫收缩乏力时，若无头盆不称，应加强宫缩，给予缩宫素静脉滴注促进产程进展；密切观察胎心、宫缩与胎先露下降情况，做好阴道助产和抢救新生儿的准备。

3. 第三产程的护理

注意预防产后出血及感染。当胎儿前肩娩出时可遵医嘱静脉注射麦角新碱0.2 mg或静脉注射缩宫素 10 U 或肌内注射，并同时静脉滴注缩宫素 10～20 U，以加强子宫收缩，促使胎盘剥离与娩出及子宫壁血窦关闭，预防产后出血。破膜12小时以上、总产程超过24小时，直肠指检或阴道检查次数多者，应遵医嘱给予抗生素预防感染；同时密切监测子宫收缩、宫底高度、阴道出血情况及生命征。注意产后保暖，及时补充易消化、高热量产妇饮食，使产妇得以休息和恢复。

（二）不协调性子宫收缩乏力的护理

遵医嘱给予镇静药，地西泮10 mg缓慢静脉注射或哌替啶100 mg肌内注射，使产妇充分休息后，多能恢复为协调性子宫收缩，使产程得以顺利进展。若宫缩不能恢复为协调性或出现胎儿窘迫、头盆不称等，应及时通知医师并配合处理。

（三）提供心理支持，减少焦虑与恐惧

待产妇的心理状态可直接影响子宫收缩，护士要重视产妇心理状况的评估，及时给予解释和支持，使产妇充分认识到分娩是一个自然的生理现象，了解自然分娩与手术助产的优缺点，随时将产程进展情况和护理计划告知产妇及家属，解除其思想顾虑和恐惧心理，增强其对分娩的信心，并鼓励家属为产妇提供持续性心理支持。

九、结果评价

（1）产妇在待产和分娩过程中获得了满意的支持，舒适度增加。

（2）产妇无水、电解质紊乱及酸中毒。

（3）母子平安，无产后出血及感染。

第二节 子宫收缩过强

一、病因

子宫收缩过强的病因尚不十分清楚，但与下列因素有关。

（1）缩宫素使用不当：个体对缩宫素过于敏感或缩宫素使用方法不当，剂量过大等。

（2）分娩发生梗阻或胎盘早剥：血液浸润子宫肌层，使子宫强力收缩。

（3）阴道内操作过多或不当：粗暴地、多次宫腔内操作均可引起子宫壁某部肌肉痉挛性不协调性宫缩过强。

（4）其他：如待产妇精神过度紧张、经产妇、遗传因素等。

二、临床表现

子宫收缩过强也分为协调性与不协调性两种类型。

（一）协调性子宫收缩过强

表现为子宫收缩的节律性、对称性和极性均正常，仅子宫收缩力过强（宫腔压力＞2.66 kPa）、过频。若产道无阻力，无头盆不称及胎位异常情况，宫口迅速开全，分娩在短时间结束，初产妇宫口扩张速度＞5 cm/h，经产妇宫口扩张速度＞10 cm/h。总产程＜3小时结束分娩称为急产，经产妇多见。产妇常有痛苦面容、大声喊叫，若有头盆不称、胎位异常或瘢痕子宫，有可能出现病理性缩复环或发生子宫破裂。

（二）不协调性子宫收缩过强

1. 强直性子宫收缩

它的发生并非由于子宫肌组织功能异常所致，几乎均由外界因素造成宫颈内口以上部分子宫肌层出现强直性痉挛性收缩。例如，临产后不适当的应用缩宫素或个体对缩宫素敏感、胎盘早剥血液浸润子宫肌层等使子宫强力收缩，宫缩间歇期短或无间歇。产妇持续性剧烈腹痛，腹部拒按，烦躁不安，大喊大叫，胎方位触诊不清，胎心音听不清；有时可出现病理性缩复环、肉眼血尿等先兆子宫破裂的征象。

2. 子宫痉挛性狭窄环

其是指子宫壁局部肌肉呈痉挛性不协调性收缩形成的环形狭窄，

持续不放松。狭窄环可发生在宫颈、宫体的任何部分，多在子宫上下段交界处，也可在胎体某一狭窄部，以胎颈、胎腰处常见（图9-2）。此环与病理性缩复环不同，其特点是不随宫缩上升。阴道检查时在宫腔内触及较硬而无弹性的狭窄环。产妇出现持续性腹痛，烦躁不安。因环紧扣胎体，导致宫颈扩张缓慢，胎先露下降停滞，胎心率时快时慢。

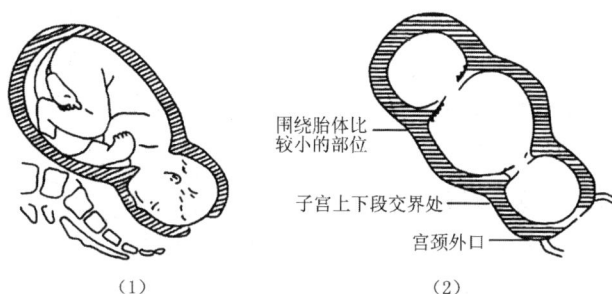

围绕胎体比较小的部位

子宫上下段交界处

宫颈外口

（1）　　　　　　　　　　（2）

图9-2　子宫痉挛性狭窄环
（1）狭窄环围绕胎颈；（2）狭窄环容易发生的部位

三、子宫收缩过强对母儿影响

（一）对产妇的影响

子宫收缩过强、过频，产程过快，可致产妇软产道撕裂伤。宫腔内压力过高，有发生羊水栓塞的危险。若胎先露部下降受阻，可发生子宫破裂危及产妇生命。接产时来不及消毒，可致产褥感染。胎儿娩出后子宫肌纤维缩复不良易发生胎盘滞留或产后出血。子宫痉挛性狭窄使产程停滞、胎盘嵌顿，产妇极度痛苦导致产妇衰竭，手术产机会增多。

（二）对胎儿及新生儿的影响

子宫收缩过强、过频影响子宫胎盘的血液循环，易发生胎儿窘迫、新生儿窒息甚至死亡。胎儿娩出过快，胎头在产道内受到的压力突然解除，可导致新生儿颅内出血。无准备的分娩、来不及接产使新生儿易发生感染、坠地，导致骨折、外伤等。

四、处理原则

子宫收缩过强以预防为主，识别导致子宫收缩过强的原因，正确处理产程，预防并发症的发生。

五、护理评估

(一) 健康史

认真阅读产前检查记录，评估产妇的一般情况，包括骨盆测量值、胎儿情况及妊娠并发症等。重点了解家族或经产妇有无急产史。

(二) 身心状况

重点评估临产时间、宫缩频率、强度及胎心、胎动情况。评估临产后是否使用过缩宫素，有无宫腔内操作史。产妇临产后持续性宫缩、剧烈腹痛，子宫收缩过频、过强，产程进展很快。产妇因急产毫无思想准备或胎先露部下降受阻，产程进展缓慢，担心自己及胎儿的安危，情绪极度恐惧和无助。

(三) 辅助检查

1. 一般检查

检查产妇的生命征、身体发育情况、骨盆及胎儿大小和头盆关系等。

2. 产科检查

发现产妇子宫收缩持续时间长、宫内压高、宫体硬、间歇时间短、触诊胎方位不清、听诊胎心音不清。若产道无梗阻，则产程进展快，胎头下降迅速。若产程梗阻，腹部可出现病理性缩复环，子宫局部肌肉强直性收缩时围绕胎颈、胎腰可形成环状狭窄。子宫下段压痛明显，膀胱充盈或有血尿等先兆子宫破裂的征象。

六、护理诊断/护理问题

(1) 恐惧：与疼痛及母儿安危受到威胁有关。
(2) 疼痛：与子宫收缩过频、过强有关。

（3）有新生儿受伤的危险：与产程过速、急产或手术有关。

七、预期目标

（1）产妇情绪稳定，自诉疼痛减轻，舒适感增加。

（2）产妇会使用减轻疼痛的常用技巧。

（3）母儿健康，无分娩期并发症发生。

八、护理措施

（一）预防宫缩过强对母儿的损伤

有急产史的妊娠妇女，在预产期前 1～2 周提前住院待产。经常巡视住院的妊娠妇女，嘱其勿远离病房。严格掌握缩宫素的使用指征及剂量，避免粗暴、多次宫腔内操作。有急产先兆时，如宫缩过强、过频及产程进展快等，要迅速做好接产及抢救新生儿的准备。临产后禁止灌肠，应卧床休息，取左侧卧位；待产妇有便意时，应先了解宫口大小及胎先露下降情况，以防分娩在厕所造成意外伤害。

（二）临产期护理

密切观察产程进展及产妇情况，检测宫缩、胎心及产妇的生命征变化，发现异常及时通知医师，迅速准确执行医嘱。鼓励产妇深呼吸，嘱其不要向下屏气，以减慢分娩过程。一旦确诊为强直性子宫收缩，应遵医嘱及时给予宫缩抑制剂，如 25％硫酸镁 20 mL 加入 25％葡萄糖液 20 mL 内缓慢静脉注射，注射时间不少于 5 分钟。若属梗阻性原因，应立即行剖宫产术。若出现子宫痉挛性狭窄环，应认真寻找原因，及时纠正，停止阴道内操作及缩宫素。若无胎儿窘迫征象，可遵医嘱给予镇静药如哌替啶 100 mg、吗啡 10 mg 肌内注射，也可给予宫缩抑制剂如沙丁胺醇 4.8 mg 口服、静脉注射硫酸镁。当宫缩恢复正常时，可行阴道助产或等待自然分娩。若经处理子宫痉挛性狭窄环不能缓解，宫口未开全，胎先露部高，或伴有胎儿窘迫征象，应立即行剖宫产术。

（三）分娩期及新生儿的护理

分娩时若急产来不及消毒及新生儿坠地者，应遵医嘱为新生儿肌内注射维生素 K_1 10 mg 预防颅内出血，并尽早肌内注射精制破伤风抗毒素 1500 U。分娩时尽可能行会阴侧切术，以防止会阴撕裂。遇有软产道撕裂伤时，应及时发现并缝合。

（四）产后护理

认真观察产后宫缩情况、宫底高度、阴道出血量、会阴及阴道有无血肿及生命征变化。新生儿如出现意外，需协助产妇及家属顺利度过哀伤期。向产妇进行健康教育及出院指导，并提供出院后的避孕指导。

九、结果评价

（1）产妇能应用减轻疼痛的技巧，舒适度增加。
（2）产妇顺利分娩，母儿平安。

第三节　产道因素难产

产道包括骨产道（骨盆腔）和软产道（子宫下段、宫颈、阴道、外阴），是胎儿经阴道娩出的通道。产道异常可使胎儿娩出受阻，临床上以骨产道异常多见。由于骨盆径线过短或形态异常，致使骨盆腔小于胎先露部可通过的限度，阻碍胎先露部下降，影响产程顺利进展，称为狭窄骨盆。狭窄骨盆可以为一个径线过短或多个径线同时过短，也可以为一个平面狭窄或多个平面同时狭窄。临床上需要结合整个骨盆腔大小与形态进行综合分析，及时处理。

一、骨产道异常及临床表现

（一）骨盆入口平面狭窄

常见于扁平骨盆，以骨盆入口平面前后径狭窄为主，其形态呈横扁圆形。根据狭窄程度不同，骨盆入口平面狭窄分为 3 级。

Ⅰ级为临界性狭窄：骶耻外径 18.0 cm，入口前后径 10.0 cm，绝大多数可以经阴道自然分娩。

Ⅱ级为相对性狭窄：骶耻外径 16.5～17.5 cm，入口前后径 8.5～9.5 cm，需经试产后才能决定是否可以经阴道分娩。

Ⅲ级为绝对性狭窄：骶耻外径≤16.0 cm，入口前后径≤8.0 cm，必须以剖宫产结束分娩。

扁平骨盆常见的有单纯性扁平骨盆（图 9-3）和佝偻病性扁平骨盆（图 9-4）两种类型。

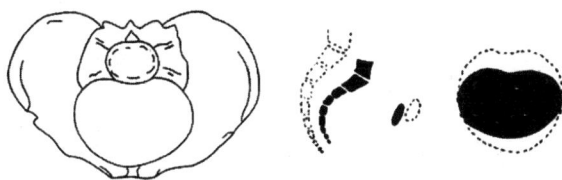

图 9-3　单纯性扁平骨盆

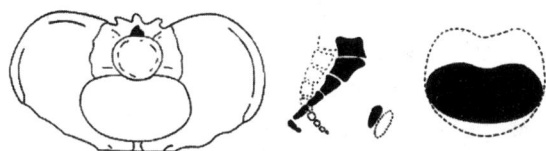

图 9-4　佝偻病性扁平骨盆

若骨盆入口平面狭窄，于妊娠末期胎头衔接受阻，即使已经临产胎头仍不能入盆，检查示胎头入盆不均或胎头跨耻征阳性（胎头骑跨在耻骨联合上方）。由于临产后前羊水囊受力不均，常出现胎膜早破，其发生率为正常骨盆的 4～6 倍。若胎头迟迟不入盆，不能紧贴宫颈内口诱发反射性宫缩，常出现继发性宫缩乏力、潜伏期及活跃早期延长、宫颈扩张缓慢，甚至导致梗阻性难产，强行经阴道分娩可致子宫破裂。

（二）中骨盆及骨盆出口平面狭窄

出口平面狭窄常与中骨盆平面狭窄相伴行，分为 3 级。

Ⅰ级为临界性狭窄：坐骨棘间径 10.0 cm，坐骨结节间径7.5 cm。

Ⅱ级为相对性狭窄：坐骨棘间径 8.5～9.5 cm，坐骨结节间径6.0～7.0 cm。

Ⅲ级为绝对性狭窄：坐骨棘间径≤8.0 cm，坐骨结节间径≤5.5 cm。

其常见于漏斗骨盆（图 9-5）和横径狭窄骨盆（图 9-6）。

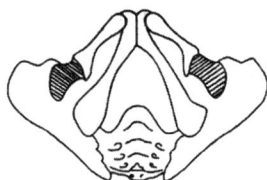

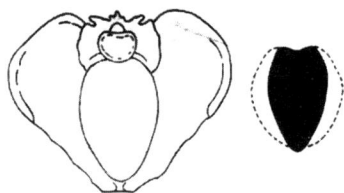

图 9-5　漏斗骨盆　　　　　　图 9-6　横径狭窄骨盆

1. 漏斗骨盆（男型骨盆）

骨盆入口平面各径线正常。两侧骨盆壁向内倾斜，状似漏斗。其特点是中骨盆及骨盆出口平面均明显狭窄，使坐骨棘间径、坐骨结节间径缩短，耻骨弓角度＜90°，坐骨结节间径与出口后矢状径之和＜15 cm。

2. 横径狭窄骨盆（类人猿型骨盆）

骨盆入口、中骨盆及骨盆出口横径均缩短，前后径长，坐骨切迹宽，骶耻外径正常，但髂棘间径及髂嵴间径均缩短。

中骨盆及骨盆出口平面狭窄，临产后胎先露部入盆不困难，产程早期无头盆不称征象，潜伏期及活跃早期进展顺利。当胎头下降至中骨盆时，由于内旋转受阻，胎头双顶径被阻于中骨盆狭窄部位之上，形成持续性枕横位或枕后位，引起继发性宫缩乏力，活跃晚期及第二产程延长甚至第二产程停滞。若单纯出口平面狭窄者，第一产程进展顺利，当胎头达盆底受阻时，常引起第二产程停滞，继发性宫缩乏力，胎头双顶径不能通过出口横径。强行阴道助产可导致软产道、骨盆底肌肉及会阴严重损伤。致使胎儿严重产伤，对母体及胎儿危害较大。

（三）骨盆三个平面狭窄

骨盆外形属于女型骨盆，形态正常，但骨盆三个平面的各径线均小于正常值 2 cm 或更多，称为均小骨盆（图 9-7）。此型多见于身材矮小、体形匀称的女性。若估计胎儿不大、胎位正常、头盆相称、产力好，可以试产。若估计胎儿在中等大小以上经阴道分娩则有困难，应尽早行剖宫产术。

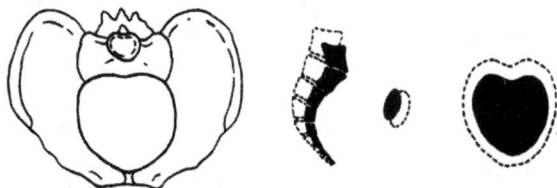

图 9-7　均小骨盆

（四）畸形骨盆

畸形骨盆是指骨盆失去正常形态，见于骨软化症骨盆（图 9-8）和偏斜骨盆（图 9-9）两种。前者是因钙、磷、维生素 D 以及紫外线照射不足使骨质脱钙、疏松、软化所致，骨盆入口呈凹三角形，现已罕见。后者是一侧髂骨翼与髋骨发育不良所致，一般不能经阴道分娩。

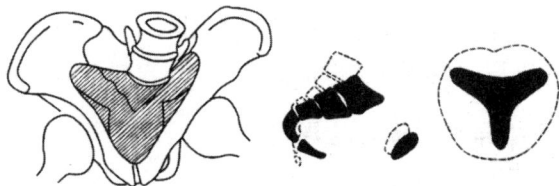

图 9-8　骨质软化症骨盆

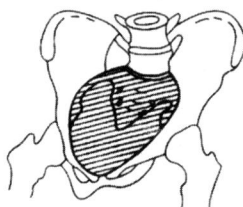

图 9-9　偏斜形骨盆

二、软产道异常及临床表现

软产道是由子宫下段、宫颈、阴道及骨盆底软组织构成的弯曲管道。软产道异常导致的难产少见，容易被忽视。因此，应在妊娠早期常规进行妇科检查，以了解软产道有无异常情况。

（一）外阴异常

可见会阴坚韧、外阴水肿、外阴瘢痕等。由于组织缺乏弹性，伸展性差，可使外阴及阴道口狭小，临产后可影响胎先露部下降，使胎头娩出困难或造成严重的撕裂伤。

（二）阴道异常

临床上常见的阴道异常有阴道横隔、阴道纵隔、阴道尖锐湿疣、阴道囊肿及阴道肿瘤等。阴道横隔可阻碍胎先露部下降；阴道纵隔常伴有双子宫、双宫颈畸形，一般不影响分娩；阴道尖锐湿疣于妊娠期生长迅速，产妇于分娩时易发生阴道裂伤、血肿及感染；阴道囊肿和肿瘤可阻碍胎先露部下降。

（三）宫颈异常

宫颈外口黏合、宫颈水肿、宫颈坚韧、宫颈瘢痕、子宫颈癌及宫颈肌瘤等均可影响宫颈扩张，阻碍胎先露部下降，造成难产。

三、产道异常对母儿的影响

（一）对产妇的影响

（1）骨盆入口平面狭窄影响胎先露部衔接，易发生胎位异常而导致难产，如臀先露、面先露或肩先露的发生率是正常骨盆的 3 倍。由于胎先露部被阻隔于骨盆入口之上，下降受阻，常引起继发性宫缩乏力，致使产程延长或停滞；或因子宫收缩过强未及时处理，出现病理性缩复环，导致子宫破裂，危及产妇生命。

（2）中骨盆平面狭窄影响胎头内旋转，常出现持续性枕横位或枕后位；胎头长时间嵌顿于产道内，压迫软组织引起局部缺血、水肿、坏死、脱落，可致生殖道瘘；胎膜早破、阴道检查及手术助产，增加感染机会；严重梗阻性难产。宫缩又较强，可发生先兆子宫破裂甚至子宫破裂；强行阴道助产，可导致严重软产道裂伤，危及母儿生命。

（二）对胎儿及新生儿的影响

（1）头盆不称易发生胎位异常，引起胎膜早破、脐带脱垂。其脐带脱垂发生率是正常产妇的 4～6 倍，导致胎儿窘迫、胎死宫内、新生儿窒息、新生儿死亡等。

（2）由于产程延长，胎头受压变形易发生脑组织损伤、颅内出血。

（3）手术产机会增多，易发生新生儿产伤、感染及围生儿病死率增加。

四、处理原则

首先应明确产道异常的类型和程度，分析头盆是否相称，了解胎位、胎儿大小、胎心、宫缩强弱、宫口扩张程度、综合待产妇的具体情况，选择合适的分娩方式。

五、护理评估

（一）健康史

认真阅读待产妇的产前检查记录，重点询问有无佝偻病、脊柱和髋关节结核及外伤史，评估骨盆各径线测量值，协助产妇决定分娩方式。若为经产妇，需重点了解既往分娩史及难产发生的原因。

（二）身心状况

评估本次妊娠过程是否顺利、是否有病理妊娠问题与妊娠并发症的发生，以及产妇的情绪、身体反应、产妇的心理状态及社会支持系统等情况。

（三）辅助检查

1. 一般检查

特别注意妊娠妇女的体形、身高、步态、有无脊柱弯曲及髋关节畸形、米氏菱形窝是否对称、有无尖腹及悬垂腹（图 9-10）等。若待产妇身高在 145 cm 以下，应警惕均小骨盆；体形粗壮、颈部较短者，警惕男型漏斗骨盆；跛行者，警惕偏斜骨盆。

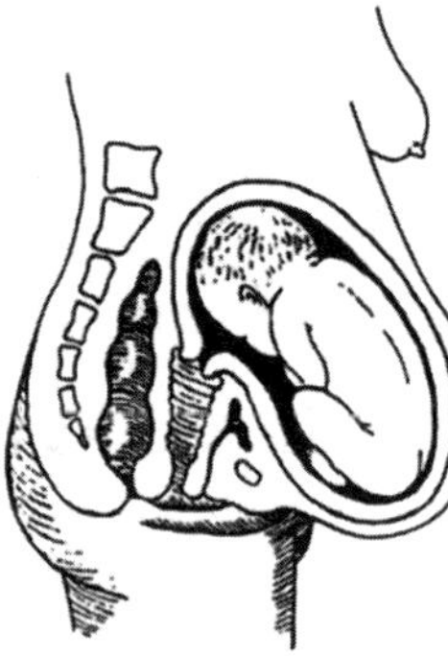

图 9-10　悬垂腹

2. 腹部检查

（1）观察腹型：若初产妇呈尖腹、经产妇呈悬垂腹，提示可能为均小骨盆。尺测子宫底高度和腹围，估计胎儿大小。

（2）胎位检查：骨盆入口狭窄常导致臀先露、面先露或肩先露。中骨盆狭窄常导致持续性枕横位或枕后位。

（3）估计头盆关系：正常情况下，部分初产妇在预产期前 2 周，经产妇于临产后胎头入盆。若已临产而胎头仍未入盆，则应充分估计头盆关系，即跨耻征检查。

方法：产妇排空膀胱，仰卧，两腿伸直，检查者将手放于耻骨联合上方，将浮动的胎头向骨盆方向推压。若胎头低于耻骨联合平面表示胎头可以入盆，头盆相称，称为跨耻征阴性；若胎头与耻骨联合在同一平面，表示可疑，为跨耻征可疑阳性；若胎头高于耻骨联合平面，则表示头盆明显不称，为跨耻征阳性（图 9-11）。

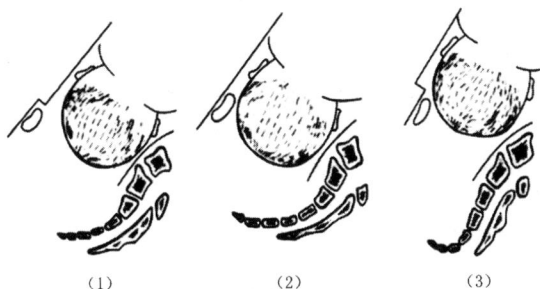

（1）　　　　　　　（2）　　　　　　　（3）

图 9-11　检查头盆相称程度

（1）头盆相称；（2）头盆可能不称；（3）头盆不称

（4）骨盆测量：包括骨盆外测量和骨盆内测量，可确定有无均小骨盆、单纯扁平骨盆及漏斗骨盆等以及是否存在中骨盆狭窄与骨盆出口平面狭窄。可通过测量出口后矢状径及检查骶尾关节活动度，估计出口平面的狭窄程度。

（5）检查软产道：了解软产道有无异常。

（6）B超检查：观察胎先露与骨盆的关系，通过测量胎头双顶径、腹径、胸径、股骨长度预测胎儿大小。从而判断能否顺利通过骨产道。

六、护理诊断/护理问题

（1）焦虑和恐惧：与知识缺乏，分娩过程的结果未知有关。

（2）有感染的危险：与胎膜早破、产程延长、手术操作有关。

（3）有新生儿窒息的危险：与胎膜早破、脐带脱垂、产程延长有关。

（4）潜在并发症：子宫破裂、产后出血、生殖道瘘。

七、预期目标

（1）产妇恐惧焦虑程度减轻，积极配合治疗。

（2）产妇及新生儿的感染征象得到预防和控制。

（3）新生儿出生状况良好。Apgar 评分＞7 分。

（4）及时发现和处理难产，产妇能平安分娩，无并发症发生。

八、护理措施

（一）一般护理

在分娩过程中，应保证待产妇的营养及水分的摄入，必要时遵医嘱静脉补充水、电解质、维生素 C。注意待产妇休息，以保持良好的体力。尽量减少直肠指检及阴道检查次数，胎膜破裂后慎行阴道检查，禁止灌肠。

（二）骨产道异常的护理

1. 骨盆入口平面狭窄

（1）有明显头盆不称、不能从阴道分娩者，遵医嘱做好剖宫产手术准备。

（2）轻度头盆不称者可以在严密监护下试产，试产过程中应注意：①密切观察产程进展及胎儿情况，专人守护；监测胎心音；破膜后立即听胎心，并注意观察胎心、羊水的性质；若胎头未衔接，破膜后应抬高床尾；注意观察胎先露部下降及宫口扩张情况。试产过程一般不使用镇静药。②监测子宫收缩情况：把手放在待产妇腹部或用胎儿电子监护仪监测子宫收缩及胎心率变化，若有异常立即停止试产，同时通知医师及早处理，预防子宫破裂。③若试产 2～4 小时，胎头仍未入盆，或出现胎儿窘迫，则应停止试产，及时行剖宫产术结束分娩。

2. 中骨盆平面狭窄者

胎头俯屈及内旋转受阻，易发生持续性枕横位或枕后位。若宫口已开全，胎头双顶径已达坐骨棘水平或更低，可行阴道助产术；若胎先露在坐骨棘水平以上，或出现胎儿窘迫征象应尽快行剖宫产，配合医师做好相应的术前准备及抢救新生儿的准备。

3. 骨盆出口平面狭窄者

不宜进行试产。若出口横径与出口后矢状径之和＞15 cm 时，正常大小的胎儿多可经阴道分娩；两者之和为 13～15 cm 者，多数需阴道助产；两者之和＜13 cm 者，足月胎儿不易经阴道分娩。

（三）软产道异常的护理

（1）会阴坚韧、外阴瘢痕者，分娩时应行预防性会阴后一侧切术；外阴水肿在临产前，可局部用 50％硫酸镁液湿热敷；临产后可在严格消毒下进行多点针刺皮肤放液，分娩时行会阴后侧切术。

（2）阴道纵隔、阴道横隔阻碍分娩时可剪开，产后缝合。若横隔高且坚厚，阻碍胎先露部下降，则行剖宫产术结束分娩。

（3）宫颈水肿、坚韧者，可于宫颈两侧各注入 0.5％利多卡因 5～10 mL 或地西泮 10 mg 静脉注射；宫颈瘢痕虽然于妊娠后软化，若宫缩很强，宫口仍不扩张，不宜久等，需行剖宫产术结束分娩。

（四）预防产后出血及感染

胎儿娩出后遵医嘱准确、及时使用宫缩剂和抗生素；保持外阴清洁，每日冲（擦）洗外阴 2 次，使用消毒会阴垫。胎先露长时间压迫阴道或出现血尿时，应及时留置尿管 8～12 日，以防生殖道瘘。留置尿管者必须保证导尿管通畅，定期更换一次性引流袋，防止感染。

（五）新生儿护理

分娩前做好抢救新生儿的准备。胎头在产道压迫时间长或手术助产的新生儿，护理时动作应轻柔，并尽可能减少被动活动，严密观察颅内出血或其他损伤的情况，遵医嘱使用预防颅内出血的药物。

（六）提供心理支持、信息支持

解释当前的情况与产程进展，说明相关检查及治疗程序，使产妇及家属解除对未知的焦虑和恐惧心理、共同合作，安全度过分娩。

九、结果评价

（1）产妇理解对分娩的处理。能配合实施处理方案，母体与胎儿平安度过分娩过程。

（2）产妇产后体温、恶露、白细胞计数均正常，无感染征象。

（3）及时发现与处理新生儿窒息，新生儿 Apgar 评分 > 7 分。

第四节　胎位及胎儿因素难产

胎儿的胎位异常或发育异常均可导致不同程度的异常分娩，是造成难产常见的因素之一。

一、胎位异常及临床表现

分娩时除枕前位（约占 90%）为正常胎位外，其余均为异常胎位。胎位异常包括胎头位置异常、臀先露及肩先露。其中胎头位置异常最多见，占妊娠足月分娩总数的 6%～7%，有持续性枕后位、持续性枕横位、面先露、高直位、前不均倾位等。胎产式异常的臀先露占妊娠足月分娩总数的 3%～4%。肩先露在临床上极少见。占妊娠足月分娩总数的 0.25%，但却是对母体与胎儿最不利的胎位。复合先露在临床上已罕见，占妊娠足月分娩总数的 0.8‰～1.66‰。

（一）持续性枕后位、枕横位

在分娩过程中，胎头以枕后位或枕横位衔接。在下降过程中，胎头枕部因强有力的宫缩绝大多数能向前转 135°或 90°，转成枕前位自然分娩。若胎头枕骨持续位于母体骨盆的后方或侧方，直至分娩后期仍不能转向前方，致使分娩发生困难者，称为持续性枕后位（POPP，图 9-12）或持续性枕横位（图 9-13）。国外报道，此发病率均为 5％左右，多因骨盆异常（常发生于男型骨盆或类人猿型骨盆）、胎头俯屈不良、子宫收缩乏力影响胎头下降、俯屈及内旋转易造成持续性枕后位或枕横位。相反，持续性枕后位或枕横位可使胎儿下降受阻，胎先露部不宜紧贴宫颈内口及子宫下段。也容易导致协调性宫缩乏力而至内旋转受阻，两者互为因果关系。另外，头盆不称、前置胎盘、膀胱充盈、子宫下段宫颈肌瘤等均可影响胎头内旋转，而形成持续性枕后位或枕横位。

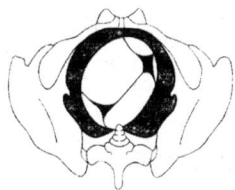

图 9-12　持续性右枕后位　　　图 9-13　持续性右枕横位

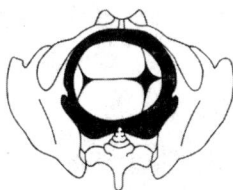

　　持续性枕后位、枕横位的临床表现为临产后胎头衔接晚及俯屈不良，由于胎先露部不宜紧贴宫颈内口及子宫下段，常导致协调性宫缩乏力及宫口扩张缓慢而使产程延长。枕后位时，因胎儿枕骨持续性位于骨盆后方压迫直肠，产妇自觉肛门坠胀及排便感，致使宫口尚未开全时过早用力屏气使用腹压，容易导致宫颈前唇水肿和产妇疲劳，影响产程进展。持续性枕后位、枕横位常致使活跃晚期及第二产程延长。若在阴道口可见到胎发，但历经多次宫缩屏气却不见胎头继续顺利下降者，应考虑可能是持续性枕后位或枕横位。

（二）臀先露

　　臀先露是最常见的一种异常胎位，是以胎儿臀、足或膝为先露，以骶骨为指示点，在骨盆的前、侧、后构成骶左（右）前、骶左（右）横、骶左（右）后 6 种胎位。根据胎儿双下肢所取的姿势又可分：①单臀先露或腿直臀先露，是指胎儿双髋关节屈曲、双膝关节直伸，以臀部为先露，最多见。②完全臀先露或混合臀先露，是指胎儿双髋关节及双膝关节均屈曲呈盘膝坐，以臀部和双足先露，较多见。③不完全臀先露，是指以一足或双足、一膝或双膝或一足一膝为先露。膝先露是暂时的，产程开始后转为足先露，较少见。

臀先露的临床表现为妊娠妇女常感肋下或上腹部有圆而硬的胎头。由于胎臀不能紧贴子宫下段及宫颈内口，常导致子宫收缩乏力、宫口扩张缓慢、产程延长、手术产机会增多。先露部胎臀高低不平，对前羊膜囊压力不均匀，再加上臀围小于头围，后出胎头牵出困难，易发生胎膜早破、脐带脱垂、胎儿窘迫、新生儿产伤等并发症，致使围生儿病死率增高，是枕先露的 3～8 倍。

（三）肩先露

胎体横卧于骨盆入口之上，胎儿纵轴与母体纵轴相垂直，称为横产式。先露部为肩，称为肩先露。以肩胛骨为指示点，有肩左（右）前、肩左（右）后 4 种胎位，是对母体与胎儿最不利的胎位。足月活胎不可能经阴道娩出。若不及时处理，容易造成子宫破裂，威胁母体与胎儿生命。

（四）面先露

胎头以面部为先露时称为面先露，多于临产后发现，胎儿枕部与胎背部接触，胎头呈极度仰伸的姿势通过产道。面先露以颏骨为指示点，有颏左（右）前、颏左（右）横、颏左（右）后6种胎位，临床上以颏左前及颏右后位较多见。面先露以经产妇多于初产妇。我国 15 所医院统计发病率为 0.8‰～2.7‰，国外资料为 1.7‰～2.0‰。面先露的临床表现为潜伏期延长、活跃期延长或停滞，胎头迟迟不能入盆。颏前位时，胎儿颜面部不能紧贴子宫下段及宫颈内口，常引起宫缩乏力，致使产程延长。由于颜面部骨质不易变形，故易发生会阴裂伤。颏后位时可导致梗阻性难产，若处理不及时可造成子宫破裂，危及母体与胎儿生命。

（五）额先露

胎头持续以前额部为先露入盆并以枕额径通过产道时，称为额先露，发生率为 0.6‰，常表现为产程延长，一般需剖宫产结束分娩。

（六）复合先露

胎先露部（胎头或胎臀）伴有肢体（上肢或下肢）同时进入骨盆入口，称为复合先露。临床上以一手或一前臂沿胎头脱出最常见，若不及时处理可致梗阻性难产。胎儿可因脐带脱垂或因产程延长、缺氧造成胎儿窘迫，甚至死亡。

二、胎儿发育异常及临床表现

胎儿发育异常也可引起难产，最常见的如巨大胎儿及畸形胎儿。

（一）巨大胎儿

巨大胎儿是指胎儿出生体重达到或超过 4000 g 者。其国内发生率为 7%，国外发生率为 15.1%，男胎多于女胎，与糖尿病、营养、遗传、经产妇、过期妊娠等因素有关。巨大胎儿的临床表现为妊娠妇女多肥胖或身材高大，妊娠期体重增加迅速，常在妊娠晚期出现呼吸困难、腹部沉重及两肋部胀痛等症状；常引起头盆不称、肩难产、软产道裂伤、新生儿产伤等不良后果。

（二）胎儿畸形

1. 脑积水

脑积水是指脑室内外有大量脑脊液（500～3000 mL）蓄积于颅腔内，致颅缝明显增宽，颅腔体积增大，囟门显著增大，压迫正常脑组织。其发生率约为 0.5‰，常伴有脊柱裂、足内翻等畸形，可致梗阻性难产、子宫破裂、生殖道瘘，对母体有严重危害。

2. 其他

联体儿极少见，发生率约为 0.02‰。单卵双胎在妊娠早期发育过程中，身体不能完全分离成两部分，形成不同形式的连体双胎，可导致梗阻性难产。产前可经 B 超确诊，一旦发现联体儿，应尽早终止妊娠。

三、对母儿的影响

（一）对产妇的影响

（1）胎位异常及胎儿发育异常均可导致继发性宫缩乏力，致使产程延长，常需手术助产结束分娩，因而增加产褥感染、产后出血、软产道损伤等发生的机会。

（2）胎头位置异常，若长时间压迫软产道可造成局部组织缺血、坏死，形成生殖道瘘。

（3）臀位行阴道助产分娩时，若宫口未开全而强行牵拉。容易造成宫颈撕裂甚至延及子宫下段，严重者可导致子宫破裂的发生。

（二）对胎儿及新生儿的影响

（1）胎位异常及胎儿发育异常均可导致产程延长，手术助产机会增多，常引起胎儿窘迫、新生儿窒息、外伤。使围生儿病死率增高。

（2）臀位发生脐带脱垂是头先露的 10 倍，脐带受压可致胎儿窘迫甚至死亡。胎膜早破使早产儿及低体重儿增多。后出胎头牵出困难，常发生脊柱损伤、脑幕撕裂、新生儿窒息、臂丛神经损伤、胸锁乳突肌损伤导致的斜颈及颅内出血，新生儿颅内出血的发生率是头先露的 10 倍。臀先露导致围生儿的发病率和病死率均增高。

（3）面先露者，由于胎儿面部受压变形，导致口唇皮肤青紫、肿胀，影响吸吮，严重者可发生会厌水肿影响吞咽及呼吸。巨大胎儿可发生新生儿臂丛神经损伤及颅内出血、低血糖、红细胞增多症等。

四、处理原则

（一）临产前

1. 胎位异常者

定期产前检查，妊娠 30 周以前顺其自然，妊娠 30 周以后胎位仍异常者及时给予矫治。若矫治失败，临产前提前 1 周住院待产，综合分析后决定分娩方式。

2. 胎儿发育异常者

若发现巨大儿，应查明原因，若为糖尿病妊娠妇女则需积极治疗。若为畸形儿，一经确诊，应尽早终止妊娠。

（二）临产后

应综合分析，以对产妇和胎儿损伤最少为原则选择适宜的分娩方式。

五、护理评估

（一）健康史

认真阅读产前检查的资料，如妊娠妇女的身高、体重、胎方位、骨盆测量值，并充分估计胎儿大小；了解妊娠妇女既往分娩史，有无头盆不称、糖尿病史，有无分娩巨大儿、畸形儿等家族史，同时评估产程进展、子宫收缩、胎头下降等情况。

（二）身心状况

由于胎位异常或胎儿发育异常均可导致继发性宫缩乏力、产程延长、手术产率增加，或出现胎膜早破、脐带脱垂导致胎儿宫内窘迫、新生儿窒息甚至死亡，常会引起待产妇身体疲惫、情绪急躁，因担心自己及胎儿的生命受到威胁而焦虑不安。

（三）辅助检查

1. 胎位异常

可通过腹部检查、直肠检查、B超检查明确诊断（表9-2）。

2. 胎儿发育异常

（1）巨大胎儿。①腹部检查：可见腹部明显膨隆，触诊胎体大，先露部高浮。若为头先露，多数胎头跨耻征阳性。②B超检查：常提示胎体大、胎头双顶径＞10 cm。③实验室检查：产前做血糖、尿糖检查；妊娠晚期抽羊水行胎儿肺成熟度检查（L/S）、胎盘功能检查。

表 9-2　胎位异常的检查诊断项目及内容

检查项目	持续性枕后位、枕横位	面先露	臀先露	肩先露
腹部检查	宫底部触及胎臀，胎背偏向母体后方或侧方，胎心在脐下一侧偏外最响亮。枕后位胎心在胎儿肢体侧也能听到	宫底位置高，腹前壁易扪及胎儿肢体，胎心在胎儿肢体侧的下腹部清楚	宫底部触及圆而硬、按压有浮球感的胎头，胎心在脐左（右）上方最清楚	子宫呈横椭圆形，宫底高度低于妊娠周数。宫底部及耻骨联合上方较空虚，在母体腹部一侧触到胎头，另一侧触到胎臀。胎心在脐周两侧最清楚
直肠或阴道检查	直肠指检发现胎头矢状缝位于骨盆斜径上或骨盆横径上。阴道查胎儿耳郭朝向骨盆后方或骨盆侧方	可触到高低不平、软硬不均的颜面部	可触及胎背或胎足、胎膝	若胎膜已破、宫口已扩张者，可触到肩胛骨或肩峰、锁骨、肋骨及腋窝
B超检查	根据胎头颜面部及枕部位置探清胎头位置	可看到过度仰伸的胎头，确定胎头枕部及眼眶的位置	能准确探清臀先露	能准确探清肩先露

（2）脑积水。①腹部检查：在耻骨联合上方可触及宽大、有弹性的胎头，且大于胎体并高浮，跨耻征阳性。阴道检查盆腔空虚，颅骨软而薄，囟门大且紧张，胎头如乒乓球的感觉。②B超检查：妊娠20周后颅内大部分被液性暗区占据，中线漂动，胎头周径明显大于腹周径。③实验室检查：可查妊娠妇女血清或羊水中的甲胎蛋白水平。

六、护理诊断/问题

（一）恐惧

与难产及胎儿发育异常有关。

（二）有感染的危险

与胎膜早破、脐带脱垂、手术助产有关。

（三）有新生儿窒息的危险

与分娩因素异常有关。

七、预期目标

（1）产妇能正视现实，积极配合处理方案。

（2）产妇分娩过程顺利，无并发症。

（3）新生儿健康。

八、护理措施

（一）加强妊娠期保健

通过产前检查及时发现并处理异常情况。于妊娠 30 周前，胎位异常者多能自行转为头先露。若妊娠 30 周以后仍为臀先露或肩先露，应予以矫正。常用的矫正方法有以下几种。

1. 胸膝卧位

指导妊娠妇女排空膀胱，松解裤带，姿势如图 9-14 所示，每日 2 次，每次 15 分钟，连续 1 周后复查。这种姿势可使胎臀退出盆腔，借助胎儿重心改变，使胎头与胎背所形成的弧形顺着宫底弧面滑动完成。

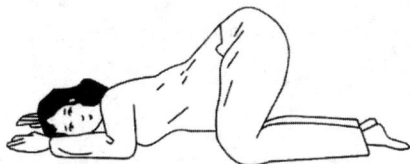

图 9-14　胸膝卧位

2. 激光照射或艾灸至阴穴

激光照射两侧至阴穴（足小趾外侧，距趾甲角 0.1 寸），也可用艾灸条。每日 1 次，每次 15～20 分钟，5 次为 1 个疗程。

3. 外转胎位术

经上述矫正方法无效者时，可于妊娠 32～34 周行外转胎位术。由于此方法有发生胎盘早剥、脐带缠绕等严重并发症的可能，故应慎用，最好在 B 超及胎儿电子监测下进行。若术中或术后发现胎动频繁而剧烈或胎心率异常，应立即停止转动并退回原胎位观察30 分钟。

（二）对选择阴道试产的待产妇的护理

（1）鼓励产妇进营养、易消化的食物，必要时给予补液；指导产妇合理用力，避免体力消耗。枕后位或枕横位时，不要过早屏气用力，以防宫颈水肿及疲乏。

（2）指导产妇在待产过程中少走动，尽量少做直肠指检，禁止灌肠，防止胎膜早破。

（3）指导产妇及时排尿，避免膀胱充盈阻碍胎先露的下降。

（4）协助医师做好阴道助产及新生儿抢救的准备。产后遵医嘱使用缩宫素和抗生素，预防产后出血与感染。

（三）剖宫产准备

有明显头盆不称、胎位异常或确诊为巨大胎儿者，遵医嘱做好剖宫产准备。

九、结果评价

（1）产妇能与医护配合，安全度过分娩期。

（2）无胎儿宫内窘迫、产后出血、感染等并发症。

（3）新生儿健康，母体平安。

第五节　产后出血

产后出血是指胎儿娩出后 24 小时内失血量超过 500 mL。它是分娩期的严重并发症，居我围产妇死亡原因首位。其发病率占分娩总数 2%～3%，其中80%以上在产后 2 小时内发生产后出血。

一、病因

临床上产后出血的主要原因有子宫收缩乏力、胎盘因素、软产道裂伤及凝血功能障碍等，这些病因可单一存在，也可互相影响，共同并存。

（一）子宫收缩乏力

子宫收缩乏力是产后出血的最主要、最常见的病因，占产后出血总数的 70%～80%。

1. 全身因素

产妇对分娩有恐惧心理，精神高度紧张；产程过长，造成产妇体力衰竭；产妇合并慢性全身性疾病；临产后过多地使用镇静剂、麻醉剂或子宫收缩抑制剂。

2. 局部因素

（1）子宫过度膨胀，肌纤维过度伸展：多胎妊娠、巨大儿、羊水过多等。

（2）子宫肌水肿或渗血：前置胎盘、胎盘早剥、妊娠期高血压、宫腔感染等。

（3）宫肌壁损伤：剖宫产史、子宫肌瘤剔除术后、急产等。

（4）子宫病变：子宫肌瘤、子宫畸形等。

（二）胎盘因素

1. 胎盘滞留

胎盘大多在胎儿娩出后15分钟内娩出，如30分钟后胎盘仍不娩出，胎盘剥离面血窦不能关闭而导致产后出血。常见于膀胱充盈，使已剥离的胎盘滞留宫腔；宫缩剂使用不当，使剥离后的胎盘嵌顿于宫腔内；第三产程时过早牵拉脐带或挤压宫底，影响胎盘正常剥离。胎盘剥离不全部位血窦开放而出血。

2. 胎盘粘连或胎盘植入

胎盘绒毛仅穿入子宫壁表层为胎盘粘连。胎盘绒毛穿入子宫壁肌层为胎盘植入。部分性胎盘粘连或植入表现为胎盘部分剥离，部分未剥离，导致子宫收缩不良，已剥离面的血窦开放而致出血。完全性胎盘粘连或植入因胎盘未剥离而无出血。

3. 胎盘部分残留

当部分胎盘小叶、胎膜或副胎盘残留于宫腔时，影响子宫收缩而出血。

（三）软产道裂伤

常因为急产、子宫收缩过强、产程进展过快、软产道未经充分扩张、软产道组织弹性差、巨大儿分娩、会阴助产不当、未做会阴侧切或会阴侧切切口过小等，在胎儿娩出时可致软产道撕裂。

（四）凝血功能障碍

任何原因引起的凝血功能异常均可导致产后出血。

（1）妊娠合并凝血功能障碍性疾病：如血小板减少症、白血病、再生障碍性贫血、重症肝炎等。

（2）妊娠并发症导致凝血功能障碍：如重度妊娠期高血压疾病、胎盘早剥、死胎、羊水栓塞等均可影响凝血功能，从而发生弥散性血管内凝血（DIC），导致子宫大量出血。

二、临床表现

产后出血主要表现为阴道大量流血及失血性休克导致的相关症状和体征。

（一）症状

产后出血产妇会出现休克症状，面色苍白、冷汗淋漓、口渴、心慌、头晕、烦躁、畏寒、寒战，甚至表情淡漠、呼吸急促，很快会陷入昏迷状态。

胎儿娩出后立即出现鲜红色的阴道流血，应为软产道裂伤；胎儿娩出数分钟后出现暗红色阴道流血，可能是胎盘因素引起；胎盘娩出后见阴道流血较多，可能为子宫收缩乏力或胎盘、胎膜残留；胎儿娩出后阴道持续流血并且有出血不凝的现象，可能发生凝血功能障碍；如果产妇休克症状明显，但阴道流血量不多，可能发生软产道裂伤而造成阴道壁血肿，此类产妇会有尿频或明显的肛门坠胀感。

（二）体征

产妇会出现脉压缩小、血压下降、脉搏细速，子宫收缩乏力和胎盘因素所致产后出血的产妇，子宫轮廓不清、触不到宫底，按摩后子宫可收缩变硬，停止按摩子宫又变软，按摩子宫时会有大量出血。如有宫腔积血或胎盘滞留，宫底可升高，按摩子宫并挤压宫底部等刺激宫缩时，可使胎盘或者积血排出。若腹部检查宫缩较好、子宫轮廓清晰，但阴道流血不止，可考虑为软产道裂伤或凝血功能障碍所致。

三、处理原则

针对出血原因，迅速止血，补充血容量。纠正失血性休克。同时防止感染。

四、护理

（一）护理评估

1. 病史

评估产妇有无与产后出血相关的病史。例如：孕前有无出血性疾病，有无重症肝炎，有无子宫肌壁损伤史，有无多次人流史，有无产后出血史。孕期产妇有无妊娠合并妊娠期高血压疾病、前置胎盘、胎盘早剥、多胎妊娠，产妇有无合并内科疾病。分娩期产妇有无过多使用镇静剂，情绪是否稳定，是否产程过长或者急产，有无产妇衰竭、有无软产道裂伤等情况。

2. 身心状况

评估产妇产后出血所导致症状和体征的严重程度。产后出血发生初期，产妇有代偿功能，症状、体征可能不明显，待机体出现失代偿情况，可能很快进入休克期，并且容易发生感染。当产妇合并有内科疾病时，可能出血不多，也会很快进入休克状态。

3. 辅助检查

（1）评估产后出血量：注意阴道流血是否凝固，同时估计出血量。通常有以下 3 种方法：①称重法：失血量（mL）＝〔胎儿娩出后所有使用纱布、敷料总重（g）－使用前纱布、敷料总重（g）〕/1.05（血液比重 g/mL）。②容积法：用产后接血容器收集血液后，放入量杯测量失血量。③面积法：可按接血纱布血湿面积粗略估计失血量。

（2）测量生命体征和中心静脉压：观察血压下降的情况；呼吸短促，脉搏细速，体温开始低于正常后升高，通过观察体温情况来判断有无感染征象。中心静脉压测定结果若低于 1.96×10^{-2} kPa 提示右心房充盈压力不足，即血容量不足。

（3）实验室检查：抽取产妇血进行生化指标化验，如血常规、出凝血时间、凝血酶原时间、纤维蛋白原测定等。

（二）护理诊断

（1）潜在并发症：出血性休克。

（2）有感染的危险：与出血过多、机体抵抗力下降有关。

（3）恐惧：与出血过多、产妇担心自身预后有关。

（三）护理目标

（1）及时补充血容量，产妇生命体征尽快恢复平稳。

（2）产妇无感染症状发生，体温、血常规指标等正常。

（3）产妇能理解病情，并且预后无异常。

（四）护理措施

1. 预防产后出血

（1）妊娠期：加强孕前及孕期保健，如有凝血功能障碍等相关疾病的产妇，应积极治疗后再孕，定期接受产检，及时治疗高危妊娠。对有产后出血危险的高危妊娠者，应提早入院，住院待产。

（2）分娩期：第一产程严密观察产妇的产程进展，鼓励产妇进食和休息，防止疲劳和产妇衰竭，同时合理使用宫缩剂，防止产程延长或急产，适当使用镇静剂以保证产妇休息。第二产程严格执行无菌技术，指导产妇正确使用腹压；严格掌握会阴切开的时机，保护会阴，避免胎儿娩出过快，胎儿娩出后立即使用宫缩剂，以加强子宫收缩，减少出血。第三产程时，不可过早牵拉脐带，挤压子宫，待胎盘剥离征象出现后及时协助胎盘娩出，并仔细检查胎盘、胎膜，软产道有无裂伤或血肿。若阴道出血量多，应查明原因，及时处理。

（3）产后观察：产后 2 小时产妇仍于产房观察，80％的产后出血发生在这一期间。注意观察产妇子宫收缩，恶露的色、质、量，会阴切口处有无血肿，定时测量产妇的生命体征，发现异常，及时处理。督促产妇及时排空膀胱，以免因膀胱充盈影响宫缩致产后出血。尽可能进行早接触、早吸吮，可刺激子宫收缩，减少阴道出血量。重视产妇主诉，同时对有高危因素的产妇，保持静脉通畅。做好随时急救的准备。

2. 针对出血原因，积极止血，纠正失血性休克，防止感染

（1）子宫收缩乏力所致产后出血，可加强子宫收缩，通过使用宫缩剂、按摩子宫、宫腔填塞或结扎血管等方法止血。

使用宫缩剂：胎儿、胎盘娩出后即刻使用宫缩剂促进子宫收缩。可用缩宫素肌内注射或静脉滴注，卡前列甲酯栓纳肛、地诺前列酮宫肌内注射射等均可促进子宫收缩，用药前注意产妇有无禁忌证。

按摩子宫：胎盘娩出后。一手置于产妇腹部。触摸子宫底部，拇指在前，其余四指在后，均匀而有节律地按摩子宫，促使子宫收缩，直至子宫收缩正常为止（图 9-15）。如效果不佳，可采用腹部－阴道双手压迫子宫方法。一手在子宫体部按摩子宫体后壁。另一手戴无菌手套深入阴道握拳置于阴道前穹窿处，顶住子宫前壁，两手相对紧压子宫，均匀而有节律地按摩，不仅可以刺激子宫收缩且可压迫子宫内血窦，减少出血（图 9-16）。

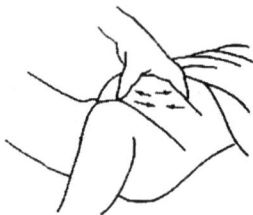

图 9-15　按摩子宫

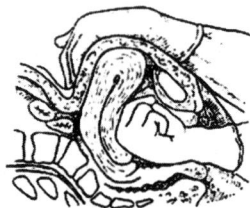

图 9-16　腹部－阴道双手压迫子宫

宫腔填塞：一种是宫腔纱条填塞法。应用无菌纱布条填塞宫腔，有明显的局部止血作用，适用于子宫全部松弛无力，以及经过子宫按摩、应用宫缩剂仍然无效者。术者用卵圆钳将无菌纱布条送入宫腔内，自宫底由内向外填紧宫腔以压迫止血，助手在腹部固定子宫。一般于 24 小时后取出纱条，填塞纱条后要严密观察子宫收缩情况，观察生命体征，警惕填塞不紧，若留有空隙，可造成隐匿性出血，以及宫腔内继续出血、积血而阴道不流血的假象。24 小时后取出纱条，取出前应先使用宫缩剂。另一种是宫腔填塞气囊。宫腔纱布条填塞可能会造成填塞不均匀、填塞不紧等情况而造成隐性出血，纱条填塞无效时或可直接使用宫腔气囊填塞。在气泵的作用下向气球囊充气配合止血辅料对子宫腔进行迅速止血，它对宫腔加压均匀，并且止血效果较好，操作简单，便于抢救时能及时使用。

结扎盆腔血管：如遇子宫收缩乏力、前置胎盘等严重产后出血的产妇，上述处理无效时，可经阴道结扎子宫动脉上行支或结扎髂内动脉。

动脉栓塞：在超声提示下，行股动脉穿刺插入导管至髂内动脉或子宫动脉，注入吸收性明胶海绵栓塞动脉。栓塞剂可于 2～3 周自行吸收，血管恢复畅通，但需要在产妇生命体征平稳时进行。

子宫切除：如经积极抢救无效者，危及产妇生命，根据医嘱做好全子宫切除术的术前准备。

（2）胎盘因素：怀疑有胎盘滞留时应立即做阴道检查或宫腔

探查，做好必要的刮宫准备。胎盘已剥离者，可协助产妇排空膀胱，牵拉脐带，按压宫底，协助胎盘娩出。若胎盘部分剥离、部分粘连时，可徒手进入宫腔，协助剥离胎盘后取出。若胎盘部分残留者，徒手不能取出胎盘，使用大刮匙刮取残留胎盘；胎盘植入者，不可强行剥离，做好子宫切除的准备。

（3）软产道裂伤：应及时准确地进行修复缝合。如果出现血肿，则需要切开血肿、清除积血、缝合止血，同时补充血容量，必要时可置橡皮引流。

（4）凝血功能障碍：排除以上各种因素后，根据血生化报告，针对不同病因治疗，及时补充新鲜全血，补充血小板、纤维蛋白原，或凝血酶原复合物、凝血因子等。如果发生弥散性血管内凝血应进行抗凝与抗纤溶治疗，积极抢救。

（5）失血性休克：对失血量多的产妇，其休克程度与出血量、出血速度和产妇自身状况有关。在抢救的同时，尽可能正确地判断出血量，判断出血程度，并补充相同的血量为原则，止血治疗的同时进行休克抢救。建立有效的静脉通路，测量中心静脉压，根据医嘱补充晶体和胶体，纠正低血压。给予产妇安静的环境，平卧，吸氧并保暖，纠正酸中毒，同时观察产妇的意识状态、皮肤颜色、生命体征和尿量。根据医嘱使用广谱抗生素防止感染。

3. 健康指导

产后出血后，产妇抵抗力下降、活动无耐力，医护人员应主动给予产妇关心，使其增加安全感，并且帮助产妇进行生活护理，鼓励产妇说出内心感受，针对产妇的情况，逐步改善饮食，纠正贫血，逐步增加活动量，促进预后。

指导产妇加强营养和适度活动等自我保健知识，同时宣教关于自我观察子宫复旧和恶露情况，自我护理会阴伤口、功能锻炼等方法，指导其定时产后检查，随时根据医生的检查结果调节产后自我恢复的方案。向产妇提供产后避孕指导，产褥期禁止盆浴，禁止性生活。晚期产后出血可能发生于分娩 24 小时之后，于产褥期发生大量出血，也可能发生于产后 1～2 周，应予以高度警惕。

第六节 羊水栓塞

羊水栓塞（amniotic fluid embolism，AFE）是指在分娩过程中，羊水突然进入母体血循环而引起的急性肺栓塞、休克和弥散性血管内凝血（DIC）、肾衰竭和猝死的严重分娩并发症。其起病急、病情凶险，是造成孕产妇死亡的重要原因之一，发生于足月分娩者死亡率高达 70％～80％。也可发生在妊娠早、中期的流产，但病情较轻。死亡率较低。

一、病因

羊水栓塞是由污染羊水中的有形物质（胎儿毳毛、角化上皮、胎脂、胎粪）进入母体血循环引起。通常有以下几个原因。

（1）羊膜腔内压力增高（子宫收缩过强），胎膜与宫颈壁分离或宫颈口扩张引起宫颈黏膜损伤时，静脉血窦开放，羊水进入母体血循环。

（2）宫颈裂伤、子宫破裂、前置胎盘、胎盘早剥或剖宫产术中羊水通过病理性开放的子宫血窦进入母体血循环。

（3）羊膜腔穿刺或钳刮术时子宫壁损伤处静脉窦也可以成为羊水进入母体通道。

二、病理生理

近年来研究认为，羊水栓塞主要是变态反应。羊水进入母体循环后，通过阻塞肺小血管，引起变态反应而导致凝血机制异常，使机体发生一系列的病理生理变化。

（一）肺动脉高压

羊水内的有形物质如胎儿毳毛、胎脂、胎粪、角化上皮细胞等直接形成栓子。一方面，羊水的有形物质激活凝血系统，使小血管内形成广泛的血栓而阻塞肺小血管，反射性引起迷走神经兴奋，使肺小血管痉挛加重。另一方面，羊水内有形物质经肺动脉进入肺循环，阻塞小血管，引起肺内小支气管痉挛，支气管内分泌物增加，使肺通气、换气量减少，反射性地引起肺小血管痉挛，肺小管阻塞而引起肺动脉压增高，导致急性右心衰竭，继而发生呼吸和循环功能衰竭、休克，甚至死亡。

（二）过敏性休克

羊水中有形物质成为致敏原，作用于母体，引起变态反应所导致的过敏性休克，多在羊水栓塞后立即出现血压骤降甚至消失，甚至心、肺功能衰竭的表现。

（三）弥散性血管内凝血（DIC）

妊娠时母体血液呈高凝状态。羊水中含有大量促凝物质可激活母体凝血系统，进入母血循环后，在血管内产生大量的微血栓，消耗大量的凝血因子和纤维蛋白原，从而导致 DIC。同时纤维蛋白原下降时，可激活纤溶系统，由于大量凝血物质的消耗和纤溶系统的激活，产妇血液系统由高凝状态转变为纤溶亢进，血液不凝固，极易发生严重的产后出血及失血性休克。

（四）急性肾衰竭

由于休克和 DIC，导致肾脏急剧缺血，进一步发生肾衰竭。

三、临床表现

（一）症状

羊水栓塞起病急骤、来势凶险，多发生于分娩过程中，尤其发生在胎儿娩出前后的短时间内。临床经过可分为以下 3 个阶段。

1. 急性休克期

在分娩过程中。尤其是刚破膜不久，产妇突感寒战、烦躁不安、气急、恶心、呕吐等先兆症状，继而出现呛咳、呼吸困难、发绀、抽搐、昏迷，迅速出现循环衰竭，进入休克或昏迷状态。病情严重者仅在数分钟内死亡。

2. 出血期

患者渡过呼吸、循环衰竭和休克而进入凝血功能障碍阶段，表现为难以控制的大量出血，血液不凝，身体其他部位出血如切口渗血、全身皮肤黏膜出血、血尿、消化道大出血或肾脏出血，产妇可死于出血性休克。

3. 急性肾衰竭

后期存活的患者出现少尿、无尿和尿毒症的症状。主要为循环功能衰竭引起的肾脏缺血，DIC 早期形成的血栓堵塞肾内小血管，引起肾脏缺血、缺氧，导致肾脏器质性损害。

（二）体证

心率增快，血压骤降，肺部听诊可闻及湿啰音。全身皮肤黏膜有出血点及淤斑，阴道流血不止，切口渗血不凝。

四、处理原则

及时处理，立即抢救，抗过敏，纠正呼吸、循环系统衰竭和改善低氧血症，抗休克，防止 DIC 和肾衰竭的发生。

五、护理

（一）护理评估

1. 病史

评估发生羊水栓塞临床表现的各种诱因，有无胎膜早破或人工破膜，前置胎盘或胎盘早剥，宫缩过强或强直性宫缩，中期妊娠引产或钳刮术，羊膜腔穿刺术等病史。

2. 身心状况

胎膜破裂后，胎儿娩出后或手术中产妇突然出现寒战、呛咳、气急、烦躁不安、尖叫、呼吸困难、发绀、抽搐、出血不凝、不明原因休克等症状和体征，血压下降或消失，应考虑为羊水栓塞，立即进行抢救。

3. 辅助检查

（1）血涂片查找羊水有形物质：采集下腔静脉血，镜检见到羊水有形成分可确诊。

（2）床旁胸部 X 线摄片：可见肺部双侧弥漫性点状、片状浸润影，沿肺门分布，伴轻度肺不张和右心扩大。

（3）床旁心电图或心脏彩色多普勒超声检查：提示有心房、有心室扩大，ST 段下降。

（4）若患者死亡，行尸检时，可见肺水肿、肺泡出血。心内血液查到有羊水有形物质，肺小动脉或毛细血管有羊水有形成分栓塞，子宫或阔韧带血管内查到羊水有形物质。

（二）护理诊断

（1）气体交换受损：与肺血管阻力增加、肺动脉高压、肺水肿有关。

（2）组织灌注无效：与弥散性血管内凝血及失血有关。

（3）有胎儿窘迫的危险：与羊水栓塞、母体血循环受阻有关。

（三）护理目标

（1）实施抢救后，患者胸闷、气急、呼吸困难等症状有所改善。

（2）患者心率、血压恢复正常，出血量减少，肾功能恢复正常。

（3）新生儿无生命危险。

（四）护理措施

1. 羊水栓塞的预防

加强产前检查，及时注意有无诱发因素，及时发现前置胎盘、胎盘早剥等并发症并予以积极处理。严密观察产程进展情况，正确掌握缩宫素的使用方法，防止宫缩过强。严格掌握人工破膜的指征和时间，宜在宫缩间歇期行人工破膜术，破口要小，并注意控制羊水流出的速度。

2. 配合医生，并积极抢救患者

（1）吸氧：最初阶段是纠正缺氧。给予患者半卧位，加压给氧，必要时给予气管插管或者气管切开，减轻肺水肿，改善脑缺氧。

（2）抗过敏：根据医嘱，尽快给予大剂量肾上腺糖皮质激素抗过敏、解除痉挛，保护细胞。可予地塞米松 20～40 mg 静脉推注，以后根据病情可静脉滴注维持。氢化可的松 100～200 mg 加入 5％～10％葡萄糖注射液 50～100 mL 快速静脉滴注，后予300～800 mg 加入 5％葡萄糖注射液 250～500 mL 静脉滴注，日用上限可达500～1000 mg。

（3）缓解肺动脉高压：解痉药物能改善肺血流灌注，预防有心衰竭所致的呼吸循环衰竭。

首选盐酸罂粟碱，30～90 mg 加入 25％葡萄糖注射液 20 mL 缓慢推注，能松弛平滑肌，扩张冠状动脉、肺和脑动脉，降低小血管阻力。与阿托品合用扩张小动脉效果更佳。

其次使用阿托品，阿托品能阻断迷走神经反射所导致的肺血管和支气管痉挛。1 mg 阿托品加入 10％～25％葡萄糖注射液 10 mL，每 15～30 分钟静脉推注1次。直至症状缓解，微循环改善为止。

第三，使用氨茶碱。氨茶碱具有松弛支气管平滑肌、解除肺血管痉挛的作用，250 mg 氨茶碱加入 25％葡萄糖注射液 20 mL 缓慢推注。

第四，酚妥拉明为 α 肾上腺素能抑制剂，能解除肺血管痉挛，降低肺动脉阻力，消除肺动脉高压。可用5～10 mg 加入 10％葡萄糖注射液100 mL静脉滴注。

（4）抗休克：①补充血容量、使用升压药物：扩容常使用低分子右旋糖酐静脉滴注，并且补充新鲜的血液和血浆。在抢救过程中，监测中心静脉压，了解心脏负荷情况，并据此调节输液量和输液速度。升压药物可用多巴胺 20 mg 加入 5％葡萄糖溶液 250 mL静脉滴注，随时根据血压调节滴速。②纠正酸中毒：根据血氧分析和血清电解质结果，判断是否存在酸中毒。一旦发现，5%碳酸氢钠250 mL静脉滴注。及时应用可纠正休克和代谢失调，并根据血清电解质，及时纠正电解质紊乱。③纠正心衰消除肺水肿：使用毛花苷C或毒毛花苷K静脉滴注。同时使用呋塞米静脉推注，有利于消除肺水肿，防止急性肾衰竭。

（5）防治DIC：DIC阶段应早期抗凝，补充凝血因子，及时输注新鲜血液和血浆、纤维蛋白原等；应用肝素钠，尤其在羊水栓塞时其血液呈高凝状态时短期内使用。用药过程中监测出凝血时间，如使用肝素过量（凝血时间＞30分钟），则出现出血倾向，如伤口渗血、血肿、阴道流血不止等，可用鱼精蛋白对抗。

DIC晚期纤溶时期，抗纤溶可使用氨基己酸、氨甲苯酸、氨甲环酸抑制纤溶激活酶，使纤溶酶原不被激活，从而抑制纤维蛋白溶解。抗纤溶的同时补充纤维蛋白原和凝血因子，防止大出血。

（6）预防肾衰竭：抢救的同时注意尿量，如补足血容量后仍然少尿或无尿，需要及时使用呋塞米等利尿剂，预防与治疗肾衰竭。

（7）预防感染：使用肾毒性较小的抗生素防止感染。

（8）产科处理：第一产程发病的产妇应立即考虑行剖宫产终止妊娠，去除病因。第二产程发病者，及时行阴道助产结束分娩，并且密切观察出血量、出凝血时间等，如果发生产后出血不止，应及时配合医生，做好子宫切除术的准备。

3. 提供心理支持

如果在发病抢救过程中，产妇神志清醒，应给予产妇鼓励，安抚其紧张和恐惧的心理，使其配合医生抢救；对于家属要表示理解和抚慰，向家属解释产妇的病情，争取家属的支持和配合。在产妇病情稳定的情况下，可允许家属探视并且陪伴产妇，同时，病情稳定的康复期，可与产妇和家属一起制定康复计划，适时地给予相应的健康教育。

第七节　子宫破裂

子宫破裂是指在分娩期或妊娠晚期子宫体部或子宫下段发生破裂。是产科严重的并发症，若不及时诊治，可随时威胁母儿生命。

根据子宫破裂发生的时间可分为妊娠期破裂和分娩期破裂；根据子宫破裂发生的部位可分为子宫体部破裂和子宫下段破裂；根据子宫破裂发生的程度可分为完全性破裂和不完全性破裂。完全破裂是指子宫壁的全层破裂，导致宫腔内容物进入腹腔，破裂常发生于子宫下段。不完全破裂是指子宫内膜、肌层部分或全部破裂，而浆膜层完整，常发生于子宫下段，宫腔与腹腔不相通，而往往在破裂侧进入阔韧带之间，形成阔韧带血肿。

一、病因

（一）梗阻性难产

它是引起子宫破裂最常见的原因。骨盆狭窄、头盆不称、软产道阻塞（发育畸形、瘢痕或肿瘤等），胎位异常（肩先露、额先露），胎儿异常（巨大胎儿、胎儿畸形）等，均可以导致胎先露部下降受阻，子宫上段为克服产道阻力而强烈收缩，使子宫下段过分伸展变薄超过最大限度，而发生子宫破裂。

（二）瘢痕子宫

剖宫产、子宫修补术、子宫肌瘤剔除术等都会使术后子宫肌壁留有瘢痕，于妊娠晚期或者临产后因子宫收缩牵拉及宫腔内压力增高而致子宫瘢痕破裂。宫体部瘢痕多于妊娠晚期发生自发破裂，多为完全破裂；子宫下段瘢痕破裂多发生于临产后，为不完全破裂。前次手术后伴感染或愈合不良者，发生子宫破裂概率更大。

（三）宫缩剂使用不当

分娩前肌内注射缩宫素或过量静脉滴注缩宫素，使用前列腺素栓剂及其他子宫收缩药物使用不当，均可导致子宫收缩过强，造成子宫破裂。多产、高龄、子宫畸形或发育不良、多次刮宫史、宫腔感染等都会增加子宫破裂的概率。

（四）手术创伤

多发生于不适当或粗暴的阴道助产手术，如宫颈口未开全时行产钳或臀牵引术，强行剥离植入性胎盘或严重粘连胎盘，行毁胎术、穿颅术时器械、胎儿骨片伤及子宫等情况均可导致子宫破裂。

二、临床表现

子宫破裂多发生于分娩期，通常是个逐渐发展的过程，可分为先兆子宫破裂和子宫破裂两个阶段。其症状与破裂发生的时间、部位、范围、出血量、胎儿及子宫肌肉收缩情况有关。

（一）先兆子宫破裂

子宫病理性缩复环形成、下腹部压痛、胎心率异常、血尿，是先兆子宫破裂的四大主要表现。

1. 症状

常见于产程长、有梗阻性难产因素的产妇。产妇通常在临产过程中，当宫缩愈强。但胎儿下降受阻，产妇表现为烦躁不安、疼痛难忍、下腹部拒按、呼吸急促、脉搏加快，同时膀胱受压充血，出现排尿困难及血尿。

2. 体征

因胎先露部下降受阻，子宫收缩过强，子宫体部肌肉增厚变短，子宫下段肌肉变薄拉长，在两者间形成环状凹陷，称为病理性缩复环。可见该环逐渐上升至脐平或脐上，压痛明显（图9-17）。因子宫收缩过强过频，胎儿可能触不清，胎心率先加快后减慢或听不清，胎动频繁。

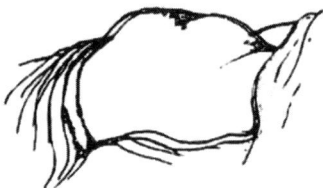

图 9-17　病理性缩复环

(二) 子宫破裂

1. 症状

产妇突感下腹部撕裂样剧痛，子宫收缩停止，腹部稍感舒适。后因血液、羊水进入腹腔，出现全腹持续性疼痛，伴有面色苍白、冷汗淋漓、脉搏细速、呼吸急促等现象。

2. 体征

产妇全腹压痛、反跳痛，腹壁下可扪及胎体，子宫位于侧方，胎心胎动消失。阴道出血可见鲜血流出，下降中的胎儿先露部消失，扩张的宫颈口回缩，部分产妇可扪及子宫下段裂口及宫颈。若为子宫不完全破裂者，上述体征不明显，仅在不全破裂处有压痛、腹痛，若破裂口累及两侧子宫血管，可致急性大出血或形成阔韧带内血肿，查体时可在子宫一侧扪及逐渐增大且有压痛的包块。

三、处理原则

(一) 先兆子宫破裂

立即抑制宫缩，使用麻醉药物或者肌内注射哌替啶，即刻行剖宫产终止妊娠。

(二) 子宫破裂

在输血、输液、吸氧等抢救休克的同时，无论胎儿是否存活，都尽快做好剖宫产的准备，进行手术治疗。根据产妇全身状况、破裂的部位和程度、破裂的时间、有无感染征象等决定手术方法。

四、护理

（一）护理评估

1. 病史

收集产妇既往有无与子宫破裂相关的病史，如子宫手术瘢痕、剖宫产史；此次妊娠有无出现高危因素，如胎位不正、头盆不称等；临产期间有无滥用缩宫素。

2. 身心状况

评估产妇目前的临床表现和生命体征、情绪变化。如宫缩的强度、间隔时间、腹部疼痛的性质，有无排尿困难、有无血尿、有无出现病理性缩复环，同时监测胎儿宫内情况，了解有无出现胎儿窘迫征象。产妇精神状态有无烦躁不安、恐惧、焦虑、衰竭等现象。

3. 辅助检查

（1）腹部检查：可了解产妇腹部疼痛的部位和体征，从而判断子宫破裂的阶段。

（2）实验室检查：血常规检查可了解有无白细胞计数升高、血红蛋白下降等感染、出血征象；同时尿常规检查可了解有无肉眼血尿。

（3）超声检查：可协助发现子宫破裂的部位和胎儿的位置。

（二）护理诊断

1. 疼痛

与产妇出现强直行宫缩、子宫破裂有关。

2. 组织灌注无效

与子宫破裂后出血量多有关。

3. 预感性悲哀

与担心自身预后和胎儿可能死亡有关。

（三）护理目标

（1）及时补充血容量，产妇低血容量予以纠正。

（2）能够抑制强直性子宫收缩，产妇疼痛略有缓解。

（3）产妇情绪能够得到安抚和平稳。

（四）护理措施

1. 预防子宫破裂

向孕产妇宣教，做好计划生育工作，避免多次人工流产，减少多产。认真做好产前检查，如有瘢痕子宫、产道异常者提前入院待产。正确处理产程，严密观察产程进展，尽早发现先兆子宫破裂的征象并进行及时处理。严格掌握使用缩宫素的指征和禁忌证，避免滥用，滴注缩宫素时应有专人看护并记录，从小剂量起，逐渐增加，严防发生过强宫缩。

2. 先兆子宫破裂的护理

密切观察产程进展，注意胎儿心率变化。待产时，如果宫缩过强过频，下腹部压痛明显，或出现病理性缩复环时，及时报告医生，停止缩宫素等一切操作，严密监测产妇生命体征，根据医嘱使用抑制宫缩药物。

3. 子宫破裂的护理

迅速开放静脉通路，短时间内补充液体、输血，补足血容量，同时吸氧、保暖，纠正酸中毒，进行抗休克处理，根据医嘱做好手术前各项准备，严密监测产妇生命体征、24 小时出入量，各种实验室检查结果，评估出血量，根据医嘱使用抗生素防止感染。

4. 心理支持

协助医生根据产妇的情况，向产妇及家属解释病情治疗计划，取得家属的支持和产妇的配合。如果出现胎儿死亡的产妇，要努力开解其悲伤的心情，鼓励其说出内心感受，为其提供安静的环境，同时给予关心和生活上的护理，努力帮助其接受现实，调整情绪，为产妇提供相应的产褥期休养计划，做好关于其康复的各种宣教。

第十章　产褥期妇女的护理

第一节　产褥期的临床表现及问题

一、生命体征

产后体温大多在正常范围内。偶尔在产后 24 小时内可稍升高，一般不超过 38 ℃，可能与产程中疲劳、机体脱水或产程延长等因素有关。若乳房极度充盈时可有低热，一般在 12 小时内自行恢复至正常。脉搏稍缓慢，约为 60～70 次/分，于产后 1 周恢复正常。由于产后腹压降低，膈肌下降，产妇以腹式呼吸为主，呼吸深慢，约为 14～16 次/分。产褥期血压平稳，若是妊娠期高血压疾病的产妇，产后血压明显降低。

二、子宫复旧

胎盘娩出后，宫底在脐平或脐下 1 指，子宫圆而硬。以后每天下降 1～2 cm，产后 10 天子宫降入骨盆腔内。

三、产后宫缩痛

产褥早期因宫缩引起下腹部阵发性剧烈疼痛称为产后宫缩痛。一般在产后 1～2 日出现，持续 2～3 日后自然消失。多见于经产妇。哺乳时由于反射性缩宫素分泌量增多可使疼痛加重。

四、恶露

产后随着子宫蜕膜的脱落，血液、坏死蜕膜组织等物经阴道排出，称为恶露。恶露分为 3 种：

（一）血性恶露

色鲜红，含大量血液。量多，有时有小血块，有少量胎膜及坏死蜕膜组织。血性恶露持续 3～4 天

（二）浆液恶露

色淡红，含少量血液。有较多的坏死蜕膜组织、子宫颈黏液、阴道排液，并含有细菌。浆液性恶露持续 10 天左右。

（三）白色恶露

色较白，黏稠，含大量白细胞、坏死蜕膜组织、表皮细胞及细菌等。白色恶露可持续 3 周。

（四）正常恶露

有血腥味而无臭味，持续 4～6 周，总量约为 500 mL。

五、会阴切开

创口分娩时会阴部撕裂伤或侧切缝合后，在产后的 3 日内有切口处水肿，初产妇多见，应选择健侧卧位，活动时有疼痛，伤口拆线后自然消失。

六、排泄

（一）褥汗

产后 1 周内大量多余的组织间液需要排泄，使皮肤排泄功能旺盛，大量出汗。尤其是睡眠和初醒时明显。

（二）排尿困难和泌尿增多

因分娩过程中膀胱受压，使其黏膜水肿充血，肌张力降低，对膀胱内压力的敏感性降低，加之会阴切口疼痛、不习惯床上排

尿等因素，产妇容易发生排尿困难，应鼓励产妇在产后 4 小时内排尿，否则易发生尿潴留。产后 2～3 天内，由于机体排出妊娠时潴留的水分，产妇往往多尿。

（三）便秘

产褥期容易发生便秘，是因为产妇卧床休息时间长、活动少、食物中缺乏维生素及肠蠕动减弱、腹直肌及骨盆底肌松弛的缘故。

七、乳房

（一）乳房胀痛

产后哺乳延迟或没有及时排空乳房，产妇可有乳房胀痛，触及时加重，触摸乳房有坚硬感。

（二）乳头皲裂

初产妇在哺乳的最初几天容易产生乳头皲裂。大多是因为孕期乳房护理不佳或产后哺乳姿势不当引起。乳头皲裂时，表现为红、局部糜烂或裂开，有时有出血，哺乳时疼痛。

八、体重减轻

由于胎儿及胎盘的娩出，羊水的流失及产时失血，产后体重即减轻约 6 kg。产后第 1 周，由于子宫复旧、恶露及尿液、汗液的大量排出，体重又下降 4 kg 左右。

九、下肢静脉血栓形成

由于产后产妇的血液处于高凝状态，以及产后疲惫虚弱、伤口疼痛所致卧床时间较多，使下肢静脉血液循环缓慢，血液易淤积于静脉内，容易形成静脉血栓。表现为下肢体表温度下降或感觉麻木，患侧肢体有胀痛感。

十、疲乏

由于产程的不适及分娩的体力消耗、产后医务人员的频繁观察、新生儿护理及哺乳等常导致产妇睡眠不足，使其在产后的最初几天感到疲乏，常表现为自理能力降低、精神不振及不愿亲近新生儿。

十一、产后压抑

产妇在产后 2～3 天内可发生轻度或中度的情绪反应。表现为易哭、忧虑、易激惹、不安，有时喜怒无常。这些症状一般在几天后自然消失，产后压抑的发生可能与产妇体内的雌、孕激素水平急剧下降、产后疲劳及心理压力等因素有关。

第二节　产褥期的护理评估与护理诊断

一、护理评估

（一）健康史

认真阅读产前记录、分娩记录、用药史、疾病史等相关资料，特别是妊娠及分娩中有无异常情况及处理经过，如产时出血多、会阴撕裂、新生儿窒息等。

（二）身心状况

1. 一般情况

（1）体温：多在正常范围，一般不超出 38 ℃。

（2）脉搏：缓慢，约 60～70 次/分，与子宫胎盘循环停止及卧床休息等原因有关。脉搏过陕时要考虑是否有发热、产后出血引起休克的早期症状。

（3）血压：平稳，妊娠期高血压疾病的孕妇，产后血压有明显的下降。

（4）呼吸：深慢，约 14～16 次/分。

（5）宫缩痛：产妇在产后几日有产后宫缩痛，要评估产妇对此的反应，能否忍受。

（6）口渴、疲劳：表现为口唇干裂、言语无力等。

2. 生殖系统

（1）子宫：每日应在同一时间评估子宫底高度。在评估之前，嘱产妇排空膀胱。评估者先按摩子宫使其收缩，再测量耻骨联合上缘至宫底的距离。正常产后子宫圆而硬，位于腹腔中央。若子宫质地软，要考虑是否有产后宫缩乏力；若子宫偏向一侧，要考虑是否膀胱充盈。产后当日，宫底在脐平或脐下 1 横指，以后每日下降 1 横指，至产后 10 日降入骨盆腔中，在耻骨联合上方扪不到宫底。若发现子宫不能如期复原，提示异常。

（2）会阴：产后（阴道分娩者）会阴有轻度水肿，于产后 2～3 日自行消退，若有会阴切口或会阴撕裂修补者，会阴部疼痛。若疼痛加重，局部有肿胀、发红、皮肤温度高，要考虑是否会阴切口感染。

（3）恶露：评估恶露时，要注意颜色、量及气味。在按压子宫底的同时观察恶露情况。若阴道流血多或血块大于 1 cm，多怀疑宫缩乏力，或胎盘残留引起的产后出血；若子宫收缩良好，仍有新鲜血流出，提示有软产道裂伤；若恶露有臭味，提示有宫腔感染的可能；若阴道流血量不多但子宫收缩不良、宫底上升者，提示宫腔内有积血；如产妇自觉肛门有坠痛感，阴道后壁多有血肿。

3. 排泄

产后应重视评估膀胱充盈情况及第 1 次排尿，因膀胱充盈妨碍有效的子宫收缩，是导致产后出血的原因。第 1 次排尿后需评估尿量，若尿量少应再次评估膀胱充盈情况，严防尿潴留的发生。由于产后进食少，卧床时间长，产妇产后 1～2 日多不排便，但也要评估是否有产后便秘的症状。

4. 乳房

（1）评估乳房类型：评估乳头有无内陷或平坦。

（2）评估乳汁的质和量：产后 7 日所分泌的乳汁称作初乳。

产后 3 日每次哺乳约可吸出初乳 2～20 mL，因为初乳含有 β-胡萝卜素，所以呈淡黄色，并含有较高的蛋白质及 IgA。脂肪和乳糖相对较少。产后 7～14 日所分泌的乳汁为过渡乳，蛋白质量逐渐减少，脂肪、乳糖含量逐渐增加。产后 14 日以后所分泌的乳汁为成熟乳，呈白色。蛋白质约 2%～3%、脂肪 4%、糖类 8%～9%、无机盐 0.4%～0.5%，以及维生素等。

（3）评估是否有乳房胀痛或乳头皲裂：产后 1～3 日若没有及时哺乳或排空乳房，产妇可有乳房胀痛。哺乳产妇尤其是初产妇在最初几天容易产生乳头皲裂。

5. 母乳喂养产妇的评估

（1）生理因素：评估产妇的营养、发育状况、生命体征、有无急性传染病等。还要评估乳房类型、有无乳房胀痛及乳头皲裂，同时评估乳汁的质和量。影响母乳喂养的生理因素包括：①严重的心脏病、子痫、肝炎发病期、艾滋病；②乳头疼痛及损伤，乳头凹陷，奶胀及乳腺炎；③营养不良 ④会阴或腹部切口疼痛，⑤失眠或睡眠欠佳；⑥使用某些药物如麦角新碱、可待因、地西泮（安定）、巴比妥类等。

（2）心理因素：评估影响母乳喂养的心理因素包括：①不良的分娩体验，②分娩及产后疲劳；③自尊紊乱；④异常的妊娠史；⑤缺乏信心；⑥焦虑；⑦抑郁。

（3）社会因素：评估影响母乳喂养的社会因素包括：①母婴分离；②得不到医护人员关心和帮助；③婚姻问题；④未成年母亲；⑤工作负担过重；⑥多胎；⑦得不到丈夫和家人的相关支持；⑧母乳喂养知识缺乏；⑨母亲离家工作。

6. 辅助检查

除进行产后常规体检外，必要时进行血、尿常规检查、药物敏感试验等。若产后留置导尿者要做尿常规检查，以检测有无尿路感染。

二、护理诊断

（1）有感染的危险：与会阴切开时细菌进入伤口和阴道流血有关

（2）便秘或尿潴留：与产时损伤及活动减少及饮食有关

（3）舒适的改变：与产后宫缩，会阴切开、褥汗、多尿有关

（4）焦虑：与缺乏护理孩子的知识和技能有关

（5）母乳喂养无效：与母亲焦虑、喂养技能不熟练有关

第三节　产褥期的具体护理措施

一、一般护理

（1）提供良好的环境室温保持在 20～24 ℃，湿度保持在 50％～60％。室内光线充足，空气流通，保持床单位的清洁、整齐、干燥，因产妇有恶露，出汗多，要及时更换会阴垫、衣服、被单等。每日监测生命体征，如体温超过 38 应积极查找原因并报告医生。

（2）保证产妇有足够的营养和睡眠为产妇提供高蛋白、富含纤维素的均衡饮食。集中护理活动，保证产妇及新生儿的休息。

（3）保持大小便通畅特别是产后 4 小时内要鼓励产妇排尿，以防影响子宫收缩而发生产后出血。若不能自行排尿，用热敷、暗示、针灸等方法，必要时导尿。鼓励产妇早期下床活动，多饮水，多吃含纤维素的食物，以保持大便通畅。

（4）适当活动可增加血液循环，增强食欲，促进伤口愈合，以及预防下肢静脉血栓形成，促进康复。由于产妇产后盆底肌肉松弛，应避免过早负重劳动，以防止子宫脱垂。

二、会阴护理

仔细评估会阴伤口，观察有无渗血、血肿、水肿等，如有异常应及时报告医师。每日 2 次用 1：5000 高锰酸钾溶液或 1：2000 苯扎溴铵（新洁尔灭）溶液冲洗或擦洗会阴部，擦洗的原则为，由上到下，由内到外，会阴口单独擦洗。勤换会阴垫，大便后用水清洗，保持会阴部清洁。水肿者，用 95％乙醇或 50％硫酸镁湿热敷。会阴裂伤、侧切的产妇嘱健侧卧位。如果产妇感觉肛门有坠胀感或切口剧烈疼痛应及时报告医生，排除阴道壁血肿及会阴切口血肿的可能。如伤口感染，遵医嘱提前拆线，并定时换药。

三、子宫复旧护理

认真评估子宫复旧和恶露性状，一般于产后 30 分钟、1 小时、2 小时各观察一次，每次需观察宫底高度、软硬度，并按压宫底以免血块存留于宫腔内影响子宫收缩，更换会阴垫并记录宫底高度、恶露的质和量。以后每天在同一时间手测宫底高度，以了解子宫复旧情况。如发现异常，应及时排空膀胱、按摩子宫、遵医嘱给予缩宫素，如恶露有异味，常提示有感染的可能，配合做好血液及组织培养标本的收集及抗生素应用。分娩当日禁用热水袋外敷止痛，以避免子宫肌肉松弛造成出血过多。

四、乳房护理

（一）一般护理

乳房应保持清洁、经常擦洗。分娩后第 1 次哺乳前，应用温水毛巾清洁乳头和乳晕，切忌用肥皂或乙醇之类擦洗，以免引起局部皮肤干燥、皲裂。乳头处如有痂垢，先用油脂浸软后再用温水洗净。以后每次哺乳前后用温水毛巾擦洗净。每次哺乳前柔和地按摩乳房，刺激泌乳反射，每次哺乳时应让新生儿吸空乳汁。如乳汁充足，孩子吸不完时，应用吸乳器将剩乳吸出，以免乳汁淤积影响乳汁再生，并预防乳腺管阻塞及两侧乳房大小不一等情况。如吸吮不成功，则指导产妇将母乳挤出后喂养。哺乳期选用棉质胸罩，避免过松或过紧。

（二）乳头平坦及凹陷的护理

（1）乳头牵拉练习：用一手托乳房，另一手的拇指和中、示抓住乳头向外牵拉，重复10～20次。每日2次。

（2）乳头伸展练习：产妇将两示指平行地放在乳头两侧，慢慢地由乳头向两侧外方拉开，牵拉乳晕皮肤及皮下组织，使乳头向外突出。随后将两示指分别放在乳头上、下侧，由乳头向上、下纵形拉开。此练习重复多次，做满15分钟，每日2次。

（3）配置乳头罩：从妊娠7个月起佩戴，对乳头周围组织起稳定作用。柔和的压力使内陷乳头外翻，乳头经中央小孔保持续突起。

（4）指导产妇尝试多种哺乳姿势：在婴儿饥饿时，先吸吮平坦的一侧，这时婴儿的吸吮力强，易吸住乳头和大部分乳晕。

（三）乳房胀痛及乳腺炎护理

产后3天内，因淋巴和静脉充盈，乳腺管不畅，乳房逐渐胀实变硬，触摸疼痛，还可有轻度发热。于产后1周乳腺管畅通后自然消失，也可用下列方法缓解。

（1）产后半小时哺乳，促进乳汁畅流。

（2）按摩乳房，从乳房边缘向乳头中心按摩，使乳腺管畅通，同时减少疼痛。

（3）哺乳前热敷乳房，使乳腺管畅通，但在两次哺乳的中间冷敷乳房以减少局部充血、肿胀。

（4）配戴乳罩，扶托乳房，减少胀痛。

（5）用生面饼外敷乳房，也可促进乳腺管畅通，减少疼痛。如产妇乳房局部出现红、肿、热、痛症状，或有结节，提示患有乳腺炎。炎症初期，在哺乳前热敷乳房3～5分钟并按摩，轻轻拍打并抖动乳房。哺乳时先哺患侧，因饥饿时的婴儿吸吮力强，有利于吸通乳腺管。每次哺乳应充分地吸空乳汁，在哺乳的同时按摩患侧乳房。指导产妇增加哺喂的次数，每次至少喂 20 分钟，哺乳后充分休息，饮食清淡。

（四）乳头皲裂护理

母亲取正确、舒适且松弛的喂养姿势，哺前热敷乳房 3～5 分钟并按摩，挤出少量乳汁使乳晕变软易被婴儿含吮。先在损伤轻的一侧乳房哺乳，以减轻对另一侧乳房的吸吮力。让婴儿含吮乳头和大部分乳晕在口中。增加哺乳的次数，缩短每次哺乳的时间。因乳汁含有丰富蛋白质且有抑菌作用，能起到修复表皮的作用，所以哺喂后，宜挤出少许乳汁涂在乳头和乳晕上。疼痛严重者可应用乳头罩间接哺乳。

（五）催乳护理

对于出现乳汁分泌不足的产妇，应教授其正确的哺乳方法，按需哺乳，坚持夜间哺乳，相应调节饮食结构，鼓励产妇树立坚持母乳喂养的信心。还可以选用安全的药物催乳及针灸穴位催乳等。

（六）退乳护理

因病或其他原因不适宜哺乳的或需终止哺乳者应尽早退奶。需要退奶的母亲应限进汤类食物，停止吸吮及挤奶，遵医嘱给予己烯雌酚退奶。如乳房胀痛，可选芒硝退乳：芒硝 250 g 碾碎装布袋分别敷于两乳房上，并固定。芒硝受湿后应更换再敷，直至乳房不胀为止。同时可用生麦芽 60～90 g 泡茶饮，每日 3 次，连服 3 日，配合退奶。

五、母乳喂养指导

母乳含有婴儿出生后 4～6 个月内所需的全部营养物质，是婴儿必需的理想营养食品。母乳喂养指导应做到：

（一）告知母乳喂养的优点

（1）母乳所含蛋白质、脂肪、乳糖、无机盐、维生素等主要成分的比例最适合婴儿消化道吸收，尤其最初 4～6 个月，母乳的质与量随着婴儿的生长发育需求发生相应的变化，没有变态反应。

（2）母乳中含有丰富的免疫物质，可以提高婴儿抵抗疾病的能力。大量的免疫蛋白和免疫活性细胞，如分泌型免疫球蛋白、乳铁蛋白、溶菌酶、纤维结合蛋白、双歧因子等，另外有巨噬细胞、淋巴细胞等，有吞噬、对抗、抑制病毒和细菌的作用，降低婴儿腹泻、呼吸道疾病和皮肤感染的发病率。

（3）母乳喂养有益于婴儿牙齿的发育和保护，吸吮时的肌肉运动有益于婴儿的面部发育。

（4）通过喂哺，婴儿频繁地与母亲皮肤接触，可增进母子感情。

（5）母乳中的酶可以防止婴儿便秘。

（6）母亲喂哺时婴儿吸吮乳头刺激垂体泌乳素的分泌而促进泌乳和子宫收缩，可避孕和预防产后出血。

（7）母乳喂养可以推迟月经复潮及排卵的时间；降低母亲乳腺癌和卵巢癌的发病率；母乳温度适宜，喂养方便。

（二）教授母乳喂养的知识

（1）喂养时间：早吸吮，即产后半小时内开始哺乳。此时新生儿处于警觉状态，也是吸吮反射最强烈的时刻，早吸吮既可以使新生儿吸吮到营养丰富的初乳，又可以促进产妇乳汁的分泌，同时还促进子宫的收缩和复旧。产后一个星期内哺乳次数应频繁一些，每1～3小时哺乳一次，最初，哺乳时间只需3～5分钟，以后间隔时间逐渐延长，每次可以喂哺15～20分钟。两侧乳房轮流喂哺。原则是按需哺乳想吃就吃。

（2）喂哺姿势：哺乳时，母亲及新生儿均应选择舒适的坐位或卧位，乳头应放在新生儿舌上方，并让其吸入乳头及大部分乳晕，用一手扶托并挤压乳房，协助乳汁外溢，防止乳房堵住新生儿鼻孔。吸空一侧乳房后再吸另一侧乳房，每次喂哺后，应将新生儿抱起轻拍背部1～2分钟，排出胃内空气，以防溢乳。

（3）喂哺方法：哺乳前应洗净双手，柔和地按摩乳房，刺激排乳反射，用清洁的毛巾清洁乳头和乳晕，哺乳时如果婴儿吸吮姿势不正确或母亲感到乳头疼痛应重新吸吮。哺乳结束时，示指轻压婴儿下颌，避免在口腔负压情况下造成乳头疼痛或皮肤损伤。每次哺乳应两侧乳房交替进行，并挤尽剩余乳汁，以促进乳汁分泌，预防乳腺管阻塞及两侧乳房大小不等的情况。

（三）一般护理

（1）指导饮食：产妇的饮食应为高蛋白的平衡饮食，授乳者加25～30 g/d，乳母每日约需热能2800～3200 kcal，蛋白质约100 g，钙约2000 mg，铁约18 mg，脂肪80～100 g，每天胆固醇的摄入量应低于300 mg。产妇需要哺乳应多喝汤类，如鱼汤、骨头汤、鸡汤等，也应适当摄入一定量的纤维素，以保持饮食的均衡。不宜吃辛辣、刺激性食物，避免饮烈性酒，禁烟、禁饮咖啡及禁忌药物。

（2）休息与活动：产妇应保证充分的休息，适当运动，做到劳逸结合，指导产妇与婴儿同步休息、生活。

（3）因情绪能影响乳汁的分泌，所以产妇应该保持愉快心情和稳定情绪。

绝大多数的母乳质量都是很好的，但少数存在脂肪超标现象。这主要因为妈妈吃的太好，营养补充过剩所造成的。由于母乳脂肪超标，新生儿胃肠不适应，很容易让宝宝发生生理性腹泻，这时只需停止母乳喂养几天，同时妈妈吃的"素"一点。很容易调整过来。

（四）出院后喂养指导

产妇保持合理的饮食和休息，保持精神愉快及乳房卫生。强调母乳喂养的重要性，并对产妇进行母乳喂养知识和技能的评估。指导上班的母亲可于上班后将乳汁挤出存放于冰箱内。婴儿需要时由他人哺喂，下班后及节假日仍坚持母乳喂养。哺乳母亲上班期间要特别注意摄取足够的水分和营养，合理安排休息和睡眠。鼓励上班母亲在家属协助下坚持实施完全母乳喂养计划。告知产妇及其家属遇到喂养问题时进行咨询的方法。

六、促进心理适应

(一) 建立良好医患关系

产妇入病室后，要给予产妇更多的关心，让产妇充分休息。当产妇诉说分娩经历或不快时，应耐心听取，积极回应。了解产妇对孩子与新家庭的看法和想法。尊重产妇的风俗习惯，给予正确的产褥期生活方式的指导。

(二) 提供帮助

在产后3天内，为避免产妇劳累，主动给予产妇及孩子细致周到的日常生活护理。

(三) 母婴同室

让产妇更多地接触自己的孩子，在产妇获得充分休息的基础上，让其多抱孩子，逐渐参与孩子的日常生活护理，培养母子感情。

(四) 提供自我护理及新生儿护理知识

教会产妇一些新生儿护理技能，如新生儿喂养、沐浴及新生儿抚触、观察新生儿不适等。同时给予产妇自我护理指导，如饮食、休息、活动及常见问题的指导，如褥汗、乳房胀痛、宫缩痛、产妇身体恢复等问题的处理方法，以减少产妇的困惑及无助感。

(五) 指导

产妇的丈夫及家人参与新生儿护理活动，培养新家庭观念。

七、出院指导

(一) 一般指导

嘱产妇继续保证均衡的营养，适当的活动，保证睡眠，合理安排家务及婴儿护理，坚持母乳喂养，注意个人卫生和外阴清洁，保持良好的心境，适应家庭的新模式。

（二）计划生育指导

产后 42 天落实避孕措施，产后 4 周内禁止性生活。恶露未干净绝对避免性交，因为此时子宫创面未完全修复，很容易导致感染。哺乳者易选用工具或宫内节育器避孕，不宜使用药物避孕。

（三）产褥期保健操

产褥期保健操可以促进腹壁、盆底肌肉张力的恢复及加强，防止尿失禁、膀胱直肠膨出及子宫脱垂。应该根据产妇的情况，由弱到强循序渐进地进行体操练习。一般在产后第 2 天开始，每 1～2 天增加一节，每节做 8～16 次（图 10-1）。出院后继续做保健操直至产后 6 周。6 周后应选择新的锻炼方式坚持锻炼。

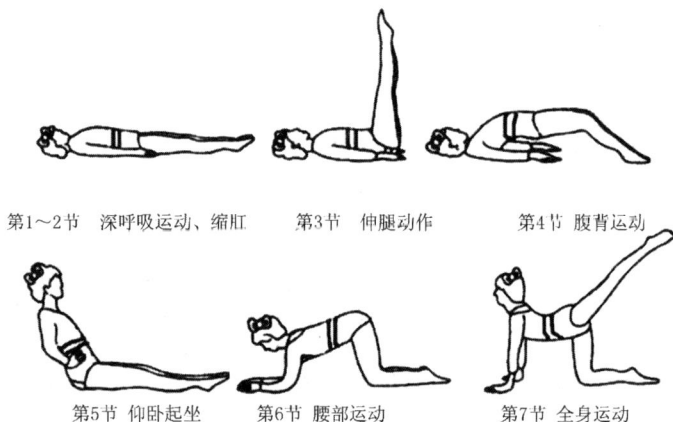

第1～2节　深呼吸运动、缩肛　　第3节　伸腿动作　　第4节　腹背运动

第5节　仰卧起坐　　第6节　腰部运动　　第7节　全身运动

图 10-1　产褥保健操

（四）产后检查

1. 产后访视

由社区医疗保健人员在产妇出院 3 天内，产后 14 天、产后 28 天分别做 3 次产后访视，访视内容包括以下几点。

（1）观察子宫复旧及恶露。

（2）了解产妇饮食、睡眠及大小便情况。

（3）检查乳房，了解哺乳情况。

（4）观察会阴伤口或剖宫产腹部切口情况，发现异常给予及时指导。

2. 产后健康检查

嘱产妇携带婴儿于产后 42 天（6 周）到产科医院进行产后体格检查，及时了解母体全身及生殖器官的恢复和新生儿的生长发育情况。产后检查包括：一般检查（如测血压、脉搏、血、尿常规的检验等）和妇科检查。通过妇科检查了解盆腔生殖器是否已经恢复至非孕状态。

第四节　产褥期感染的护理

产褥感染是指产褥期内因生殖道受病原体侵袭而引起全身和局部的感染。产褥病率是指产后 24 小时以后的 10 天内，每日用口表测量体温 4 次，每次间隔 4 小时，其中有两次或两次以上体温升高大于或等于 38 ℃。产褥病率多由产褥感染所引起，亦可由泌尿系统感染、呼吸系统感染及乳腺炎等引起。产褥感染是常见的产褥期并发症，其发病率 1%～7.2%，目前仍然是我国孕产妇死亡的主要原因之一。

一、病原体

（1）需氧菌。①链球菌：以溶血性链球菌致病性最强，能产生多种外毒素和溶组织酶，使病变迅速扩散，引起严重感染，是外源性产褥感染的主要病原菌。②杆菌：以大肠杆菌、克雷伯菌属、变形杆菌属多见，这些细菌能产生内毒素，引起菌血症和感染性休克。③葡萄球菌：主要为金黄色葡萄球菌和表皮葡萄球菌，多为外源性感染。

（2）厌氧菌感染通常为内源性，来源于宿主全身的菌群，厌氧菌感染的主要特征为化脓，有明显的脓肿形成及组织破坏。①球菌：以消化球菌和消化链球菌最常见。②杆菌属：常见的厌氧性杆菌有脆弱类杆菌。这类杆菌多与需氧菌和厌氧性球菌混合感染，形成局部脓肿，产生大量脓液，有恶臭味。③梭状芽胞杆菌：主要是产气荚膜杆菌，可以产生两种毒素，一种毒素可溶解蛋白质而产气，另一种毒素可引起溶血。

（3）支原体与衣原体。

二、护理评估

（一）健康史

详细了解妊娠及分娩经过，评估产妇个人卫生习惯，询问产妇有无贫血、营养不良等慢性疾病，有无生殖道、泌尿道感染病史，了解此次分娩是否有胎膜早破、产程延长、手术助产、产前产后出血等。

（二）生理状况

1. 症状

发热、疼痛、异常恶露为产褥感染的三大主要症状。由于感染部位、程度、扩散范围不同，其临床表现也不同。依感染发生部位，分为外阴伤口、阴道、宫颈、子宫切口局部感染，急性子宫内膜炎、急性盆腔结缔组织炎、急性输卵管炎、急性盆腔腹膜炎、血栓性静脉炎、脓毒血症及败血症等。

2. 体征

多有体温升高。依感染部位不同，可有局部红肿、疼痛，恶露增加，下腹部压痛、反跳痛、肌紧张、肠鸣音减弱或消失，下肢水肿、皮肤发白、疼痛，甚至寒战、高热、脉搏细速、血压下降等感染性休克征象。

3. 辅助检查

（1）实验室检查：血常规示白细胞计数增高，尤其是中性粒细胞计数明显升高。

（2）影像学检查：B型超声、彩色多普勒超声、CT、磁共振等能够对感染形成的炎性包块、脓肿及静脉血栓作出定位及定性诊断。

（3）细菌培养和药物敏感试验：通过宫腔分泌物、脓肿穿刺物、后穹隆穿刺物做细菌培养和药物敏感试验，确定病原体及敏感的抗生素。

（三）心理—社会因素

产妇有无焦虑、抑郁、烦躁、依赖等心理问题及对产褥感染的认识程度和家庭支持度。

（四）高危因素

（1）胎膜早破，羊膜腔感染，绒毛膜羊膜炎。产前破膜时间越长，产褥感染的发病率越高。

（2）孕期存在细菌性阴道炎。

（3）产时过多的肛查及阴道操作。

（4）阴道手术助产、宫腔探查：一方面手术操作将细菌带入产道，增加感染几率；另一方面由于产道损伤几率增高，有利于细菌向组织深部侵犯。

（5）产道损伤：多部位产道裂伤及裂伤的程度与产褥感染发生率呈正相关。

（6）产程延长、胎盘残留等因素。

（7）剖宫产：剖宫产术后，产褥感染较阴道分娩显著增高，感染程度也较阴道分娩重。

（8）贫血、产时产后的出血过多、营养不良、肥胖、妊娠期高血压疾病、慢性疾病而致机体抵抗力低下者。

（9）近临产前性交、盆浴。

三、护理诊断

（一）疼痛

其与会阴或腹部伤口感染有关。

（二）体温过高

其与产褥感染有关。

（三）焦虑

其与严重产褥感染、哺乳困难、需要未得到满足有关。

（四）母乳喂养中断

其与产褥感染、体温过高、母亲用药需要突然断奶有关。

（五）知识缺乏

其与缺乏有关产褥感染和预防措施的知识、母婴分离、缺乏有关挤乳知识和贮存母乳的知识有关。

（六）自理能力缺陷

其与体力下降、疼痛、不适、严重焦虑有关。

（七）有体液不足的危险

其与高热有关。

（八）睡眠状态紊乱

其与患者焦虑、伤口疼痛、不适等有关。

四、护理目标

（1）了解产妇和家属的心理状态，并给予心理支持，缓解其不良情绪。

（2）鼓励产妇与新生儿的情感交流，增强产妇的自信心。

（3）母婴分离者，及时提供新生儿的信息，减轻产妇因母婴分离而导致的焦虑情绪。

（4）指导产妇保持会阴清洁，如勤换会阴垫、便后清洁会阴等。

（5）指导患者采取半坐卧位，以利于恶露的引流，防止感染扩散。

（6）教会患者识别产褥感染复发征象，如恶露异常、发热、腹痛等，如有异常，及时就诊。

五、护理措施

（1）保持病室的安静、清洁、空气新鲜，每日通风2次，每次15～30分钟，并注意保暖。

（2）饮食：鼓励患者进高蛋白、高能量、高维生素、易消化的食物，增加机体的抗病能力。

（3）鼓励患者多饮水，必要时可输液补充体液。

（4）提供母婴接触的机会，减轻其顾虑，为婴儿提供良好的照顾，鼓励家属及亲友为患者提供良好的社会支持。

（5）养成良好的个人卫生习惯，做好会阴、乳房、全身皮肤清洁卫生，保持卫生垫或卫生巾干净、干燥并及时更换，保持床单的清洁，勤更换衣裤，保持清洁。

（6）加强宣教，临产前2个月避免性生活及盆浴，解答产妇及家属提出的疑问并提供相关知识，如产褥感染的症状、治疗，如何配合治疗护理。

（7）及时做好各种病情的观察记录，包括生命体征，子宫复旧，恶露的量、色、气味，腹部体征，会阴伤口情况。

（8）限制活动量，取半坐卧位，以便恶露引流和使炎症局限于盆腔内。保持引流的通畅，保证产妇有足够的休息和睡眠。

（9）遵医嘱正确使用抗生素，补充足够水分、电解质，以维持机体水电解质平衡。

（10）患者外阴伤口，每天大小便后应用1∶5000的高锰酸钾温水溶液擦洗，可用红外线照射会阴15～20分/次，每日两次。

（11）如出现高热、恶心、呕吐等症状，分别按症状护理，解除或减轻患者不适。

（12）加强无菌操作，严格消毒隔离，防止院内感染。

（13）健康指导。①产后注意休息、营养和适当的活动，指导产妇定期复查。②教会产妇自我观察，识别产褥感染复发征象，如恶露异常、腹痛、发热，如有异常及时就诊。③注意个人卫生，会阴部要保持清洁干净，勤换卫生巾，清洗会阴的用物要清洁和消毒，不要盆浴，可采用淋浴。④指导正确的母乳喂养，保持乳腺通畅，正确护理乳房。⑤出院后将患者交社区医疗单位进行随访指导。